全国高等职业院校护理类专业第二轮教材

正常人体功能

（供护理、助产等专业用）

主　编　马丽华

副主编　王晓艳

编　者　（以姓氏笔画为序）

马　静（河南推拿职业学院）

马丽华（重庆三峡医药高等专科学校）

王　利（郑州澍青医学高等专科学校）

王　琳（大庆医学高等专科学校）

王　颖（雅安职业技术学院）

王晓艳（哈尔滨医科大学大庆校区）

杨宏静（重庆三峡医药高等专科学校）

杨艳梅（沧州医学高等专科学校）

范晓梅（内蒙古医科大学）

赵　青（长沙卫生职业学院）

梁彩艳（保山中医药高等专科学校）

潘　艳（江苏医药职业学院）

中国健康传媒集团

中国医药科技出版社

内 容 提 要

本教材为"全国高等职业院校护理类专业第二轮教材"之一。根据正常人体功能教学大纲的基本要求和课程特点编写而成。内容上涵盖绪论、细胞的基本功能、血液、血液循环、呼吸、消化与吸收、物质代谢、能量代谢与体温、尿的生成和排出、神经系统的功能、内分泌、生殖等内容。本教材以高职高专护理类专业培养目标为导向，每章在介绍理论知识的同时，通过"学习目标""情境导入""素质提升""本章小结""目标检测"等模块，实现学生知识、能力、素质三维目标的培养，也增强了教材的趣味性和可读性。本教材为书网融合教材，即纸质教材有机融合教学配套资源（PPT、微课等）、题库系统，使教学资源多样化、立体化。

本教材主要供全国高等职业院校护理、助产等专业师生使用，也可供医药卫生类相关人员学习参考。

图书在版编目（CIP）数据

正常人体功能/马丽华主编 . —北京：中国医药科技出版社，2022.12

全国高等职业院校护理类专业第二轮教材

ISBN 978 – 7 – 5214 – 3515 – 3

Ⅰ.①正… Ⅱ.①马… Ⅲ.①人体生理学 – 高等职业教育 – 教材 Ⅳ.①R33

中国版本图书馆 CIP 数据核字（2022）第 230327 号

美术编辑 陈君杞
版式设计 友全图文

出版 **中国健康传媒集团** | 中国医药科技出版社
地址 北京市海淀区文慧园北路甲 22 号
邮编 100082
电话 发行：010 – 62227427 邮购：010 – 62236938
网址 www. cmstp. com
规格 889 × 1194mm $\frac{1}{16}$
印张 14 $\frac{1}{2}$
字数 414 千字
版次 2022 年 12 月第 1 版
印次 2022 年 12 月第 1 次印刷
印刷 北京市密东印刷有限公司
经销 全国各地新华书店
书号 ISBN 978 – 7 – 5214 – 3515 – 3
定价 **49. 00 元**

获取新书信息、投稿、为图书纠错，请扫码联系我们。

为贯彻落实《国家职业教育改革实施方案》《职业教育提质培优行动计划（2020—2023年）》《关于推动现代职业教育高质量发展的意见》等有关文件精神，不断推动职业教育教学改革，对标国家健康战略、对接医药市场需求、服务健康产业转型升级，支撑高质量现代职业教育体系发展的需要，中国医药科技出版社在教育部、国家药品监督管理局的领导下，在本套教材建设指导委员会主任委员西安交通大学医学部李小妹教授，以及长春医学高等专科学校、江苏医药职业学院、江苏护理职业学院、益阳医学高等专科学校、山东医学高等专科学校、遵义医学高等专科学校、长沙卫生职业学院、重庆医药高等专科学校、重庆三峡医药高等专科学校、漯河医学高等专科学校、皖西卫生职业学院、辽宁医药职业学院、天津生物工程职业技术学院、承德护理职业学院、楚雄医药高等专科学校等副主任委员单位的指导和顶层设计下，通过走访主要院校对2018年出版的"全国高职高专院校护理类专业'十三五'规划教材"进行了广泛征求意见，有针对性地制定了第二版教材的出版方案，旨在赋予再版教材以下特点。

1. 强化课程思政，体现立德树人

坚决把立德树人贯穿、落实到教材建设全过程的各方面、各环节。教材编写应将价值塑造、知识传授和能力培养三者融为一体，在教材专业内容中渗透我国医疗卫生事业人才培养需要的有温度、有情怀的职业素养要求，着重体现加强救死扶伤的道术、心中有爱的仁术、知识扎实的学术、本领过硬的技术、方法科学的艺术的教育，为人民培养医德高尚、医术精湛的健康守护者。

2. 体现职教精神，突出必需够用

教材编写坚持现代职教改革方向，体现高职教育特点，根据《高等职业学校专业教学标准》《职业教育专业目录（2021）》要求，以人才培养目标为依据，以岗位需求为导向，进一步优化精简内容，落实必需够用原则，以培养满足岗位需求、教学需求和社会需求的高素质技能型人才准确定位教材。

3. 坚持工学结合，注重德技并修

本套教材融入行业人员参与编写，强化以岗位需求为导向的理实教学，注重理论知识与岗位需求相结合，对接职业标准和岗位要求。在教材正文适当插入临床案例，起到边读边想、边读边悟、边读边练，做到理论与临床相关岗位相结合，强化培养学生临床思维能力和操作能力。

4. 体现行业发展，更新教材内容

教材建设要根据行业发展要求调整结构、更新内容。构建教材内容应紧密结合当前临床实际要求，注重吸收临床新技术、新方法、新材料，体现教材的先进性。体现临床程序贯穿于教学的全过程，培养学生的整体临床意识；体现国家相关执业资格考试的有关新精神、新动向和新要求；满足以学生为中心而开展的各种教学方法的需要，充分发挥学生的主观能动性。

5. 建设立体教材，丰富教学资源

依托"医药大学堂"在线学习平台搭建与教材配套的数字化资源（数字教材、教学课件、图片、视频、动画及练习题等），丰富多样化、立体化教学资源，并提升教学手段，促进师生互动，满足教学管理需要，为提高教育教学水平和质量提供支撑。

本套教材凝聚了全国高等职业院校教育工作者的集体智慧，体现了凝心聚力、精益求精的工作作风，谨此向有关单位和个人致以衷心的感谢！

尽管所有参与者尽心竭力、字斟句酌，教材仍然有进一步提升的空间，敬请广大师生提出宝贵意见，以便不断修订完善！

数字化教材编委会

主　编　马丽华

副主编　王晓艳

编　者　(以姓氏笔画为序)

马　静 (河南推拿职业学院)

马丽华 (重庆三峡医药高等专科学校)

王　利 (郑州澍青医学高等专科学校)

王　琳 (大庆医学高等专科学校)

王　颖 (雅安职业技术学院)

王晓艳 (哈尔滨医科大学大庆校区)

杨宏静 (重庆三峡医药高等专科学校)

杨艳梅 (沧州医学高等专科学校)

范晓梅 (内蒙古医科大学)

赵　青 (长沙卫生职业学院)

梁彩艳 (保山中医药高等专科学校)

潘　艳 (江苏医药职业学院)

前言 PREFACE

本着以人才培养目标为依据，以岗位需求为导向，落实必需够用原则，正常人体功能课程由传统学科生理学和生化化学有机融合而成，主要介绍生物体的分子结构与功能，物质代谢及其在生命活动过程中的作用，重点阐明组织、器官的功能活动，包括生命活动现象、过程规律及影响因素，是护理、助产等专业的专业基础课。

本教材将理论知识与岗位能力相结合，通过"情境导入"模块引入相关的实际案例，使学生理论联系实际，培养学生分析和解决实际问题的能力；将价值塑造、知识传授和能力培养三者融为一体，通过"素质提升"模块将专业知识和思想政治教育有机结合，实现立德树人、德技并修；同时还设有学习目标、本章小结、目标检测等模块，起到强化学习内容、反馈学习效果的作用，也增强了教材的趣味性和可读性；本教材为书网融合教材，即纸质教材有机融合电子教材、教学配套资源（PPT、微课等）、题库系统，使教学资源多样化、立体化。

本教材由来自全国11所高职高专和本科院校的12位具有丰富教学经验的教师共同编写而成。全书共12章，第一章绪论由保山中医药高等专科学校梁彩艳和重庆三峡医药高等专科学校马丽华编写；第二章细胞的基本功能由郑州澍青医学高等专科学校王利编写；第三章血液由河南推拿职业学院马静编写；第四章血液循环由重庆三峡医药高等专科学校马丽华编写；第五章呼吸由沧州医学高等专科学校杨艳梅编写；第六章消化与吸收由长沙卫生职业学院赵青编写；第七章物质代谢由江苏医药职业学院潘艳编写；第八章能量代谢与体温由哈尔滨医科大学大庆校区王晓艳编写；第九章尿的生成和排出由雅安职业技术学院王颖编写；第十章神经系统的功能由重庆三峡医药高等专科学校杨宏静和大庆医学高等专科学校王琳编写；第十一章内分泌由内蒙古医科大学范晓梅编写；第十二章生殖由大庆医学高等专科学校王琳编写。本教材主要供全国高职高专院校护理、助产等专业师生使用，也可供医药卫生类相关人员学习参考。

本教材在编写过程中，得到了各参编院校的大力支持，在此深表谢意。为了保证教材的质量我们竭尽全力，但限于我们的知识面和学术水平，教材中难免存在不足，敬请广大读者批评指正，不胜感激。

编　者
2022 年 8 月

CONTENTS **目录**

第一章　绪　论

◎ 学习目标

1. 通过本章学习，重点掌握正常人体功能研究的任务；新陈代谢、兴奋性、阈值、阈刺激、阈上刺激、阈下刺激的概念，兴奋性与阈值的关系；内环境及其稳态的概念和意义；机体功能的调节方式，正负反馈的概念和意义。

2. 学会运用所学知识，使刺激（不）引起反应，判断组织细胞兴奋性的高低，判断机体功能调节的方式，判断反馈类型，具有良好的人文关怀精神和自力更生的品质。

》 情境导入

情境描述　患者，男，32岁。因疲劳驾驶发生车祸，当场昏迷，瞳孔扩大，血压80/50mmHg，入院抢救。诊断为重型颅脑损伤、原发性脑干损伤，病情危重，如后期病情不能缓解，将导致死亡；如病情得到缓解，患者可能处于植物状态。

讨论　1. 生命活动有哪些基本特征？
　　　2. 植物状态生命活动基本特征有何不同？

第一节　正常人体功能 微课1

一、正常人体功能的研究任务

正常人体功能（normal human function）是研究正常人体功能活动及其规律的科学。其研究内容包括人体生物分子、细胞、组织器官和系统的正常功能活动和规律并阐明其内在机制，又包括在整体水平上分子、细胞、组织器官和系统所有功能活动的相互联系。

二、正常人体功能与医学的关系

正常人体功能是一门重要的基础医学课程。在基础医学中，病理学、药理学等的研究都是在正常人体功能基础上进一步发展而来的。在临床医学中，疾病的诊断、治疗和机体的康复都离不开以正常人体功能作为正常的对照。此外，临床上对疾病的研究又有助于对正常人体功能的理解。因此，正常人体功能与医学有着密切的联系。

三、正常人体功能研究的三个水平

细胞是人体结构和功能的基本单位，形态相似、结构和功能相同的细胞群构成组织和器官，功能相同的器官构成系统。因此，正常人体功能可以从器官和系统、细胞和分子、整体水平三种水平，探索生命活动的奥秘。

（一）器官和系统水平的研究

早期正常人体功能的研究主要是对机体器官和系统功能活动进行研究。以器官和系统作为研究对象，观察某一器官或系统的功能活动，分析其活动规律和产生机制，称为器官和系统水平的研究。例如，要了解机体尿的生成，就要以肾脏为研究对象；要了解机体心脏的射血，就要以心脏为研究对象。

（二）细胞和分子水平的研究

在细胞和它所含的物质分子上研究生命过程和规律，称为细胞和分子水平的研究。各器官的功能都与组成该器官的细胞的生理特性相关，例如，肌肉的收缩功能与肌细胞的生理特性，腺体的分泌功能与腺细胞的生理特性相关。同时，细胞的生理特性又取决于构成细胞的各个物质的物理化学特性，例如，对细胞生物电的研究，需要对细胞膜上转运蛋白的理化特性进行研究。

（三）整体水平的研究

以完整的机体为研究对象，研究观察分析在不同条件下各器官、系统之间的相互联系、相互协调、相互影响的规律及机体功能活动受外界因素影响而作出的规律性反应，称为整体水平的研究。例如，机体血压会受人体的健康状况、内环境以及社会心理等因素的影响。

上述三个水平之间的研究不是相互独立的，而是相互补充、相互联系的。

第二节　生命活动的基本特征 ℯ微课2

PPT

自然界中各种生命现象形式各异，都具有新陈代谢、兴奋性、适应性和生殖等基本特征。

一、新陈代谢

新陈代谢（metabolism）是指机体与环境之间不断进行物质和能量交换，以实现自我更新的过程。故新陈代谢包括物质代谢和能量代谢两个方面。其中，机体不断地从外界环境摄取营养物质，将其转化、合成为自身物质并储存能量的过程，称为合成代谢，又称同化作用；机体不断分解自身成分，释放能量供生命活动需要，并把分解产物排出体外的过程，称为分解代谢，又称异化作用。新陈代谢一旦停止，生命也随之终止，故新陈代谢是机体整个生命活动中最基本的特征。

二、兴奋性

兴奋性（excitability）是指机体或组织对刺激发生反应的能力或特性。

（一）刺激与反应

1. 刺激　凡是能引起机体发生反应的各种内、外环境的变化，称为刺激（stimulus）。刺激的种类繁多，按其性质可分为：①物理性刺激，如声、光、电、射线、机械、温度等；②化学性刺激，如酸、碱、离子、盐、药物等；③生物性刺激，如细菌、病毒、寄生虫、抗体等；④社会心理刺激，如社会因素、情绪、思维等。

2. 反应　当机体受到刺激后所发生的功能活动改变，称为反应（response）。从其外表活动特征来看有兴奋和抑制两种基本表现形式。兴奋（excitation）是指机体受到刺激后，由相对静止变为活动状态或活动由弱变强，如肾上腺素作用于心脏，使心跳加快、心肌收缩力量加强、心输出量增多；外界气温升高后，汗腺分泌汗液等都是相应组织兴奋的表现。抑制（inhibition）是指机体受到刺激后，由活动变为相对静止状态或活动由强变弱，如乙酰胆碱作用于心脏，引起心跳减慢、心肌收缩力量减弱、心输出量减少；外界气温降低后，汗腺的兴奋性减弱，分泌功能受到抑制，出汗减少等都是组织抑制的表现。

并不是所有刺激都能引起机体发生反应，任何刺激要引起机体或组织发生反应，除它本身要具有兴奋性外，还必须具备三个条件：足够的刺激强度、足够的刺激时间和一定的强度－时间变化率。

 素质提升

肌内注射为什么要"两快一慢"

在临床护理工作中，医护人员给患者肌内注射时，手法应尽可能做到"两快一慢"。"两快"即进针与拔针速度要快，以缩短刺激作用的时间；"一慢"即推药物要慢，药物对肌肉会有一定的刺激，匀速慢慢推药，可降低强度－时间变化率，故"两快一慢"可以减轻患者的疼痛感，操作应体现出关心和爱护患者。

（二）阈值

不同组织的兴奋性高低不同，同一组织在不同的功能状态下兴奋性也不一定相同。如果刺激时间和刺激强度－时间变化率固定不变，能引起机体或组织发生反应的最小刺激强度称为阈强度，简称阈值（threshold）。刺激强度等于阈强度的刺激称为阈刺激（threshold stimulus）；高于阈强度的刺激称为阈上刺激；低于阈强度的刺激称为阈下刺激。阈刺激和阈上刺激都能引起组织发生反应，所以是有效刺激，而单个阈下刺激则不能引起组织发生反应，所以是无效刺激。

阈值是衡量组织兴奋性高低的指标。组织的兴奋性与阈值呈反变关系，即阈值越大，说明组织的兴奋性越低，对刺激反应越迟钝；阈值越小，说明组织的兴奋性越高，对刺激反应越灵敏。在机体的各种组织中，神经、肌肉和腺体组织兴奋性比较高，故称为可兴奋组织。可兴奋组织反应迅速，容易观察，并有电位变化作为客观标志。但它们对刺激做出的反应形式各不相同，神经组织兴奋的表现为动作电位的产生和传导（神经冲动）；肌肉组织的兴奋表现为肌纤维收缩；腺体的兴奋表现为腺细胞分泌。

三、适应性

机体能根据外部环境情况而调整内部活动的生理特性称为适应性（adaptability）。适应性分为行为适应和生理适应两种类型。以体温的调节为例，当外界气温高于体温时，机体可通过减少衣着，寻找阴凉有风的地方，甚至借助空调、风扇以维持体温正常，此为行为性体温调节；与此同时，在环境气温较高时，机体皮肤血管扩张，血流加快，以及对流、传导、蒸发、辐射等物理学方式加快生理散热过程，以维持体温正常，此为生理性体温调节。

四、生殖

生物体生长发育到一定阶段后，可产生与自身相似的子代个体的功能，称为生殖（reproduction）。机体生命都是有限的，只有通过生殖，才能使生命得以延续，种族得以繁衍，因此生殖是生命活动的基本特征之一。

第三节 内环境及其稳态

PPT

一、机体的内环境

机体的一切生命活动都是在一定的环境中进行的，脱离环境，机体或细胞都将无法生存。人体内的液体称为体液（body fluid）。正常成年人的体液量约占体重的60%（表1-1），其中2/3（约占体重的40%）分布于细胞内，称为细胞内液；其余1/3（约占体重的20%）分布于细胞外，称为细胞外液，包括组织液、血浆、淋巴液、脑脊液等。细胞外液是细胞直接接触和赖以生存的体内环境，称为机体的内环境（internal environment）。体液的各部分彼此隔开而又互相联系（图1-1），如细胞内液通过细胞膜与组织液进行物质交换，血浆又通过毛细血管壁与组织液进行物质交换。

表1-1 体液分布情况

	约占成人体重（%）	约占新生儿体重（%）
体液	60	75
细胞内液	40	40
细胞外液	20	35

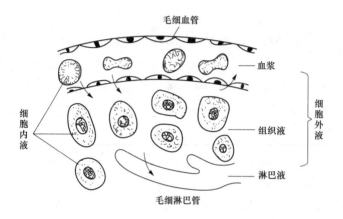

图1-1 体液的分布与相互关系示意图

二、内环境稳态

内环境是细胞进行新陈代谢的场所，为细胞的正常生命活动提供适宜的理化条件。细胞代谢所需的O_2和各种营养物质从内环境中摄取，细胞代谢产生的CO_2和代谢终产物直接排到细胞外液中。正常情况下，机体可通过多个系统和器官的活动，及时补充消耗物质，排出代谢产物，使内环境保持动态平衡。

内环境中各种成分和理化性质（如温度、酸碱度、渗透压等）保持相对稳定的状态，称为稳态（homeostasis）。机体之所以能在不断变化的外环境中进行正常生命活动，内环境的相对稳定是首要条件。例如，在生理情况下，人体的正常体温可随昼夜、性别、年龄等因素而变动，但这种变动幅度一般不超过1℃，如果体温明显降低或升高，细胞代谢都会受到影响，使细胞、组织、器官及系统的功能活动发生改变，从而导致疾病甚至发生死亡。机体的一切调节活动最终意义在于维持内环境的稳态。一旦调节系统或器官组织的活动不能正常进行，内环境稳态遭到破坏，新陈代谢障碍，机体就会引发疾病，甚至危及生命。

第四节 机体功能的调节

PPT

机体具有较为完备的调节和控制系统，使各器官、系统的功能活动能随着内、外环境的变化及时调整，以维持内环境相对稳定的状态。

一、机体功能的调节方式

机体生理功能的调节主要包括神经调节（neuroregulation）、体液调节（humoralregulation）与自身调节（autoregulation）三种方式。

（一）神经调节

神经调节是指通过神经系统的活动对机体功能进行的调节。神经调节是机体功能最主要的调节方式，其基本方式是反射。反射是指在中枢神经系统的参与下，机体对刺激做出的规律性应答反应。反射活动的结构基础是反射弧，由感受器、传入神经、神经中枢、传出神经和效应器五个部分组成（图1-2）。感受器受到刺激后产生电信号（神经冲动），经传入神经传至神经中枢；神经中枢对传入信号进行分析后，发出传出指令通过传出神经传至效应器，使其功能发生改变。例如，当手无意中触及火焰时立即回缩的现象，就是简单的反射活动。反射的完成依赖于反射弧结构与功能的完整性，其中任何一个环节受到破坏或阻断，反射活动将不能完成。

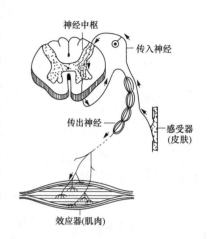

图1-2 反射弧及其组成示意图

反射分为非条件反射和条件反射两类（表1-2）。神经调节具有迅速、短暂和准确的特点。

表1-2 非条件反射和条件反射的区别

	非条件反射	条件反射
形成	先天遗传，与生俱有	后天学习训练形成
举例	逃避反射、吸吮反射、角膜反射等	谈虎色变、画饼充饥等
中枢	大脑皮质下中枢即可完成	大脑皮质
反射弧	反射弧固定	反射弧不固定
意义	有特定刺激，数量有限，适应性弱	无关刺激无穷，数量无限，适应性强

（二）体液调节

体液调节是指机体中化学物质（如激素、CO_2、组胺、乳酸等）通过体液的运输对机体生理功能所进行的调节。参与体液调节的化学物质主要是内分泌腺或内分泌细胞分泌的激素，它通过体液途径运输到全身各处特定的组织细胞，影响其功能活动。体液调节的特点是作用缓慢、持久和范围较广，主要调节机体的新陈代谢、生长发育、生殖等缓慢持续进行的生理过程。

在机体内，神经调节和体液调节相辅相成，密切相关。在多数情况下神经调节处于主导地位。神经系统和全身各器官有广泛的联系，机体内大部分内分泌腺或内分泌细胞受神经系统支配，体液调节成为神经调节反射弧的传出部分，这种调节称为神经-体液调节（图1-3）。如交感神经支配肾上腺髓质，当交感神经兴奋时，可使肾上腺髓质分泌肾上腺素和去甲肾上腺素增加，从而使神经与体液因素共同对机体功能进行调节。

（三）自身调节

自身调节是指体内某些组织器官或细胞不依赖于神经或体液因素，自身对刺激产生的一种适应性反应。这种调节只局限于少部分组织和器官，例如，动脉血压在一定范围内变动时，肾脏入球小动脉会相应的收缩和舒张，通过改变血流阻力，使肾血流量保持相对稳定。自身调节的特点是范围局限、幅度小、灵敏度差，但对某些器官、组织和细胞功能稳定的维持具有一定的作用。

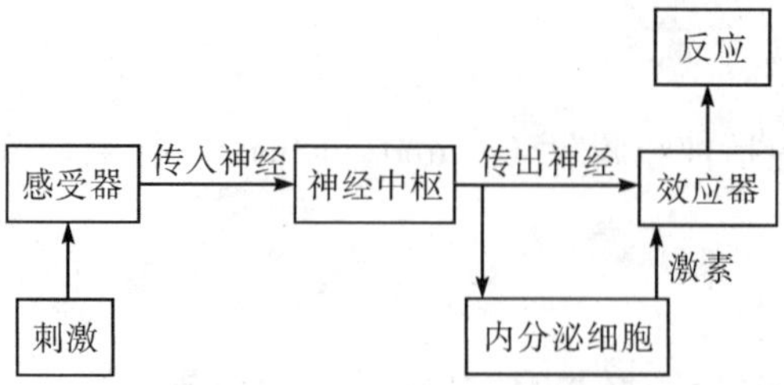

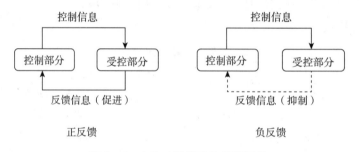

图1-3 神经-体液调节示意图

二、机体功能调节的反馈控制系统

运用控制论（cybernetics）的原理研究分析机体生理功能的调节，发现机体内的各种调节实际上是一种自动控制系统，自动控制系统又称为反馈控制系统，自动控制系统由控制部分和受控部分组成，控制部分可发出控制信息（指令）调节受控部的功能活动，同时受控部分也可发出反馈信息来影响控制部分活动。控制部分和受控部分存在双向的信息联系，通过闭合环路而完成。由受控部分发出的信息反过来影响控制部分活动的过程称为反馈（feedback）。反馈具有正反馈（positive feedback）和负反馈（negative feedback）两种形式（图1-4）。

图1-4 人体功能活动的反馈调节

（一）正反馈

受控部分发出的反馈信息加强控制部分的活动，即反馈作用和原来的效应一致，起加强或促进作用称为正反馈。在机体内正反馈远不如负反馈多见，其意义在于促使某些生理功能一旦发动起来就迅速加强直至完成。例如血液凝固、排便、排尿、分娩等生理过程。

（二）负反馈

受控部分发出的反馈信息对控制部分产生抑制作用，使控制部分的活动减弱称为负反馈。在正常机体功能调节中大部分调节均采用负反馈形式，其意义在于使机体各种生理功能保持相对稳定。例如血糖浓度的调节、动脉血压的调节、体温的调节过程等，都存在负反馈调节机制。

此外，控制部分发出的信息影响受控部分，而受控部分不能发出信息，控制方式属单向的"开环"系统，即非自动控制系统，此系统无自动控制的特征，在人体功能调节中一般少见。在正常人体功能调节过程中，除了常见的反馈控制系统外，还受到一种可以使机体的反应具有一定的超前性和预见性的前馈控制系统（feed-forward control system）的作用。即通过监测装置对控制部分直接调控，在控制部分发出的反馈信息没有到达受控部分之前，直接向受控部分发出前馈信号（纠正信息），调节受控部分的活动，及时纠正可能出现的偏差，使其更加准确、适时和适度。机体内前馈的例子较多，例如，冬天游泳还未下水之前，会感觉泳池的水很冷而做热身运动。某些条件反射也是一种机体调节的前馈控制，如进食前消化液的分泌，消化液分泌的时间比食物进入胃中直接刺激胃黏膜腺体分泌的时间要早；舞蹈演员侯台时，呼吸、心率、血压就已经发生改变。

答案解析

目标检测

一、单选题

1. 以下哪项不是人体生命活动的基本特征（　　）
   A. 新陈代谢　　　　　B. 兴奋性　　　　　C. 兴奋
   D. 适应性　　　　　　E. 生殖

2. 衡量组织兴奋性的指标是（　　）
   A. 阈电位　　　　　　B. 阈值　　　　　　C. 刺激强度 – 时间变化率
   D. 静息电位　　　　　E. 动作电位

3. 机体的内环境是指（　　）
   A. 细胞外液　　　　　B. 血液　　　　　　C. 细胞内液
   D. 组织液　　　　　　E. 脑脊液

4. 机体活动调节的最主要方式是（　　）
   A. 自身调节　　　　　B. 体液调节　　　　C. 神经调节
   D. 条件反射调节　　　E. 非条件反射调节

5. 神经调节的基本方式是（　　）
   A. 反应　　　　　　　B. 反射　　　　　　C. 负反馈
   D. 正反馈　　　　　　E. 反馈

6. 维持机体内环境稳态主要依靠机体的（　　）
   A. 正反馈调节　　　　B. 负反馈调节　　　C. 神经调节
   D. 体液调节　　　　　E. 自身调节

7. 下列哪个过程存在正反馈调节（　　）
   A. 血糖浓度调节　　　B. 呼吸调节　　　　C. 分娩
   D. 体温调节　　　　　E. 减压反射

二、思考题

1. 什么是稳态？内环境稳态的意义是什么？
2. 请举例说明正、负反馈，并解释正、负反馈的意义？

（梁彩艳　马丽华）

书网融合……

本章小结　　　　　微课1　　　　　微课2　　　　　题库

第二章 细胞的基本功能 微课

学习目标

1. 通过本章学习，重点把握细胞膜的物质转运功能；静息电位的概念及产生机制；动作电位的概念、产生机制、特点和产生条件；神经－肌肉接头处兴奋的传递过程及特点。

2. 学会运用所学知识，指导临床辨认心电图、脑电图、肌电图等；具有观察与分析不同刺激强度和刺激频率与骨骼肌收缩反应关系的能力；具有热爱学习、热爱科学、刻苦钻研探索科学奥秘的精神。

细胞（cell）是构成人体和其他绝大多数生物体最基本的结构和功能单位。机体所有的生理功能和生化反应都是在细胞及其产物的基础上进行的。根据结构和功能的不同进行分类，人体的细胞有二百余种，每种细胞都分布于特定的部位，执行特定的功能，但它们在细胞和分子水平上实现的基本生命过程及其原理有很大程度的共同性。本章主要讨论细胞膜的物质转运功能、细胞的生物电现象以及肌细胞的收缩功能。

情境导入

情境描述 患者，男，35 岁。2 小时前服用敌敌畏 200ml，之后呕吐一次。查体：血压 80/60mmHg，脉搏 50 次/分，流涕，口吐白沫，对光反应迟钝，双肺可闻及湿啰音，心律齐，无杂音，肌肉震颤。

讨论 该患者为什么会出现肌肉震颤？

第一节 细胞膜的物质转运功能

PPT

机体的每个细胞都被细胞膜（cell membrane）包被。细胞膜主要由脂质、蛋白质和少量糖类物质组成。1972 年，Singer 和 Nicholson 提出细胞膜的液态镶嵌模型：细胞膜以脂质双分子层为基架，其中镶嵌着具有不同结构和功能的蛋白质，有些脂质分子和膜蛋白上结合着具有不同功能的糖链（图 2 -1）。

细胞膜把细胞内容物和细胞外的环境分割开来，在生命活动中起着非常重要的作用，主要功能有以下几个方面。

（1）屏障作用 细胞膜是半透膜，它允许某些物质选择性通过而限制或阻止其他一些物质进出。细胞膜的这些特性使细胞内各种物质成分保持相对的稳定，并且使一些物质在细胞内、外维持一定的浓度差。

（2）物质转运功能 细胞在新陈代谢的过程中需要从外界摄取营养物质，同时排出细胞的代谢产物和其他物质。这些物质的进入和排出都要经过细胞膜转运。

（3）信号转导功能 细胞膜的某些结构（如受体）具有识别和接受细胞膜周围环境中刺激信号的能力，并引起细胞内一系列的信号转导过程，进而调整细胞的功能活动，以适应环境的变化。

细胞代谢活动需要细胞膜两侧物质有选择的交流，现将常见的几种转运方式介绍如下。

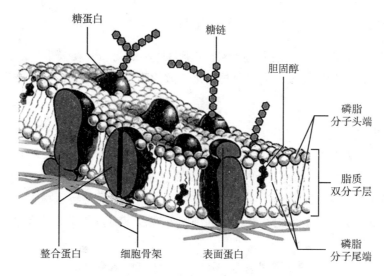

图 2 − 1　细胞膜的液态镶嵌模型

💡 素质提升

细胞膜的结构

早在 1895 年，E. Overton 用 500 多种化学物质对植物细胞的通透性进行了上万次的实验，发现细胞膜对不同物质的通透性不同，可溶于脂质的物质更容易通过细胞膜进入细胞，于是他提出：细胞膜是由脂质组成的。

1925 年，E. Gorter 和 F. Grendel 用丙酮抽提人红细胞膜脂质成分计算出红细胞膜平铺面积同其表面积之比约为 2 : 1，由此他们提出：细胞膜的脂质双分子层模型。

1959 年，J. D. Robertson 利用超薄切片技术获得了清晰的细胞膜照片，在电子显微镜下观察到细胞膜的暗 – 明 – 暗三层结构，提出"细胞膜的三明治模型"。

在此基础上，S. J. Singer 和 G. Nicolson 在 1972 年根据免疫荧光技术、冰冻蚀刻技术的研究结果，提出"细胞膜流动镶嵌模型"，认为：脂质双分子层构成细胞膜结构的基本支架，蛋白镶嵌在膜的内外表面或横跨脂质双分子层，强调膜的流动性和膜蛋白分布的不对称性。

1988 年，Simons 提出的"脂筏模型"是对细胞膜流动性新的理解。

目前，科学家们对细胞膜结构的研究仍在继续。随着科学技术的不断进步，相信在不久的将来人们终会揭开细胞膜结构的面纱，明确细胞膜的结构。

一、单纯扩散

单纯扩散（simple diffusion）是指脂溶性（非极性）小分子物质从细胞膜的高浓度一侧向低浓度一侧转运的过程。扩散的动力来自膜两侧的浓度差，不需要细胞代谢提供能量；扩散的方向是从膜高浓度一侧向低浓度一侧；扩散的结果是该物质在膜两侧的浓度差消失；扩散不需要膜蛋白的参与。影响扩散速率的因素主要有两个。①浓度差：它是物质扩散的动力，细胞膜两侧该物质的浓度差越大，扩散速率越大。②通透性：是指物质通过细胞膜的难易程度，细胞膜对物质的通透性越大，扩散速率也越大。人体内，能够以单纯扩散方式进出细胞的物质很少，主要有 O_2、CO_2、N_2、乙醇、尿素、甘油和脂肪酸等。水分子虽是极性分子，但因极性小、不带电荷，也能以单纯扩散的方式通过细胞膜，但细胞膜对水的通透性很低，故扩散的速度很慢。

二、易化扩散

易化扩散（facilitated diffusion）是指非脂溶性或脂溶性小的物质，在膜蛋白的帮助下，从细胞膜的高浓度一侧向低浓度一侧转运的现象。根据参与易化扩散的膜蛋白的不同，可将易化扩散分为以下两种类型。

（一）载体介导的易化扩散

载体介导的易化扩散是指小分子亲水性物质在载体蛋白的帮助下，顺浓度差完成的跨膜物质转运形式。转运机制至今仍不完全清楚。载体蛋白通常是镶嵌在细胞膜上，在高浓度的一侧与被转运物质结合，膜蛋白分子构型改变，从而把转运物质转向低浓度的一侧，然后与转运物质分离。许多重要的营养物质，如葡萄糖、氨基酸、核苷酸等由浓度较高的细胞外液进入细胞内即属于这种类型（图2-2）。

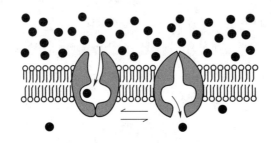

图2-2 载体介导的易化扩散

载体转运具有以下特点。

（1）特异性 一种载体蛋白只能转运具有某种特定结构的物质。如葡萄糖载体可选择性结合右旋葡萄糖，而对分子量相同的左旋葡萄糖则不能或不易结合。

（2）饱和现象 载体蛋白和载体结合位点的数量有限，限制了膜对物质的转运能力。

（3）竞争性抑制 如果某一载体可同时转运两种以上物质，那么其中一种物质浓度增加时该物质转运量增加，其他物质的转运量就会减少。

（二）通道介导的易化扩散

通道介导的易化扩散是指某些带电离子在通道蛋白帮助下顺电位梯度或浓度梯度完成的跨膜转运形式。离子通道贯穿细胞膜脂质双分子层，中央有亲水性孔道。当通道处于关闭状态时没有离子通过；通道开放时离子可经孔道从膜的高浓度一侧向低浓度一侧扩散。各种通道转运的物质通常都是离子，如 K^+、Na^+、Ca^{2+}、Cl^- 等（图2-3）。

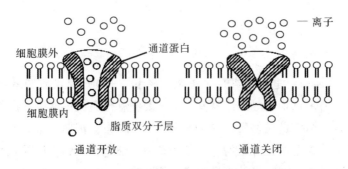

图2-3 通道介导的易化扩散

通道转运具有如下特点。

（1）离子选择性 每种通道通常只对一种或几种离子通透性较高，其他离子则不易或不能通过。

根据所转运的离子对这些通道进行命名，如 K^+ 通道、Na^+ 通道、Ca^{2+} 通道、Cl^- 通道等。

（2）转运速率快　通道转运每秒可转运达 $10^7 \sim 10^8$ 个离子，远大于载体转运的速率。

（3）门控性　通道开关受控于不同因素，根据控制通道开放与关闭的机制不同，可分为电压门控通道、化学门控通道和机械门控通道等。电压门控通道闸门的开、关决定于通道蛋白所在的膜两侧的电位差；化学门控通道闸门的开、关决定于化学物质与膜通道蛋白的特异性结合；机械门控通道闸门的开、关与接收刺激后的变化形式有关，如存在于听觉感受器的听毛细胞上的膜通道，听毛细胞纤毛的机械摆动，会引起相邻膜通道的开放，从而引起相应离子跨膜流动，离子的跨膜流动又改变了听毛细胞膜两侧的电位差。

单纯扩散和易化扩散，物质转运的动力是膜两侧的浓度差或电位差所含的势能，扩散的过程不需要细胞另外提供能量。因此，单纯扩散和易化扩散都属于被动转运（passive transport）。

三、主动转运

主动转运（active transport）是指某些物质在膜蛋白的帮助下由细胞代谢提供能量逆电位梯度或化学梯度进行跨膜转运的过程。主动转运可按照膜蛋白在转运物质时是否直接消耗能量，分为原发性主动转运和继发性主动转运。一般所说的主动转运是指原发性主动转运。

（一）原发性主动转运

细胞直接利用代谢的能量，将物质逆浓度差或逆电位差转运的过程，称为原发性主动转运（primary active transport）介导这一过程的膜蛋白称为离子泵。离子泵的化学本质是 ATP 酶，后者可以将细胞内的 ATP 水解为 ADP，并利用高能磷酸键打开后释放的能量完成离子逆电 – 化学梯度的化学转运。由于离子泵活动时消耗的能量直接来源于细胞的代谢过程，所以当细胞代谢发生障碍时，将直接影响离子泵的功能，进而影响物质的主动转运。离子泵种类很多，常以它们转运的物质而命名。例如转运 Na^+ 和 K^+ 的称为钠 – 钾泵，转运 Ca^{2+} 的称为钙泵，转运 H^+ 的 H^+ – ATP 酶和 H^+，K^+ – ATP 酶（两者也称为质子泵）等。

钠 – 钾泵也可简称为钠泵（sodium pump），是镶嵌在细胞膜中对 Na^+ 和 K^+ 进行跨膜转运的特殊蛋白质，具有 ATP 酶的活性，可以分解 ATP 释放能量，用于 Na^+ 和 K^+ 逆浓度差的转运。因此，钠泵又被称为 Na^+ – K^+ 依赖式 ATP 酶。钠泵是由 α 和 β 亚单位组成的二聚体蛋白质，转运 Na^+、K^+ 和促使 ATP 分解的功能主要由 α 亚单位完成。钠泵的活性可被细胞内 Na^+ 的增加和细胞外 K^+ 的增加所激活。钠泵活动时，泵出 Na^+ 和泵入 K^+ 这两个过程是同时进行的。在一般生理情况下，每分解一个 ATP 分子可以使 3 个 Na^+ 移出细胞，同时有 2 个 K^+ 移入细胞（图 2–4）。

钠泵活动具有重要的生理学意义：①钠泵活动造成的细胞内高 K^+ 状态，是细胞质内许多代谢反应如蛋白质合成所必需的；②钠泵将漏入细胞内的 Na^+（经少量非门控通道）转运出细胞外，可维持细胞质渗透压和细胞容积的相对稳定；③钠泵活动造成的膜内外 Na^+ 和 K^+ 的浓度差，是细胞生物电活动的前提条件（见本章第二节）；④Na^+ 在膜两侧的浓度差也是继发性主动转运的动力（见下）；⑤钠泵活动具有生电效应，与静息电位（见本章第二节）的发生，有一定关系。据测定每分解 1 分子 ATP 释放的能量将 3 个 Na^+ 转运到细胞外，而将两个 K^+ 转运到细胞内，所以钠泵是一种生电性泵。钠泵活动增强，可使细胞内负电位增加。

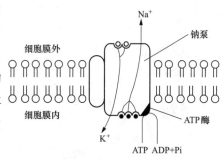

图 2–4　Na^+ – K^+ 泵主动转运示意图

钙泵（calcium pump）也称 Ca^{2+} – ATP 酶，广泛分布于细胞膜、肌浆网或内质网上。其作用是逆浓

度梯度转运 Ca^{2+}，可使细胞质中游离的 Ca^{2+} 浓度仅为细胞外浓度的万分之一左右。这种细胞质低钙的维持，为细胞发生 Ca^{2+} 触发的调节活动如肌细胞收缩、神经递质释放等提供条件。

（二）继发性主动转运

有些物质主动转运所需的能量不是直接由 ATP 分解供给，而是利用原发性主动转运（如钠泵）建立的离子浓度差，在离子顺浓度差扩散的同时将其他物质逆浓度梯度或电位梯度进行跨膜转运，这种间接利用 ATP 能量的主动转运过程称为继发性主动转运（secondary active transport）。继发性主动转运又分为两种形式。

1. 同向转运 即联合转运的物质为同一方向。例如，葡萄糖在小肠黏膜上皮处的吸收就是通过 Na^+ – 葡萄糖联合转运体的同向转运实现的。Na^+ – 葡萄糖联合转运体位于肠黏膜上皮细胞面向肠腔的顶膜（图 2 – 5），钠泵和葡萄糖载体位于上皮细胞面向组织液的基侧膜。钠泵活动造成细胞内低 Na^+，顶膜区的膜内外形成 Na^+ 浓度差，膜上的同向转运体则利用 Na^+ 的浓度势能，将肠腔内的 Na^+ 和葡萄糖分子一起转运至上皮细胞内。这一过程中 Na^+ 的转运是顺浓度梯度，是转运过程的驱动力，而葡萄糖分子的转运是逆浓度梯度的，属于继发性主动转运。氨基酸在小肠也是以该种模式被吸收的。

2. 逆向转运 即联合转运的物质为相反方向，也称交换。例如，心肌细胞上的 Na^+ – Ca^{2+} 交换，就是借助 Na^+ 内流的驱动力，将细胞内的 Ca^{2+} 排出到细胞外（图 2 – 5）。

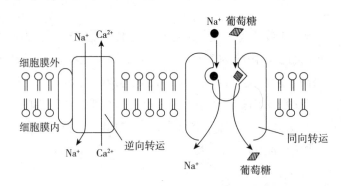

图 2 – 5　继发性主动转运示意图

图左，Na^+ – Ca^{2+} 交换；图右，Na^+ 和葡萄糖同向转运

四、入胞与出胞

大分子或团块状物质出入细胞是通过入胞和出胞（图 2 – 6）过程完成的。入胞和出胞往往需要多种蛋白质参与。

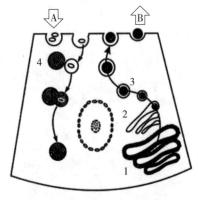

图 2 – 6　入胞和出胞过程示意图

A. 入胞过程；B. 出胞过程

（一）入胞

入胞又称胞吞（endocytosis）是指细胞外大分子或团块物质进入细胞内的过程。大分子营养物质、细菌、异物等进入细胞，首先这些物质被细胞识别并相互接触，然后接触处的细胞膜向内凹陷或伸出伪足把物质包裹起来，此后包裹的细胞膜融合断裂，使物质连同包裹它的细胞膜一起进入细胞（图 2 – 6）形成包含摄入物在内的吞噬小泡，吞噬小泡与溶酶体融合，溶酶体中的蛋白水解酶将被吞入的物质消化分解（图 2 – 6A）。根据摄入物质的不同，入胞又分为两种类型，即吞噬和吞饮。如果进入细胞的物质是固态，称为吞噬（phagocytosis）；如果进入细胞的物质是液态，则称为吞饮（pinocytosis）。

（二）出胞

出胞又称胞吐（exocytosis），是指细胞内大分子物质或物质颗粒排出细胞的过程。主要见于细胞的分泌活动，如消化腺细胞分泌消化酶、内分泌腺细胞分泌激素、神经末梢释放递质等。激素、递质等在粗面内质网合成后在高尔基体加工成分泌囊泡，分泌囊泡逐渐移向细胞膜的内侧，并与细胞膜发生融合破裂，最后将囊泡内储存的物质一次性的全部排出细胞（图2-6B）。

PPT

第二节　细胞的生物电现象

机体所有的细胞在进行生命活动时都伴随有电的现象，这种电现象称为生物电（bioelectricity）。临床上诊断疾病时广泛应用的心电图、脑电图、肌电图等，就是在器官水平上记录到的生物电，它们是在细胞生物电基础上综合形成的。细胞的生物电现象主要有两种：一是在安静时所具有的静息电位，二是受刺激时所产生的动作电位。

一、静息电位

（一）静息电位的概念

静息电位（resting potential，RP）是指细胞处于静息状态时，存在于细胞膜两侧的内负外正稳定的电位差。它是一切生物电产生和变化的基础。

如图2-7所示，用示波器测量细胞的电变化。当电极A和B均置于细胞膜的外表面（图2-7A）时，示波器不显示电位变化，说明细胞膜外表面任意两点之间不存在电位差。但是，如果把电极A置于细胞膜外表面而把电极B插入细胞内时（图2-7B），就在电极B插入细胞的一瞬间，示波器显示有明显的电位下降，并停留在一个较恒定的水平上。这一现象说明：①细胞内和细胞外之间存在电位差，这种电位差存在于细胞膜的两侧，所以称为跨膜电位，简称膜电位（membrane potential）。②电流是从置于细胞外表面的电极A流向插入细胞内的电极B，说明细胞外电位高于细胞内电位，如规定细胞外电位为零，则细胞内为负电位；③它是一个相对稳定的直流电位。

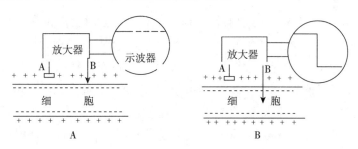

图2-7　静息电位测定示意图

A：电极A与B均置于细胞外

B：电极A置于细胞外，电极B插入细胞内，记录到细胞内外的电位差

（二）静息电位的产生机制

生理条件下，细胞内外离子的不均衡分布与静息电位产生有关。离子跨膜转运决定于两个因素，即膜两侧离子的浓度差和细胞膜对离子的通透性。细胞膜上钠-钾泵的活动使膜两侧 Na^+ 和 K^+ 的分布明显不均衡，细胞外有大量的 Na^+，而细胞内有大量的 K^+。哺乳动物骨骼肌细胞外 Na^+ 浓度约为细胞内 Na^+ 浓度的12倍，而细胞内的 K^+ 浓度为细胞外 K^+ 浓度的39倍（表2-1）。细胞处于静息状态时，细

胞膜对 K^+ 的通透性较大，对 Na^+ 的通透性是 K^+ 通透性的 1/100 ~ 1/50，细胞膜对胞内的有机负离子几乎没有通透性。假定细胞膜只对 K^+ 通透，受浓度差的驱动就会出现 K^+ 外流，但由于膜内的有机负离子不能随之通过细胞膜，这就使得细胞膜外带正电荷、细胞膜内带负电荷，膜两侧出现了电位差。这种由于 K^+ 外流形成的外正内负的电位差会阻止带正电荷的 K^+ 继续外流。当阻止 K^+ 外流的力量与促使 K^+ 外流的力量达到平衡时，K^+ 的跨膜净移动等于零。此时的膜电位是 K^+ 净移动达到平衡时的电位称为 K^+ 平衡电位（K^+ equilibrium potential，E_K）。

表 2 - 1　哺乳动物骨骼肌细胞内、外离子浓度和平衡电位

离子	细胞外（mmol/L）	细胞内（mmol/L）	平衡电位（mV）
Na^+	145	12	+65
K^+	4	155	-98
Cl^-	120	4	-90
有机负离子		155	

实际测得的静息电位 -90mV，接近 K^+ 的平衡电位。这说明静息电位主要是以 K^+ 外流形成的。安静状态下，细胞膜对 Na^+ 也有一定的通透性，少量的 Na^+ 内流也参与了静息电位的形成。另外钠 - 钾泵的活动本身具有生电作用，每次活动时将 3 个 Na^+ 转移到细胞外，只将 2 个 K^+ 转移到细胞内造成胞内负电位，因此钠 - 钾泵的活动也在一定程度上参与了静息电位的形成。

静息电位的产生是由于细胞膜两侧不同极性的电荷聚集的结果，人们把静息时膜两侧电荷（外正内负）不均衡分布的状态称为极化（polarization）。当膜电位减小（如 -90mV 变为 -100mV）时称为超级化（hyperpolarization）；当膜电位增大（如 -90mV 变为 -70mV）时称为去（除）极化（depolarization）；细胞在发生去极化后膜电位再向静息电位方向恢复的过程称为复极化（repolarization）。

二、动作电位

（一）动作电位的概念

动作电位（action potential，AP）是指细胞受到一个有效刺激时膜电位在静息电位基础上发生的快速的、可逆的、可向远端传播的电位变化波动。动作电位是细胞产生兴奋的标志。

细胞产生动作电位时膜电位的变化过程如图 2 - 8 所示。在安静状态下，当细胞受到一个有效刺激时，膜电位首先从 -70mV 迅速除极到 +30mV，形成动作电位的上升支；后又迅速复极至接近静息电位的水平，形成动作电位下降支。迅速除极的上升支和迅速复极的下降支，共同形成锋电位。锋电位被视为动作电位产生的标志，其中超过 0mV 以上的部分称为超射（overshoot），此时膜两侧电位处于"内正外负"的反极化状态。锋电位后出现的膜电位低幅缓慢的波动，称为后电位（after potential）。后电位包括两部分，一部分是复极尚未到静息电位的部分称为后除极电位或负后电位（negative after - potential），另一部分是复极超过静息电位的部分称为后超极电位或正后电位（positive after - potential）。后电位持续时间比较长，后电位结束后，膜电位才恢复到稳定的静息电位水平。

（二）动作电位的产生机制

动作电位的产生是离子跨膜运动的结果。由于锋电位是动作电位的标志，以下主要介绍锋电位的产生机制。细胞外 Na^+ 浓度比细胞内高很多，此浓度差具有推动 Na^+ 内流的趋势；同时，静息电位时膜两侧（外正内负）的电位差形成的电场力也是推动 Na^+ 内流的动力。研究证明动作电位的产生，正是在上述离子分布的基础上，细胞膜先后对 Na^+ 和 K^+ 的通透性发生一过性增大的结果。当细胞受到一个有效

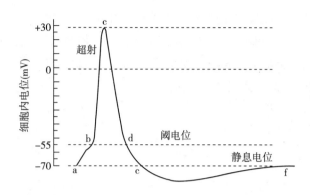

图 2 - 8　单一神经纤维动作电位模式图

ab. 膜电位逐渐去极化到达阈电位；bc. 动作电位快速去极相；
cd. 动作电位快速复；bcd. 锋电位；de. 负后电位；ef. 正后电位

刺激时，首先引起膜上大量电压门控钠通道开放，细胞膜对 Na^+ 通透性迅速增加，Na^+ 在很强的电 - 化学驱动力作用下发生内流，使细胞内电位急剧上升直至 Na^+ 平衡电位，形成锋电位的上升支；随后由于电压门控钠通道失活，细胞膜对 Na^+ 通透性迅速减小，而同时细胞膜上的电压门控性 K^+ 通道受除极影响而开放，K^+ 在电化学驱动力作用下发生 K^+ 外流，使膜出现迅速复极，构成锋电位的下降支。

动作电位发生期间 Na^+ 内流和 K^+ 外流都属于经通道的易化扩散，不需细胞代谢提供能量。但随后离子分布状态的恢复，即将流入细胞内的 Na^+ 重新转运到细胞外和将流出细胞的 K^+ 重新转运回细胞内需要消耗能量，这是由细胞膜上的钠泵逆浓度梯度转运 Na^+ 和 K^+ 实现的。

各种细胞的动作电位特点虽然相似，但动作电位可能具有不同的形态。例如，神经和骨骼肌细胞的动作电位的持续时间分别为 1 毫秒或数毫秒，而心室肌细胞动作电位的持续时间可长达 300 毫秒左右，并有一个平台期。

（三）动作电位的特点

1. 全或无现象　动作电位的产生需要一定刺激强度，刺激达不到阈值，动作电位不产生（无）；刺激达到阈值后，动作电位出现，同时幅度也达到最大值（全），不会因刺激强度的增大而持续增大。这一特性称为动作电位的"全或无"特性。

2. 不衰减传导　动作电位一旦在细胞膜的某一部位产生，它就会立即向整个细胞膜传导，而且它的幅度和波形不会因为传导距离的增加而减小。

3. 连续产生的动作电位不发生融合　连续刺激产生的多个动作电位总有一定间隔而不能重合在一起，呈现为一个个分离的脉冲式动作电位发放。

（四）动作电位的产生条件

1. 阈电位　刺激作用于细胞可以引起动作电位产生，但不是任何刺激都能引起动作电位产生。在某些情况下，刺激引起的改变是细胞膜的超极化（图 2-9a），此时细胞产生的不是兴奋而是抑制。只有当某些刺激引起膜内正电荷增加即除极到一个临界值时，细胞膜中大量钠通道才能够开放而触发动作电位的产生，这个能触发动作电位的膜电位临界值称为阈电位（threshold potential, TP）（图 2-9）。除极达到阈电位水平是细胞产生动作电位的必要条件。一般来说阈电位的数值比静息电位小 10～20mV，如神经纤维的静息电位为 -70mV，其阈值为 -55mV。引起细胞产生兴奋或动作电位，需要给予细胞一个有效刺激，这个有效刺激就是指作用于细胞后能使静息电位发生除极到达阈电位的刺激，它包括阈刺激和阈上刺激。所谓阈刺激就是刚刚能够使组织或细胞的静息电位发生除极达到阈电位的刺激。达到阈电位水平后，动作电位的爆发程度则是由通道性状本身和离子驱动力大小决定的，而与施加到细胞的刺激强度变化无关。这正是动作电位具"全或无"特征的原因。

2. 局部兴奋和总和   单个阈下刺激不能够触发动作电位，但也会引起少量 Na^+ 内流，从而产生小幅度的除极。这种达不到阈电位水平，只限于膜局部，不能向远距离传播的除极电位波动称为局部兴奋（local excitation）（图 2-9b）。局部兴奋的特点如下。

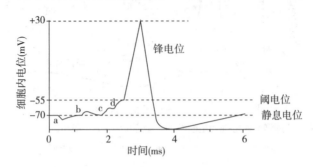

图 2-9   刺激引起的超极化、局部兴奋、局部兴奋总和及阈电位

a. 超极化；b. 局部兴奋；c、d. 局部兴奋的时间总和

（1）**幅度大小呈"等级"性**   随阈下刺激的增强而增大，没有"全或无"的特征。

（2）**传导呈衰减式**   随传播距离的增加而减小，最后消失，因此不能在膜上做远距离传导。

（3）**可以总和**   生理学中把总和分为空间总和与时间总和两种情况。由多个相距较近的兴奋同时产生的叠加称为空间总和，由连续刺激产生的多个局部兴奋先后产生的叠加称为时间总和。总和的结果，可能使膜除极到阈电位从而引发动作电位（图 2-9c、d）。因此，动作电位可以由一次阈刺激或阈上刺激引起，也可以由多个阈下刺激产生的局部兴奋总和而引起。

（五）动作电位的传导

动作电位在同一细胞上的传播称为传导（conduction）。动作电位一旦在细胞膜的某一点产生，就会沿着细胞膜向周围进行不衰减地传播，直到传遍整个细胞为止。动作电位传导的原理用局部电流学说来解释（图 2-10）。

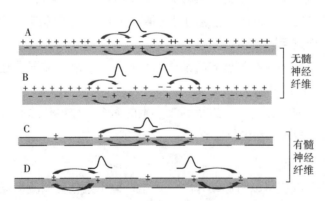

图 2-10   动作电位在神经纤维上的传导示意图

A、B. 动作电位在无髓神经纤维上依次传导，兴奋部位与邻近未兴奋部位之间形成局部电流；

C、D. 动作电位在有髓神经纤维上跳跃式传导，兴奋的郎飞结与邻近的安静的郎飞结之间形成局部电流

在无髓神经纤维上（图 2-10A），兴奋部位的细胞膜两侧电位呈现内正外负的反极化状态，而与它相邻的未兴奋部分正处于外正内负的极化状态。因此，兴奋部位与未兴奋部位之间出现了电位差，并由此产生了由正电位到负电位的电流。这种在兴奋部位与邻近未兴奋部位之间流动的电流称为局部电流（local current）。局部电流流动的方向是：在膜内侧，电流由兴奋点流向未兴奋点；在膜外侧，电流由未兴奋点流向兴奋点。结果，临近未兴奋部分的膜内的负电荷减少及产生除极，当除极达到阈电位时即可

触发该部位爆发动作电位，使它成为新的兴奋部位。这样，兴奋部位与相邻未兴奋部位之间产生的局部电流将不断地向周围移动（图2-10B），使动作电位迅速向周围传播，直到整个细胞膜都发生动作电位为止。由于局部电流可以同时在神经纤维兴奋部位的两端产生，因此动作电位可以从受刺激的兴奋点向两侧传导，称为双向传导。

在有髓神经纤维上（图2-10C、D），髓鞘具有绝缘作用，动作电位不能在髓鞘部位的神经细胞膜上发生。但是，郎飞结处的细胞膜是裸露的，此处膜上的 Na^+ 通道密集。所以，动作电位可以发生在郎飞结处。动作电位传导时，兴奋的郎飞结能够与它相邻的安静的郎飞结之间形成局部电流，使相邻的郎飞结的细胞膜达到阈电位而发生动作电位。这样动作电位就从一个郎飞结传给相邻的郎飞结，这样的传导方式称为跳跃式传导。有髓神经纤维上动作电位的跳跃式传导比无髓神经纤维上的顺序式传导快得多。由于有髓神经纤维的动作电位只发生在郎飞结，这使得动作电位在传导过程中，跨膜流入的 Na^+ 和流出的 K^+ 数量较无髓纤维大大减少，动作电位之间发生的钠泵主动转运所消耗的能量也大大减少。因此，有髓神经纤维不仅提高了传导速度，而且还减少了能量的消耗。

第三节 肌细胞的收缩功能

机体的各种运动都是由肌肉收缩完成的，根据肌肉的形态和功能特点，可分为骨骼肌（skeletal muscle）、心肌（cardiac muscle）和平滑肌（smooth muscle）三种。他们的基本功能都是收缩产生张力，就收缩的机制而言三种细胞有许多共同之处。其中骨骼肌和心肌属于横纹肌。本节以骨骼肌为例讨论肌细胞的收缩功能。

一、骨骼肌神经-肌接头处的兴奋传递

骨骼肌属于随意肌，在中枢神经系统控制下接受躯体运动神经的支配。只有当神经纤维上有神经冲动传出，经神经-肌接头（neuromuscular junction）把兴奋传递给骨骼肌，才能引起骨骼肌的兴奋和收缩。

（一）骨骼肌神经-肌接头的结构

神经和骨骼肌之间的兴奋传递是通过神经-肌接头实现的。骨骼肌的神经-肌接头是一种特化的突触（synapse），它由运动神经末梢和与它接触的骨骼肌的细胞膜所构成。躯体运动神经纤维在接近骨骼肌细胞处失去髓鞘，轴突末梢部位膨大并嵌入到由肌膜形成的凹陷中，形成神经-肌接头（图2-11）。通常每一个肌纤维上都有一个神经-肌接头，常位于肌纤维的中部。骨骼肌的神经-肌接头由三部分组成：①嵌入肌细胞膜凹陷中的突触前膜，称为接头前膜；②与接头前膜相对的肌膜，称接头后膜也称终板膜；③接头前膜与接头后膜之间的一个达50nm的间隙，即接头间隙，其中充满细胞外液。轴突末梢中含有许多囊泡，称为突触小泡。一个突触小泡内含有大约1万个乙酰胆碱（acetylcholine，ACh）分子。接头后膜即终板膜又进一步向内凹，形成许多皱褶，使它与接头前膜的接触面积增加，有利于兴奋的传递。接头后膜上存在着能与ACh特异结合的N型乙酰胆碱受体，它们集中分布于皱褶的顶部，属于一种化学门控离子通道。

（二）骨骼肌神经-肌接头兴奋传递的过程

骨骼肌神经-肌接头之间的信息传递是通过神经递质ACh介导完成的，可概括为"神经-ACh-肌肉"或"电信号-化学信号-电信号定向转换"过程。

骨骼肌神经-肌接头兴奋传递的过程：当神经冲动沿神经纤维传到轴突末梢时，接头前膜发生除极

化，膜的除极化引起该处膜上面电压门控钙通道开放、Ca^{2+} 从细胞外液进入接头前膜，接头前膜内 Ca^{2+} 浓度升高使突触小泡向接头前膜方向移动、突触小泡与接头前膜融合、破裂将储存在小泡中的 ACh 分子全部释放进入接头间隙；ACh 通过接头间隙扩散与终板模上 ACh 受体结合，激活 ACh 受体，使 Na^+ 通道开放，Na^+ 内流，使终板膜发生去极化，产生终板电位（end - plate potential，EPP）；终板电位（属于局部兴奋）向周围局部扩散，引起邻近肌膜除极达阈电位，使肌膜上的电压门控 Na^+ 通道大量开放，从而爆发动作电位（图 2 - 11），完成电信号由接头前膜到接头后膜的一次兴奋传递。肌细胞上产生的动作电位可通过局部电流传遍整个肌膜引起骨骼肌细胞的兴奋。

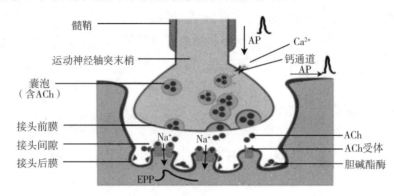

图 2 - 11　骨骼肌神经 - 肌接头结构及传递过程示意图

AP. 动作电位；EPP. 终板电位

在骨骼肌神经 - 肌接头兴奋传递的过程中，神经递质 ACh 从接头前膜释放属于出胞过程，是由 Ca^{2+} 内流触发的，Ca^{2+} 是兴奋 - 分泌耦联的重要因子。ACh 来自突触小泡，一个突触小泡所包含的 ACh 是最小的一个整份数量单位。所以，一个突触小泡所包含的 ACh 称为一个量子。接头前膜释放 ACh 属于以突触小泡为单位的"倾囊"释放，也被称为量子式释放。如果只有一个囊泡释放 ACh，在接头后膜产生的除极电位幅度很小，只有 0.5mV 左右，被称为微终板电位（miniature endplate potential，MEPP）。MEPP 幅度非常小，不能直接触发肌细胞兴奋。实际上，一个动作电位到达突触前膜即可在 1 ~ 2 个毫秒内触发 100 多个囊泡同时释放 ACh，在终板膜上产生一个 MEPP 总和而形成的终板电位（EPP），其幅度可达 50mV 左右，足以刺激邻近细胞膜的电压门控 Na^+ 通道达到阈电位而爆发一次动作电位，所以神经 - 肌接头的兴奋传递属于可靠的 1：1 方式传递，即接头前膜的一个动作电位能保证引起肌细胞的一次兴奋，传递安全可靠性高，不会出现信号的丢失。同时，结合于 ACh 受体的 ACh 发挥作用后，很快被乙酰胆碱酯酶水解为胆碱和乙酸而失去作用，从而使 EPP 非常短暂。EPP 终止后，肌细胞的兴奋和收缩也终止。这也可以保证一次神经冲动仅引起一次细胞兴奋，神经冲动停止后，肌细胞的兴奋也就立即停止。

骨骼肌神经 - 肌接头兴奋传递有以下特点。

1. 单向传递　兴奋只能由接头前膜传向接头后膜。存在于运动神经轴突末梢囊泡中的 ACh 从接头前膜释放，与接头后膜的受体结合，引起接头后膜除极。

2. 时间延搁　兴奋通过神经 - 肌接头大约需要 0.5 ~ 1.0 毫秒，远比神经冲动通过同样距离的神经纤维要慢得多。神经 - 肌接头传递的过程涉及环节较多，特别是化学神经递质从接头前膜的释放和突出间隙的扩散耗时较长。

3. 易受内环境变化的影响　细胞外液的离子成分、pH、药物等容易影响神经 - 肌接头的传递。接头间隙本身属于细胞外液的一部分，释放 ACh 的接头前膜和接受 ACh 的终板膜都暴露于细胞外液的环境下。许多药物或病理变化可作用于神经 - 肌接头兴奋传递中的不同环节，影响兴奋的正常传递和肌肉收缩。

二、骨骼肌的收缩机制

骨骼肌细胞又称为肌纤维（myofiber），是骨骼肌的基本结构和功能单位。肌纤维含有大量的肌原纤维和丰富的肌管系统。每条肌纤维外包有一层薄的结缔组织膜，称为肌内膜。许多肌纤维排列成束，表面被肌束膜包裹。许多肌束聚集在一起构成一块肌肉，外面包被结缔组织膜，称为肌外膜（图2-12）。

（一）骨骼肌细胞的微细结构

每条肌纤维含有数百乃至数千条与其长轴平行排列的肌原纤维，肌原纤维由粗肌丝和细肌丝按一定规律排列而成，粗、细肌丝是肌纤维收缩的物质基础。

粗肌丝的主要成分是肌球蛋白（myosin，又称肌凝蛋白）。肌球蛋白子分子呈长杆状，一端膨大成球形，各种肌球蛋白的杆状部集合成束组成粗肌丝的主干，球状部则有规律的裸露在粗肌丝表面形成横桥。每条粗肌丝上有300~400个横桥，横桥有两个特性：一是具有ATP酶活性，可以分解ATP酶释放能量，作为横桥移动做功的能量来源；二是与细肌丝可逆性结合，拖动细肌丝滑行，引起肌纤维收缩。

细肌丝主要有三种蛋白组成，包括肌动蛋白（又称肌纤蛋白）、原肌球蛋白（又称原肌凝蛋白）和肌钙蛋白（又称原宁蛋白）组成（图2-13）。肌动蛋白分子呈球形，许多肌动蛋白分子聚合在一起形成双螺旋结构，成为细肌丝的主体。肌动蛋白上有与横桥结合的位点。原肌球蛋白分子也成双螺旋结构，并和肌动蛋白的双螺旋并行。在肌肉安静时，原肌球蛋白的位置正好位于肌动蛋白和横桥之间，阻碍二者结合。肌钙蛋白以一定间隔出现在原肌球蛋白的双螺旋上，当它和Ca^{2+}结合时，把信息传给原肌球蛋白引起原肌球蛋白构象变化，解除对肌动蛋白和横桥结合位点的阻碍（图2-14）。

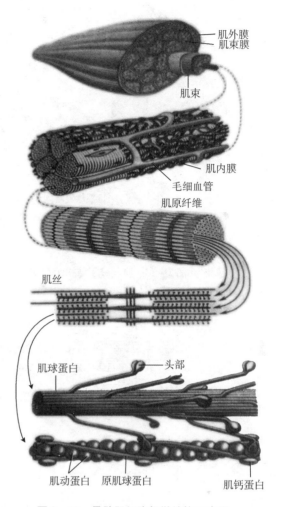

肌外膜
肌束膜
肌束
肌内膜
毛细血管
肌原纤维
肌丝
肌球蛋白
头部
肌动蛋白　原肌球蛋白　　　　肌钙蛋白

图2-12　骨骼肌细胞超微结构示意图

（二）骨骼肌细胞的收缩机制

在显微镜下观察，肌原纤维沿长轴呈现明、暗交替，被称为明带和暗带（图2-15）。明带中央有一条与肌原纤维垂直的横线称为Z线。暗带中央有一条与肌原纤维垂直的横线称为M线。暗带中央相对透亮的区域称为H带。两条相邻Z线之间的区域称为一个肌节，肌节是肌细胞收缩的基本单位。一个肌节包括一个暗带和它两侧各1/2的明带。肌细胞的收缩或舒张，实际上就是肌节的缩短或伸长。肌节中的明带、暗带，包括暗带中间的H带，实际上是由不同粗细肌丝发生不同程度的重叠形成的。明带只有细肌丝，Z线是连接许多细肌丝的结构；暗带主要由粗肌丝组成，M线是把许多粗肌丝连接在一起的结构，暗带中比较透亮的H带只有粗肌丝，而H带两侧的暗带则是粗、细肌丝重叠区。

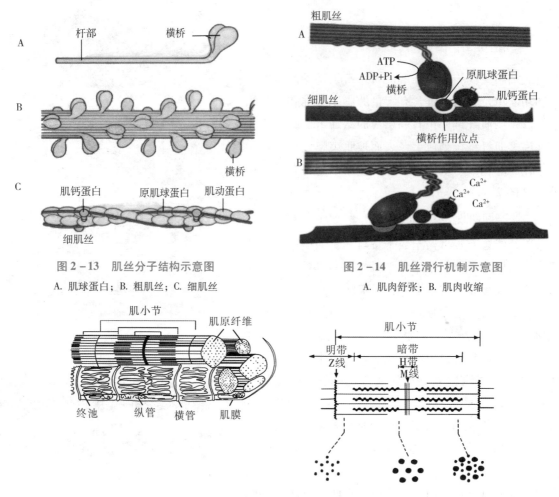

图 2-13　肌丝分子结构示意图
A. 肌球蛋白；B. 粗肌丝；C. 细肌丝

图 2-14　肌丝滑行机制示意图
A. 肌肉舒张；B. 肌肉收缩

图 2-15　骨骼肌细胞的肌原纤维模式图

目前公认的骨骼肌细胞收缩机制是肌丝滑行学说，其要点是肌细胞收缩时细肌丝向粗肌丝中间滑行。

当肌浆中 Ca^{2+} 浓度增加，细肌丝肌钙蛋白与 Ca^{2+} 结合发生构象改变，导致肌钙蛋白与肌动蛋白结合减弱，使原肌球蛋白在肌动蛋白的双螺旋沟壁上的位置发生移动，从而暴露出肌动蛋白与横桥的结合位点，这个过程称为原肌球蛋白"位阻效应"的解除。这时，粗肌丝上已经水解了 ATP 处于高势能状态的横桥即与细肌丝上的肌动蛋白结合，于是横桥的势能释放、横桥向 M 线方向摆动，将细肌丝拉向粗肌丝内。横桥一次摆动后便与肌动蛋白解离，并再次将 ATP 水解后复位，如果这时细胞质内的 Ca^{2+} 浓度仍然保持较高，肌动蛋白上的结合位点仍然暴露，横桥就再与细肌丝上的下一个结合位点结合。粗肌丝上的横桥与细肌丝上的肌动蛋白结合、摆动、复位、再结合，如此反复的过程称为横桥周期。

横桥连续向 M 线方向摆动的结果是，细肌丝不断滑入粗肌丝内，使肌小节缩短、肌肉收缩。当肌浆中的 Ca^{2+} 被钙泵转运至终池，肌浆内 Ca^{2+} 浓度降低时，Ca^{2+} 与肌钙蛋白分离，原肌球蛋白的构象和"位阻效应"恢复，横桥周期停止，肌肉进入了舒张状态，细肌丝恢复到收缩前的位置，肌小节回到收缩前的长度。

肌肉的收缩需要不断消耗 ATP 用于横桥的摆动；肌肉的舒张也要消耗 ATP 用于钙泵活动，将肌浆中的 Ca^{2+} 泵回到肌浆网内。所以，肌肉的收缩和舒张都要消耗能量，都属于主动的过程。

三、骨骼肌细胞的兴奋－收缩耦联

骨骼肌细胞的兴奋表现为细胞膜上出现可传导的动作电位，骨骼肌的收缩则是肌细胞内部肌丝滑行的结果。肌细胞的兴奋不能直接引起收缩，两者之间存在着一个耦联过程。将骨骼肌细胞的电兴奋和机械收缩联系在一起的中介过程，称为兴奋－收缩耦联（excitation－contraction coupling）。实现兴奋－收缩耦联的组织结构是肌管系统，起关键作用的物质是 Ca^{2+}。

（一）肌管系统

骨骼肌细胞有两套独立的肌管系统（图 2－16），分别是横管和纵管。横管是肌膜在 Z 线处向细胞内凹陷形成，走形方向与肌原纤维垂直，并包绕肌原纤维。横管实际上是肌膜的延续，横管中的液体是细胞外液。当肌细胞兴奋时，动作电位可沿横管传入肌细胞内部。纵管就是肌浆网，走行方向与肌原纤维平行，同样包绕在肌原纤维周围。纵管在靠近横管附近形成的膨大叫做终池，它是细胞内贮存 Ca^{2+} 的场所，终池内 Ca^{2+} 的浓度比肌浆高 1000 倍以上。终池膜上有 Ca^{2+} 通道，并含有丰富的钙泵，分别起着顺浓度或逆浓度转运 Ca^{2+} 的作用。大部分的横管两侧都有终池，三者共同构成一个三联管结构。在三联管处，横管膜与终池膜之间存在一定的间隙，所以横管与终池并不相通。三联管的作用是把从横管传来的动作电位转换为终池 Ca^{2+} 的释放，而终池释放的 Ca^{2+} 则是引起肌细胞收缩的直接动因。所以，三联管是实现骨骼肌兴奋－收缩耦联的重要结构。

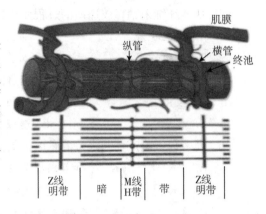

图 2－16 骨骼肌细胞的肌管系统模式图

（二）骨骼肌细胞兴奋－收缩耦联过程

骨骼肌兴奋－收缩耦联的基本过程包括：①骨骼肌细胞膜上的动作电位，沿基膜和横管膜扩布至三联管处，激活横管膜上的电压敏感型 Ca^{2+} 通道；②电压敏感型 Ca^{2+} 通道通过变构作用激活终池膜上的 Ca^{2+} 释放通道，终池内 Ca^{2+} 大量释放入细胞质，细胞质内的 Ca^{2+} 浓度升高达静息时的 100 倍，引发肌肉收缩；③细胞质内 Ca^{2+} 浓度升高激活肌浆网上的钙泵，细胞质内 Ca^{2+} 被回收至肌浆网，细胞质内 Ca^{2+} 浓度降低，出现肌肉舒张。

从以上过程可以看出，把肌细胞的兴奋和收缩过程耦联在一起的关键物质是来自于肌浆网的 Ca^{2+}，故也将 Ca^{2+} 称为兴奋－收缩耦联因子。如果肌浆中缺少 Ca^{2+}，纵然肌细胞的兴奋仍可发生，但因为缺少 Ca^{2+} 而不能引起肌细胞的收缩，这种只产生兴奋不能引发收缩的现象称为"兴奋－收缩脱耦联"。

目标检测

答案解析

一、单选题

1. 下列可通过单纯扩散进行跨膜转运的物质是（　　）

    A. 氨基酸   B. 葡萄糖   C. 蛋白质

    D. 氯离子   E. 氧气

2. 小肠吸收葡萄糖跨膜转运的方式是（　　）

    A. 主动转运   B. 单纯扩散   C. 易化扩散

    D. 入胞作用   E. 吞饮

3. 关于 Na^+ 泵，下列叙述错误的是（　　）

    A. 当细胞内 Na^+ 增多和细胞外 K^+ 增多时，可以激活 Na^+ 泵

    B. Na^+ 泵的作用是维持细胞内外离子的不均衡分布

    C. 缺氧时，Na^+ 泵活性降低

    D. Na^+ 泵的活动与温度有关

    E. 钠泵循环一次，可将2个 Na^+ 移出膜外，3个 K^+ 移入膜内

4. 神经纤维末梢释放递质的过程属于（　　）

    A. 单纯扩散   B. 易化扩散   C. 主动转运

    D. 出胞作用   E. 入胞作用

5. 细胞受刺激而兴奋时，膜内电位负值减小称作（　　）

    A. 极化   B. 去极化   C. 复极化

    D. 超射   E. 超极化

6. 大多数细胞产生和维持静息电位的主要原因是（　　）

    A. $[K^+]_i > [K^+]_o$ 和静息时膜主要对 K^+ 有通透性

    B. $[K^+]_o > [Na^+]_i$ 和静息时膜主要对 Na^+ 有通透性

    C. $[K^+]_o > [K^+]_i$ 和静息时膜主要对 K^+ 有通透性

    D. $[Na^+]_o > [K^+]_i$ 和静息时膜主要对 Na^+ 有通透性

    E. 静息时钙泵活动增强

7. 关于兴奋在同一细胞上传导，叙述错误的是（　　）

    A. 动作电位可沿细胞膜传导到整个细胞

    B. 传导方式是通过产生局部电流刺激，使未兴奋部位出现动作电位

    C. 动作电位传导的距离与局部电流的大小有关

    D. 有髓神经纤维传导动作电位的速度比无髓神经纤维快

    E. 在有髓神经纤维上是跳跃式传导

8. 神经 – 肌接头处的化学递质是（　　）

    A. 毒蕈碱   B. 乙酰胆碱   C. γ – 氨基丁酸

    D. 去甲肾上腺素   E. 5 – 羟色胺

9. 骨骼肌兴奋 – 收缩耦联中耦联因子是（　　）

    A. Na^+ B. Cl^- C. Ca^{2+}

    D. K^+ E. Mg^{2+}

二、思考题

1. 试比较载体转运与通道转运异同。

2. 简述同一细胞动作电位传导的本质、特点和机制。

3. 试述神经 – 肌肉接头兴奋传递的过程。

（王　利）

书网融合……

本章小结   微课   题库

第三章　血　液

◉ 学习目标

1. 通过本章学习，重点把握血液的组成、功能、理化特性；血浆渗透压及其意义；红细胞的数量、生理特性和功能；红细胞的生成与破坏；白细胞的数量、分类及功能；血小板的正常值及功能；血液凝固的概念及基本过程；纤维蛋白溶解；血量；ABO 血型系统的分型、鉴定及输血的基本原则；Rh 血型系统的分型和临床意义。

2. 学会出血时间、凝血时间的测定；血型的鉴定；具有关心患者的仁爱精神及科学严谨、求索创新的职业素养。

血液（blood）是在心血管系统内循环流动的流体组织，起着运输物质的作用。当大量失血等原因造成血液总量或组织、器官的血流量不足时，可引起组织损伤，甚至危及生命。临床上，很多疾病在发生发展过程中可能导致血液成分或性质发生某些特征性的改变，故血液检查在临床诊断和治疗中具有重要的意义。

≫ 情境导入

情境描述　患者，女，24 岁，1 年来无明显诱因头晕乏力，近半个月来加重伴活动后心慌。既往体健，无胃病病史，无药物过敏史，近 2 年月经量多，半年来更明显。查体：贫血貌，皮肤黏膜无出血点，心肺无异常，肝脾不大。化验：血红蛋白 65g/L，红细胞 3.0×10^{12}/L。临床诊断为缺铁性贫血。

讨论　1. 什么是贫血？造成贫血的原因有哪些？
　　　2. 贫血患者的护理措施有哪些？

第一节　血液生理概述 ⓔ 微课

PPT

一、血液的组成

血液由血浆（plasma）和悬浮于其中的血细胞（blood cell）组成。

（一）血浆

血浆是血液的重要组成部分，占全血总体积的 55%～60%，包括水和溶解于其中的电解质、小分子有机化合物等。血浆中含有多种蛋白，统称为血浆蛋白（plasma protein），用盐析法可将血浆蛋白分为白蛋白、球蛋白和纤维蛋白原三类。因为水和电解质等溶质很容易透过毛细血管壁与组织液中的物质进行交换，但血浆蛋白的分子量很大，不易透过毛细血管壁，故血浆与组织液的主要区别就是后者蛋白含量很少。血浆蛋白的主要功能是：①形成血浆胶体渗透压；②运输脂质、离子、维生素、代谢废物等物质；③具有免疫功能；④参与血液凝固和纤维蛋白溶解过程。

（二）血细胞

血细胞可分为红细胞（erythrocyte 或 red blood cell，RBC）、白细胞（leukocyte 或 white blood cell，

WBC）和血小板（thrombocyte 或 platelet）三类。红细胞的数量最多，约占血细胞总数的99%，白细胞数量最少。由于血液的各组成成分比重不同，若将新鲜血液置于离心管中经抗凝、离心沉淀后，自然分三层：上层淡黄色透明清亮液体为血浆，下层深红色为红细胞，两层之间有一薄层灰白色的是白细胞和血小板（图3－1）。

血细胞在血液中所占容积百分比，称为血细胞比容（hematocrit）。正常成年男性血细胞比容为40%～50%，成年女性为37%～48%，新生儿约为55%。当红细胞数量或血浆容量改变时，血细胞比容也将相应变化。如某些贫血患者血细胞比容减小，严重脱水患者的血细胞比容增大。由于血液中白细胞和血小板仅占总容积的0.15%～1%，故血细胞比容可反映血液中红细胞的相对浓度。

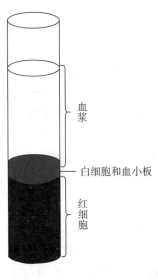

图3－1 血液的组成示意图

二、血液的理化特性

（一）血液的颜色

血液的颜色主要取决于红细胞内血红蛋白的含量。动脉血因红细胞中氧合血红蛋白含量较高而呈鲜红色；静脉血因红细胞中去氧血红蛋白较多而呈暗红色。血浆因含微量的胆色素，故呈淡黄色。空腹血浆清澈透明，进餐后，尤其当摄入较多的脂类食物时，血浆中因脂蛋白微滴增多而变得浑浊。因此，临床上作某些血液化学成分检测时，要求空腹采血，以避免食物对检测结果产生影响。

（二）血液的比重

正常人全血的比重为1.050～1.060，血液比重的大小取决于血液中所含红细胞的数量，血液中红细胞数量越多，全血比重就越大。血浆的比重为1.025～1.030，其大小取决于血浆蛋白的含量。红细胞的比重略高，为1.090～1.092，与红细胞内血红蛋白的含量呈正相关。由于比重的不同，全血经过离心后，可将血浆和红细胞分离开来。

（三）血液的黏度

血液的黏度（viscossity）是由血液中血细胞、血浆蛋白等内部分子或颗粒之间摩擦而产生，通常是指与水相比的相对黏度。如果以水的黏度为1，则正常人全血的相对黏度为4～5，血浆的相对黏度为1.6～2.4。当温度不变时，全血的黏度主要决定于血细胞比容的高低；血浆的黏度主要取决于血浆蛋白含量的多少。当某些因素导致血液中红细胞叠连或聚集，形成团粒，则使血液的黏度增加。

（四）血浆 pH

正常人血浆 pH 为7.35～7.45。血浆 pH 的相对稳定主要依赖于血浆中所含的各种缓冲物质和肺、肾的正常功能。在血浆的缓冲物质中，最重要的缓冲对是 $NaHCO_3/H_2CO_3$。当血浆 pH 低于7.35时为酸中毒，高于7.45时则为碱中毒。血浆 pH 低于6.9或高于7.8时，将危及生命。

（五）血浆渗透压

渗透压（osmotic pressure）指的是溶液所具有的吸引和保留水分子的能力。渗透压的高低与单位容积溶液中所含溶质颗粒数目的多少有关，而与溶质的种类和颗粒的大小等特性无关。

1. 血浆渗透压的组成及正常值 正常人的血浆渗透压约为300mmol/L，即约300mOsm/（kg·H_2O），相当于770kPa或5790mmHg。血浆渗透压分为晶体渗透压和胶体渗透压两种。血浆的渗透压主要来自于溶解其中的小分子晶体物质，由晶体物质形成的渗透压称为血浆晶体渗透压（crystal osmotic pressure），

80% 来自于 NaCl。由血浆蛋白形成的渗透压称为血浆胶体渗透压（colloid osmotic pressure），由于蛋白质分子量大，血浆蛋白分子数量少，所以血浆胶体渗透压数值较低，一般为 1.3mOsm/（kg·H_2O）。在血浆蛋白中，白蛋白的分子量很小，其分子数量远远多于其他血浆蛋白，故血浆胶体渗透压主要来自于白蛋白。

2. 血浆渗透压的生理作用　正常情况下细胞外液与细胞内液总渗透压相等。细胞外液中的大部分晶体物质不易透过细胞膜，细胞外液的晶体渗透压保持相对稳定，对于保持细胞内外水的平衡和细胞的正常体积非常重要，故血浆晶体渗透压对维持红细胞的正常形态起重要作用。

血浆蛋白不易通过毛细血管壁，故血浆胶体渗透压可调节血管内外水的平衡，对维持正常的血容量有重要作用。当疾病或营养不良造成血浆蛋白减少时，可因血浆胶体渗透压下降而导致组织液滤过增多出现组织水肿。

在临床或生理实验使用的各种溶液中，其渗透压与血浆渗透压相等的称为等渗溶液，如 0.9% NaCl 溶液、5% 葡萄糖溶液。高于血浆渗透压的称为高渗溶液，低于血浆渗透压的称为低渗溶液。不同溶质的等渗溶液不一定都能使悬浮于其中的细胞保持正常形态和大小。例如 1.9% 的尿素溶液是等渗溶液，但将红细胞置于其中后立即发生溶血。这是因为尿素分子能自由通过红细胞膜，不能在溶液当中保持与红细胞内相等的张力，故它虽为等渗溶液但不是等张溶液。一般我们把能使悬浮于其中的红细胞保持正常体积和形态的溶液称为等张溶液。因此，等渗的尿素溶液不是等张溶液。而 NaCl 不易通过细胞膜，所以 0.9% NaCl 溶液既是等渗溶液，又是等张溶液。

三、血液的功能

（一）运输功能

运输是血液的基本功能。血液把从肺获取的 O_2 和从肠道吸收的营养物质运送到各器官、组织和细胞，又将细胞代谢产生的代谢产物和 CO_2 运送到肾脏和肺等器官排出体外；还可将内分泌腺产生的激素运送到相应的靶细胞。

（二）缓冲功能

血液中含有多种缓冲物质，可缓冲进入血液的酸性或碱性物质引起的血浆 pH 变化。

（三）调节体温

血液中水的比热较大，有利于运送热量，参与维持体温的相对恒定。

（四）防御保护

血液中含有白细胞、多种抗体、血小板和凝血因子，可抵御细菌、病毒等微生物引起的感染和各种免疫反应，还参与机体的生理性止血，具有重要的防御和保护功能。

因此，血液通过运输、缓冲、调节体温、防御保护等功能，在维持机体内环境稳态中起着非常重要的作用。

第二节　血细胞

PPT

一、红细胞

（一）红细胞的数量、形态和功能

1. 数量　红细胞是血液中数量最多的血细胞。正常成年男性红细胞数量为 $(4.0 \sim 5.5) \times 10^{12}/L$，

女性为 $(3.5 \sim 5.0) \times 10^{12}/L$，新生儿的红细胞数可达 $(6.0 \sim 7.0) \times 10^{12}/L$，出生后数周逐渐下降，儿童期低于成年人，直至青春期才接近成人水平。红细胞中含有丰富的血红蛋白（hemoglobin, Hb），因此使血液呈红色。成年男性血红蛋白含量为 $120 \sim 160g/L$，女性为 $110 \sim 150g/L$。生理情况下，红细胞数量和血红蛋白含量因性别、年龄、生活环境、机体功能状态不同而有差异。例如，儿童低于成人，但新生儿高于成人；高原地区居民由于环境含氧量不足，需要更多的红细胞来运输氧气，其红细胞数量普遍高于正常值；妊娠中后期因为血浆量增多，所以红细胞数量和血红蛋白含量相对减少。

2. 形态 正常的成熟红细胞呈双凹圆碟形，直径为 $7 \sim 8\mu m$，中央薄，周边稍厚。成熟红细胞无细胞核和线粒体，糖酵解是其获得能量的唯一途径。不同原因导致的贫血，红细胞会有不同形态的改变，借助于形态的观察可帮助诊断不同的贫血。

3. 功能 红细胞的主要功能是运输 O_2 和 CO_2，并参与对血液中酸碱物质的缓冲和免疫复合物的清除。红细胞运输 O_2 依赖于细胞内的血红蛋白来实现，血液中98.5% 的 O_2 是以与血红蛋白结合成氧合血红蛋白的形式存在的。如果红细胞破裂，血红蛋白逸出于血浆中，即丧失其运输 O_2 的功能。

（二）红细胞的生理特性

1. 可塑变形性 正常红细胞在外力作用下具有变形的能力，这种特性称为可塑变形性（plastic deformation）。红细胞在血管中循环运行时，需要通过小于其直径的毛细血管和血窦孔隙，这时红细胞形态发生改变，通过之后又恢复原来的形状。可塑变形性是红细胞生存最重要的特性。红细胞的变形性与其形态、细胞膜的弹性、细胞内的黏度等有关，衰老红细胞、球形红细胞均可降低红细胞的变形能力。

2. 渗透脆性 红细胞对在低渗盐溶液中发生膨胀、破裂的特性，称为红细胞渗透脆性（osmotic fragility）。红细胞在等渗溶液（0.9% NaCl 溶液）中可维持其正常的形态和大小，若将红细胞置于浓度递减的低渗 NaCl 溶液中，水将在渗透压差的作用下渗入细胞内，红细胞会逐渐膨胀变形成球形；当 NaCl 溶液浓度低至 0.42% ~0.46% 时，部分红细胞开始破裂溶血；当 NaCl 溶液浓度低至 0.28% ~0.32% 时，红细胞则完全溶血。这说明红细胞对低渗盐溶液有一定的抵抗能力，抵抗能力越大，渗透脆性越小。一般来说，初成熟的红细胞脆性小，抵抗力大；衰老的红细胞脆性大，抵抗力小。临床上有些疾病可影响红细胞的脆性，如遗传性球形红细胞增多症，患者红细胞的脆性增大，而巨幼细胞贫血患者，红细胞的脆性减小，故测定红细胞的渗透脆性有助于某些疾病的临床诊断。

3. 悬浮稳定性 正常情况下，红细胞在血浆中可保持悬浮状态、不易下沉，这一特性称为红细胞的悬浮稳定性（suspension stability）。将与抗凝剂混匀的血液置于血沉管中，垂直静置，经一定时间后，红细胞由于比重大，将逐渐下沉，通常以红细胞在第一小时末下沉的距离，称为红细胞沉降（erythrocyte sedimentation rate, ESR），简称血沉。正常成年男性血沉为 $0 \sim 15mm/h$，女性为 $0 \sim 20mm/h$。血沉的快慢可以来评价红细胞悬浮稳定性的大小，为临床诊断提供参考依据，血沉越快，红细胞的悬浮稳定性越小。某些疾病（如风湿热、活动性肺结核等）可引起红细胞叠连，使血沉加快。红细胞叠连是指红细胞彼此以凹面相贴，正常红细胞的双凹圆碟形使之具有较大的表面积和体积之比，产生的摩擦力较大，故下沉速度缓慢。当发生叠连后，红细胞团块的总表面积与总体积之比减小致摩擦力相对减小，而使血沉加快。红细胞叠连形成的快慢主要取决于血浆的性质，与红细胞本身无关，一般血浆中白蛋白增多，血沉减慢；球蛋白和纤维蛋白原增多，血沉加快。

（三）红细胞的生成

正常成年人每天约产生 2×10^{11} 个红细胞。

1. 红细胞生成的部位 骨髓是成年人生成红细胞的唯一场所。红骨髓内的造血干细胞首先分化成为红系定向祖细胞，再经过原红细胞、早幼红细胞、中幼红细胞、晚幼红细胞和网织红细胞阶段，成为成熟的红细胞。在正常情况下，外周血液中也有少量网织红细胞，含量占红细胞总数的 0.5% ~1.5%。

若外周血液中网织红细胞增多，则表示骨髓造血功能增强。临床上常通过外周血网织红细胞计数来了解骨髓造血功能。

 素质提升

造血干细胞

美国华盛顿大学的医学家多纳尔·托玛斯发现正常人的骨髓移植到患者体内，可以治疗造血功能障碍。这一技术的发现，使多纳尔·托玛斯本人荣获了 1990 年诺贝尔生理学或医学奖。造血干细胞移植技术的发现和应用为人类战胜疾病带来新的希望，已经成为治疗白血病、再生障碍性贫血等恶性血液病的有效手段。那什么是造血干细胞呢？造血干细胞是所有造血细胞和免疫细胞的起源细胞，具有自我更新、多向分化的能力。造血干细胞一般来源于骨髓造血干细胞、外周造血干细胞、脐带血造血干细胞三个渠道。在我国，中国造血干细胞捐献者资料库（简称"中华骨髓库"）目前主要开展外周血造血干细胞采集。截至 2022 年 6 月 30 日，中华骨髓库库容超过 311 万人份，累计为临床提供造血干细胞 13490 例。多纳尔·托玛斯先生在骨髓移植领域的潜心研究、艰难探索和造血干细胞志愿捐献者们的无私奉献、大爱无疆给白血病患者架起了生命的桥梁、燃起了生命的希望。

2. 红细胞生成所需物质　红细胞的主要成分是血红蛋白，合成血红蛋白的主要原料是蛋白质和铁。除此之外叶酸和维生素 B_{12} 是红细胞成熟所必需的物质。

（1）铁　铁是合成血红蛋白的必需原料。成人每天需要 20～30mg 的铁用于红细胞，其来源有两部分。①一部分为体内铁的再利用，约占 95%。衰老的红细胞被巨噬细胞吞噬后，血红蛋白分解释放的"内源性铁"可再利用于血红蛋白的合成。②另一部分是食物供应的"外源性铁"，但每天仅需从食物中吸收 1mg 来补充排泄的铁。机体缺铁时，可使血红蛋白合成不足，导致缺铁性贫血。当机体需铁量增加而摄入量不足（如婴幼儿、青少年、妊娠期和哺乳期妇女）、铁吸收障碍（如胃大部切除者）、铁丢失过多（如胃十二指肠溃疡、子宫肌瘤及月经失调等）均会导致缺铁性贫血，应注意采取预防措施，如多吃富含铁的食物（如动物肝脏、蛋类、黄豆及有色蔬菜等）或直接补充铁剂。

（2）叶酸和维生素 B_{12}　叶酸和维生素 B_{12} 是红细胞成熟所必需的物质。当叶酸和维生素 B_{12} 缺乏时，DNA 合成障碍，可引起细胞核发育异常，幼红细胞分裂减慢，细胞体积较大，引起巨幼细胞贫血。正常情况下，食物中的叶酸和维生素 B_{12} 可满足红细胞生成的需要，但维生素 B_{12} 需与内因子结合形成复合物来促进其吸收。而内因子由胃腺黏膜的壁细胞分泌，当胃大部分被切除或胃的壁细胞损伤时，导致内因子分泌减少，维生素 B_{12} 吸收障碍，也会引起巨幼细胞贫血。

3. 红细胞生成的调节　红细胞的生成主要受促红细胞生成素（erythropoietin，EPO）和雄激素调节。

（1）促红细胞生成素　促红细胞生成素（EPO）是机体红细胞生成的主要调节物质。肾是产生 EPO 的主要部位。组织缺氧是促进 EPO 分泌的生理性刺激因素。缺氧时，肾脏产生的 EPO 增加，EPO 刺激骨髓红系祖细胞增殖分化，促进红系祖细胞向原红细胞分化及幼红细胞血红蛋白的合成，促进网织红细胞的成熟与释放是，从而使血液中成熟红细胞增加。当发生严重的肾脏疾病时，常因 EPO 分泌减少而引发肾性贫血。

（2）雄激素　雄激素主要通过刺激肾产生 EPO 而促进红细胞生成，也可直接刺激骨髓促进红细胞生成。雄激素还可促进血红蛋白的合成。故雄激素对红细胞生成的效应，可能是成年男性红细胞数和血红蛋白量高于女性的原因之一。

（四）红细胞的破坏

正常红细胞平均寿命为 120 天。每天约有 0.8% 的衰老红细胞被破坏，90% 的衰老红细胞被巨噬细胞吞噬。衰老红细胞的变形能力减弱而脆性增大，在血流湍急处可因机械冲击而破损，在通过微小孔隙时易滞留在肝血窦和脾处，被巨噬细胞吞噬消化，释放出的铁被储存在体内重新利用。肝、脾是红细胞破坏的主要场所，当脾功能亢进时，可使红细胞破坏增加。

二、白细胞

（一）白细胞的分类和数量

1. 白细胞的分类 白细胞为无色、有核的血细胞，在血液中一般呈球形。根据白细胞胞质内有无嗜色颗粒，将白细胞分为粒细胞和无粒细胞。粒细胞包括中性粒细胞（neutrophil）、嗜碱性粒细胞（basophil）、嗜酸性粒细胞（eosinophil）；无粒细胞包括单核细胞（monocyte）和淋巴细胞（lymphocyte）。

2. 白细胞的数量 正常成年人血液中的白细胞总数为 $(4.0 \sim 10.0) \times 10^9/L$，男性和女性无明显差异。其中中性粒细胞占 50% ~ 70%，嗜酸性粒细胞占 0.5% ~ 5%，嗜碱性粒细胞占 0 ~ 1%，单核细胞占 3% ~ 8%，淋巴细胞占 20% ~ 40%。白细胞的数量可因年龄和机体功能状态不同而发生变化。如新生儿白细胞数量较高，一般在 $15 \times 10^9/L$ 左右，婴儿期维持在 $10 \times 10^9/L$ 左右；有昼夜波动，下午时白细胞数稍高于早晨；剧烈运动、情绪激动、疼痛、进食、妊娠期等均可使白细胞总数显著增多升高（表 3 – 1）。

表 3 – 1　白细胞的数量和主要功能

名称	百分比（%）	主要功能
中性粒细胞	50 ~ 70	吞噬细菌和衰老的红细胞
嗜碱性粒细胞	0 ~ 1	参与变态反应、释放肝素
嗜酸性粒细胞	0.5 ~ 5	抗过敏反应和寄生虫感染
单核细胞	3 ~ 8	吞噬能力更强、参与免疫反应
淋巴细胞	20 ~ 40	参与免疫应答反应

（二）白细胞的功能

白细胞的主要功能是通过吞噬及免疫反应，实现对机体的保护和防御。各类白细胞均参与机体的防御。白细胞具有的变形、游走、趋化和吞噬等特性，是执行防御功能的生理基础。

1. 中性粒细胞 中性粒细胞是血液中主要的吞噬细胞，其变形游走能力和吞噬消化细菌的能力都很强。当细菌入侵引起炎症发生时，中性粒细胞自毛细血管渗出被趋化性物质吸引到炎症部位，包围并吞噬细菌。中性粒细胞吞噬细菌后立即启动杀菌过程，然后释放出大量溶酶体酶对细菌进行分解，并将残渣排出细胞。中性粒细胞吞噬 3 ~ 20 个细菌后，自身即解体，释出的各种溶酶体酶能溶解周围组织而形成脓液。当血液中的中性粒细胞数减少到 $1 \times 10^9/L$ 时，机体的抵抗力明显下降，易发生感染。临床上中性粒细胞百分比升高，往往提示为急性化脓性细菌感染。

2. 嗜碱性粒细胞 嗜碱性粒细胞的胞质内含碱性染色颗粒，颗粒内含有肝素、组胺、过敏性慢反应物质和嗜酸性粒细胞趋化因子等，当嗜碱性粒细胞被活化时能释放颗粒中的介质。嗜碱性粒细胞释放的肝素具有抗凝血作用；组胺和过敏性慢反应物质可使毛细血管壁通透性增加、细支气管平滑肌收缩等，引起荨麻疹、支气管哮喘等过敏反应症状；嗜酸性粒细胞趋化因子能吸引嗜酸性粒细胞聚集于过敏反应的局部，以限制嗜碱性粒细胞和肥大细胞在过敏反应中的作用。嗜碱性粒细胞是参与变态反应的重要效应细胞。

3. 嗜酸性粒细胞 嗜酸性粒细胞吞噬能力较弱，且吞噬缓慢，基本上无杀菌作用，其主要通过释放介质来发挥功能。嗜酸性粒细胞的主要作用是限制嗜碱性粒细胞和肥大细胞在过敏反应中的作用；参与对蠕虫的免疫反应，嗜酸性粒细胞是机体对抗蠕虫幼体感染的主要防御机制。临床上发生过敏反应和寄生虫感染时，常伴有嗜酸性粒细胞增多。

4. 单核细胞 单核细胞在血液中停留约1天后迁移至组织中，继续发育成巨噬细胞，单核细胞与巨噬细胞共同构成单核-巨噬细胞系统。巨噬细胞具有比中性粒细胞更强的吞噬能力，能吞噬更多、更大的细菌，对于某些细胞内细菌、真菌和原虫杀伤极为关键。激活的单核巨噬细胞对肿瘤和病毒感染细胞具有强大的杀伤能力。在特异性免疫应答的诱导和调节中，单核巨噬细胞也起关键作用。

5. 淋巴细胞 淋巴细胞可分为T淋巴细胞、B淋巴细胞和自然杀伤细胞（NK细胞）三种。淋巴细胞在免疫应答反应过程中起核心作用。T淋巴细胞主要参与细胞免疫；B淋巴细胞主要参与体液免疫；NK细胞的主要作用是杀伤肿瘤细胞或被病毒感染的自身细胞。

三、血小板

（一）血小板的形态和数量

血小板是由骨髓中这成熟的巨核细胞脱落的具有生物活性的胞质碎片形成。血小板体积小，无细胞核，呈双面微凸的圆盘状，直径为 $2\sim3\mu m$。在血涂片上，可伸出伪足而致形状不规则。

正常成年人血液中血小板数量为 $(100\sim300)\times10^9/L$。血小板计数在正常人可有 $6\%\sim10\%$ 的变动，如午后比清晨高、剧烈运动后和妊娠中晚期升高。血小板有助于维持血管壁的完整性，当血小板数量减少到 $50\times10^9/L$ 以下时，毛细血管壁脆性增加，轻度损伤或仅血压增高即可使皮肤和黏膜下出现小的出血点。

（二）血小板的生理特性

1. 黏附 血小板与非血小板表面的黏着，称为血小板黏附。血小板不能黏附于正常内皮细胞的表面，当血管内皮细胞受损时，血小板即可黏附于内皮下组织。血小板的黏附功能受损，可能存在出血倾向，故血小板黏附在生理性止血过程中十分重要。

2. 聚集 血小板与血小板之间的相互黏着，称为血小板聚集。血小板聚集过程需要纤维蛋白原、Ca^{2+} 等物质的参与。血小板聚集通常出现两个时相：第一聚集时相发生迅速，也能迅速解聚，为可逆性聚集；第二聚集时相是由血小板释放内源性ADP所引起，发生缓慢，不能解聚，为不可逆聚集。

3. 释放 血小板受刺激后将储存在致密体、α-颗粒或溶酶体内的物质排出的现象，称为血小板释放。释放的物质主要有ADP、ATP、5-羟色胺、Ca^{2+} 等。许多血小板释放的物质能进一步促进血小板的活化、聚集，加速止血过程。能引起血小板聚集的因素，多数能引起血小板释放反应，而且血小板的黏附、聚集与释放几乎同时发生。

4. 收缩 血小板具有收缩能力，这与血小板中含有收缩蛋白有关。当血凝块中的血小板发生收缩时，可使血块回缩，有利于止血；若血小板数量减少或功能下降，可使血块回缩不良。

5. 吸附 血小板表面可吸附血浆中多种凝血因子，如凝血因子I、V、XI等。如果血管内皮破损，可随着血小板在破损局部的黏附和集聚，使局部凝血因子浓度升高，有利于血液凝固和生理止血。

（三）血小板的功能

1. 维持毛细血管内皮的完整性 血小板对毛细血管内皮细胞有营养、支持和维持毛细血管正常通透性的作用，从而使红细胞不易逸出；血小板能填补血管内皮脱落处的空隙，并融入毛细血管内皮细胞，从而维持毛细血管内皮的完整性。

2. 参与生理性止血　生理性止血是机体的重要保护机制之一。正常情况下，小血管受损出血，几分钟内会自行停止，这种现象称为生理性止血（hemostasis）。临床上，用采血针刺破耳垂或指尖，使血液自然流出，然后测定出血持续的时间，称为出血时间（bleedinng time），正常人不超过9分钟（模板法）。出血时间的长短可反映生理性止血功能的状态。生理性止血过程可分为三个阶段：血管收缩、血小板止血栓形成、血液凝固。

3. 促进血液凝固　激活的血小板可吸附凝血因子，还可释放纤维蛋白原等凝血因子，大大加速凝血过程，促进血液凝固。

PPT

第三节　血液凝固与纤维蛋白溶解

一、血液凝固

血液凝固（blood coagulation）是指血液由流动的液体状态变成不能流动的凝胶状态的过程。它是一系列复杂的酶促反应过程，需要多种凝血因子参与，其实质就是血浆中可溶性的纤维蛋白原转变为不溶性的纤维蛋白的过程。血液凝固后析出的淡黄色透明液体称为血清。由于在凝血过程中一些凝血因子被消耗，故血清与血浆的主要区别在于血清中缺乏纤维蛋白原和凝血过程中被消耗掉的一些凝血因子。

（一）凝血因子

血浆和组织中直接参与血液凝固的物质，称为凝血因子（coagulation factor）。目前，已知的凝血因子主要有14种，其中按国际命名法依据发现顺序以罗马数字编号的有12种，即凝血因子 I ～ X Ⅲ，简称 F I ～ FX Ⅲ（表3 - 2）。

表3 - 2　按国际命名法命名的凝血因子

凝血因子	同义名	凝血因子	同义名
I	纤维蛋白原	Ⅷ	抗血友病因子
Ⅱ	凝血酶原	Ⅸ	血浆凝血活酶
Ⅲ	组织因子（TF）	X	Stuart - Prower 因子
Ⅳ	钙离子（Ca^{2+}）	Ⅺ	血浆凝血活酶前质
V	前加速素易变因子	Ⅻ	接触因子
Ⅶ	前转变素稳定因子	XⅢ	纤维蛋白稳定因子

在这些凝血因子中，除FⅣ是 Ca^{2+} 外，其余的凝血因子都是蛋白质。通常在血液中，它们大多数是以无活性的酶原形式存在，必须通过激活后才具有酶的活性，这一过程称为凝血因子的激活。被激活后的凝血因子，习惯上在其右下角标"a"（activated）表示，如 F I 被激活为 F I a。除 FⅢ 存在于组织中外，其余的凝血因子均存在于新鲜血浆中，且多数在肝脏合成。FⅡ、FⅦ、FⅨ、FX 在合成时需要维生素 K 参与，它们又被称为维生素 K 依赖性凝血因子。若肝功能损害或维生素 K 缺乏，可引起这些凝血因子合成障碍，出现凝血功能障碍。

（二）凝血过程

凝血过程是由凝血因子按一定顺序相继激活而生成的凝血酶，最终使纤维蛋白原变为纤维蛋白的过程。凝血过程包括三个基本步骤：凝血酶原酶复合物的形成、凝血酶的激活、纤维蛋白的生成（图3 - 2）。

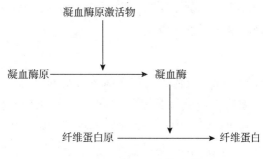

图 3-2 血液凝固的基本步骤

1. 凝血酶原酶复合物的形成 凝血酶原酶复合物是 $FX_a - FV_a - Ca^{2+}$ - 磷脂复合物，可通过内源性凝血和外源性凝血两条途径生成。

（1）内源性凝血途径 内源性凝血途径是指参与凝血的因子全部在血液中，启动因子是 $FXII$。当血管内皮损伤后，内皮下组织暴露，$FXII$ 结合到异物表面，激活为 $FXII_a$。$FXII_a$ 可激活 FXI 成为 FXI_a，从而启动内源性凝血途径。$FXII_a$ 还可激活前激肽释放酶为激肽释放酶，后者对 $FXII$ 的激活具有正反馈作用。

从 $FXII$ 结合于异物表面到 FXI_a 的形成过程称为表面激活。表面激活生成的 FXI_a 在 Ca^{2+} 作用下激活 FIX 成为 FIX_a，FIX_a 与 $FVIII$、Ca^{2+} 在活化的血小板提供的膜磷脂表面形成复合物，即内源性途径因子 X 酶复合物。此复合物能激活 FX 成为 FX_a。$FVIII$ 的参与，可使 FIX_a 激活 FX 的速度加快 20 万倍。$FVIII$ 和 FIX 的缺陷可引起血友病，出现严重的凝血障碍。

（2）外源性凝血途径 外源性凝血途径是指由血液之外的组织因子（tissue Factor，TF）暴露于血液而启动的凝血过程，又称组织因子途径。当组织损伤时，释放的组织因子与血浆中的 $FVII$、Ca^{2+} 结合形成复合物，即外源性途径因子激活因子 X 酶复合物。此复合物可激活 FX 成为 FX_a。

经上述两条途径所形成的 FX_a，在 Ca^{2+} 的存在下与 FV_a 在磷脂膜表面上组成 $FX_a - FV_a - Ca^{2+}$ - 磷脂复合物，即凝血酶原酶复合物，进而激活凝血酶原（图 3-3）。

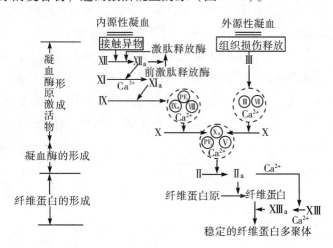

图 3-3 凝血过程示意图

2. 凝血酶的激活 在凝血酶原酶复合物的作用下，凝血酶原激活成凝血酶。

3. 纤维蛋白的生成 凝血酶形成后，使纤维蛋白原转变为纤维蛋白单体；并激活 $FXIII$ 成为 $FXIII_a$，在 Ca^{2+} 的作用下，$FXIII_a$ 使纤维蛋白单体聚合成不溶于水的纤维蛋白多聚体，并交织成网，将血细胞网罗其中形成血凝块，完成凝血过程。

临床上对血液凝固过程的检查，常选用凝血时间（clotting time，CT）测定。CT 是指将静脉血放入玻璃试管内，观察自采血开始至血液完全凝固所需的时间，正常人为 4 ~ 12 分钟。它与出血时间不同，临床上常通过测定凝血时间来判断凝血因子是否缺乏。

（三）抗凝与促凝

正常情况下，血管内的血液始终保持液体流动状态而不易发生凝固，即使当组织损伤发生生理性止血时，也只局限于受损部位。这表明血液凝固是多种因素共同作用的结果，包括：血管内皮的抗凝作用；血流速度快，循环血液的冲刷和稀释作用；体内生理性抗凝物质的作用等。正常的血管内皮作为一个屏障，可防止凝血因子、血小板与内皮下的成分接触，从而避免凝血系统的激活和血小板的活化。此外，血管内皮细胞还能合成分泌组织型纤溶酶原激活物，促进纤维蛋白溶解，保证血管的通畅。体内生理性抗凝物质可分为丝氨酸蛋白酶抑制物、蛋白质 C 系统和组织因子途径抑制物三类。血浆中丝氨酸蛋白酶抑制物主要有抗凝血酶，是最重要的抑制物，可灭活 60% ~ 70% 的凝血酶。在正常情况下，抗凝血酶Ⅲ的直接抗凝作用弱而慢，但它与肝素结合后，其抗凝作用可显著增加。生理情况下，血浆中几乎不含肝素。肝素具有强的抗凝作用，但在缺乏抗凝血酶的条件下，肝素的抗凝作用很弱，因此肝素主要通过增强抗凝血酶的活性而发挥间接抗凝作用。肝素已广泛应用于临床防治血栓形成。蛋白质 C 系统可灭活 $FⅧ_a$ 和 FV_a，从而抑制 FX 和凝血酶原的激活，有助于避免凝血过程向周围正常血管部位扩散。此外，血液凝固的多个环节中都需要 Ca^{2+} 的参与，故通常用枸橼酸钠等作为体外抗凝剂，可以与 Ca^{2+} 结合而去除血浆中的 Ca^{2+}，从而起到抗凝作用。维生素 K 拮抗剂可抑制等维生素 K 依赖性凝血因子的合成，因而也具有抗凝作用。

临床工作中除常常需要保持血液不发生凝固外，也需采取多种措施加速血液凝固。如外科手术时常用温热盐水纱布等进行压迫止血，这主要是因为纱布是异物，可激活因子Ⅻ和血小板；适当加温可增强凝血过程中一系列的酶促反应，以促使凝血反应加速。

二、纤维蛋白溶解

纤维蛋白及纤维蛋白原在纤溶酶的作用下，被分解液化的过程称为纤维蛋白溶解（fibrinolysis），简称纤溶。参与纤溶过程的物质构成纤溶系统，主要包括纤维蛋白溶解酶原（简称纤溶酶原）、纤溶酶、纤溶酶原激活物和纤溶抑制物。纤溶系统的作用是随时清除在生理性止血过程中产生的纤维蛋白凝块，防止永久性血栓形成，保持血流通畅。纤溶系统活动亢进，组织损伤后所形成的止血栓可因提前溶解而有重新出血的倾向；而纤溶系统活动低下，则不利于血管的再通，可加重血管栓塞。

纤溶过程包括纤溶酶原的激活和纤维蛋白的降解两个基本阶段（图 3 – 4）。

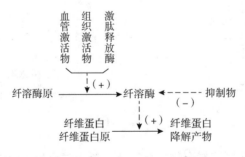

图 3 – 4　纤维蛋白溶解系统示意图

（一）纤溶酶原的激活

纤溶酶原主要由肝脏产生，在纤溶酶原激活物的作用下，激活形成纤溶酶。纤溶酶原激活物根据来源不同，主要有组织型纤溶酶原激活物（t – PA）和尿激酶型纤溶酶原激活物（u – PA）。t – PA 是血液中主要的内源性纤溶酶原激活物，大多数组织的血管内皮细胞均可合成。u-PA主要由肾小管、集合管上皮细胞产生，可促进结合于细胞表面的纤溶酶原的激活。

（二）纤维蛋白的降解

纤溶酶最敏感的底物是纤维蛋白和纤维蛋白原。在纤溶酶作用下，纤维蛋白和纤维蛋白原被分解成很多可溶性的小分子肽，称为纤维蛋白降解产物。纤维蛋白降解产物不能再凝固，其中部分肽还具有抗凝血的作用。

（三）纤溶抑制物

血液中的纤溶抑制物主要有两类：纤溶酶原激活物抑制物-1（PAI-1）和α_2-抗纤溶酶（α_2-AP）。纤溶酶原激活物抑制物-1主要有血管内皮细胞产生，可通过与纤溶酶原激活物t-PA和u-PA结合而使t-PA和u-PA失去活性；α_2-抗纤溶酶主要由肝产生，能与纤溶酶结合形成复合物而抑制纤溶酶的活性。

凝血与纤溶是既对立又统一的两个功能系统，二者之间保持动态平衡，使机体在出血时既能有效地止血，又可防止血栓形成，保持血管通畅。在血管内，若凝血作用大于纤溶，可发生血栓；若纤溶作用过强，就会造成出血倾向。

第四节 血量、血型与输血

PPT

一、血量

血量（blood volume）指人体全身血液的总量，是血浆量和血细胞量的总和。正常成年人的血量占体重的7%~8%，相当于每千克体重有70~80ml血液。其中大部分血液在心血管系统内快速循环流动，称循环血量；小部分滞留在肝、肺、脾、腹腔静脉及皮下静脉丛内，称贮存血量。

正常情况下，体内血量保持相对恒定。在应急状态（如剧烈运动、大失血、情绪紧张等）下，贮存血量可释放出来，补充循环血量，以适应机体的需要。血量的相对稳定，对于维持正常的血压、保证组织器官正常血液供应具有重要意义。如失血量不超过总血量的10%，通过神经体液调节加强心脏活动和血管收缩，使血管内血液充盈度没有显著改变，可无明显的临床症状。若机体失血达总血量的20%时，机体代偿功能不足，会出现血压下降、脉搏加快、眩晕甚至昏厥等一系列临床症状。若急性失血达总血量的30%或更多，将危及生命。故对于急性大出血的患者，应积极抢救以挽救生命。

二、血型

通常所说的血型（blood group）是指红细胞膜上特异性抗原的类型。自1901年发现第一个人类血型系统——ABO血型系统以来，至今已发现35个不同的红细胞血型系统，其中与临床关系最密切的是ABO血型系统和Rh血型系统。

（一）ABO血型系统

1. ABO血型系统的分型 在ABO血型系统中，根据红细胞膜上有无A抗原和B抗原可将血液分为四型（表3-3）：红细胞膜上只由A抗原的为A型；只有B抗原的为B型；由A、B两种抗原的为AB型；A抗原和B抗原均无的为O型。不同血型的人，血清中还存在不同抗体，但不会有与自身红细胞抗原相对应的抗体。A型血的血清中只含抗B抗体；B型血的血清中只含抗A抗体；AB型血的血清中，既无抗A抗体，也无抗B抗体；O型血的血清中同时含抗A和抗B两种抗体。

表3-3 ABO 血型系统的分型

血型	红细胞膜上的抗原	血清中的抗体
A 型	A	抗B
B 型	B	抗A
AB 型	A 和 B	无
O 型	无	抗A 和抗B

2. ABO 血型的遗传 血型是由遗传决定的。ABO 血型系统的遗传由 A、B、O 三个等位基因来控制，三个基因共组成有六种基因型，即 AA、AO、BB、BO、AB、OO。由于 A 基因和 B 基因是显性基因，O 基因是隐性基因，故 ABO 血型的表现型只有四种（表3-4）。血型相同的人，其遗传基因型不一定相同。比如表现型为 B 型血型的人，其遗传基因型可能为 BB 或 BO。正常人血型终身不变，根据血型的遗传规律，可以推知子女可能有的血型和不可能有的血型，也就可能从子女的血型来推断亲子关系。若父母双方都是 O 型，其子女必定是 O 型；若父母其中一方为 A 型，另一方为 B 型，则其子女中四种血型都可能出现。但必须注意的是，法医学上依据血型判断亲子关系时，只能作为否定的参考，而不能据此作出肯定的判断。

表3-4 ABO 血型的基因型和表现型

基因型	表现型
AA，AO	A
BB，BO	B
AB	AB
OO	O

3. ABO 血型的鉴定 常规 ABO 血型的定型包括正向定型和反向定型。正向定型是指用抗 A 与抗 B 抗体检测来检查红细胞上有无 A 抗原或 B 抗原；反向定型是指用已知血型的红细胞检测血清中有无抗 A 或抗 B 抗体。同时进行正向定型和反向定型以相互印证，才能肯定其血型类别。但新生儿血液中的抗体来自母体，故新生儿血型鉴定时只进行正向定型。

ABO 血型系统中还存在多个亚型，如 A 型中的 A_1 和 A_2 亚型。A_1 亚型的红细胞膜上含有 A 抗原和 A_1 抗原，其血清中只含抗 B 抗体；在 A_2 亚型的红细胞膜上只含有 A 抗原，其血清中含抗 A_1 和抗 B 两种抗体。由于 A_1 和 A_2 亚型的存在，AB 型血也可分为 A_1B 和 A_2B 两种亚型。虽然我国汉族人群中 A_2 型和 A_2B 型者很少，分别占 A 型和 AB 型人群的 1% 以下，但在临床输血时仍需注意。

（二）Rh 血型系统

1. Rh 血型的抗原与分型 Rh 血型系统是红细胞血型中最复杂的一个系统。人类红细胞膜上的 Rh 抗原主要有 D、E、C、c、e 五种，其中 D 抗原的抗原性最强，其临床意义最为重要。通常将红细胞上含有 D 抗原的，称为 Rh 阳性血型；不含 D 抗原的，称为 Rh 阴性血型。这一血型系统称为 Rh 血型系统。

2. Rh 血型系统的特点与分布 人类血清中不存在与抗 Rh 抗原的天然抗体，即 Rh 阳性和 Rh 阴性者都没有抗 Rh 抗体。但是当 Rh 阳性者输血给 Rh 阴性者后，可通过体液性免疫使 Rh 阴性者的血清中产生抗 Rh 抗体。我国汉族和大部分其他民族人口中，绝大多数为 Rh 阳性者，Rh 血型阴性者仅占 1% 左右。某些少数民族中，Rh 血型阴性者比例较大，如塔塔尔族约为 15.8%，苗族约为 12.3%，布依族和乌孜别克族约为 8.7%。因此，在少数民族地区工作的医护人员，对 Rh 血型应特别重视。

3. Rh 血型系统的临床意义 Rh 阴性受血者第一次接受 Rh 阳性血液后，由于体内没有天然的抗 Rh

抗体，一般不会发生明显的输血反应，但可使受血者产生获得性抗 Rh 抗体。如再次接受 Rh 阳性血液时，就会发生抗原-抗体反应而引起溶血。Rh 血型系统的抗体主要是 IgG，分子量较小，可透过胎盘。Rh 阴性的母亲若孕育了 Rh 阳性的胎儿，在妊娠期或分娩时，胎儿的红细胞进入母体血液循环，可刺激母体产生抗 Rh 抗体。由于 Rh 抗体出现缓慢，故第一胎多不发生新生儿溶血。但当再次孕育 Rh 阳性胎儿时，抗体可通过胎盘进入胎儿体内，引起新生儿溶血，严重时会导致胎儿死亡。若在 Rh 阴性母亲生育第一胎后，及时输注特异性抗 D 免疫球蛋白，中和进入母体的 D 抗原，可防止致敏 Rh 阴性母亲，预防第二次妊娠时新生儿溶血的发生。

三、输血

临床上输血已成为治疗某些疾病、保证手术得以顺利进行的重要手段。如果输血不当，在血管内可发生红细胞凝集和溶血反应，给患者造成严重的伤害，甚至危及生命。红细胞凝集是指若将血型不相容的两个人的血液滴加在玻片上并使之混合，则红细胞可凝集成簇的现象。在补体的作用下，可引起凝集的红细胞破裂，发生溶血。红细胞凝集的本质是抗原-抗体反应。红细胞膜上的抗原在凝集反应中称为凝集原，能与红细胞膜上的凝集原起反应的特异性抗体则称为凝集素。输血的根本原则是避免在输血过程中出现红细胞凝集反应。

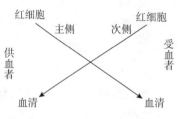

图 3-5 交叉配血试验示意图

首先，在输血前必须进行血型鉴定，保证供血者和受血者的 ABO 血型相合，即坚持同型输血。对于育龄妇女和需要反复输血的患者，还必须使供血者与受血者的 Rh 血型相合，特别是要注意 Rh 阴性受血者产生抗 Rh 抗体的情况。其次，输血前必须进行交叉配血试验（图 3-5）。把供血者的红细胞与受血者的血清作配合试验，观察是否发生凝集，称为交叉配血主侧，检测受血者体内是否存在针对供血者红细胞的抗体；再把受血者的红细胞与供血者的血清进行配合试验，观察是否发生凝集，称为交叉配血次侧，检测供血者体内是否存在针对受血者红细胞的抗体。如果主侧、次侧均无凝集反应，称为配血相合，可以进行输血；如果主侧凝集，称为配血不合，不能输血；如果主侧不凝集而次侧凝集，称为配血基本相合，只能在缺乏同型血源的紧急情况下缓慢、少量（＜200ml）输入配血基本相合的血液，并在输血过程中密切观察受血者的情况，如出现输血反应，应立即停止输血。

O 型血的红细胞上无 A、B 凝集原，输入到其他血型人的血液中，其红细胞不会被受血者血浆中的抗 A 和（或）抗 B 凝集素所凝集，故 O 型血的人曾被称为"万能供血者"。但 O 型血的血浆中含抗 A 和抗 B 凝集素，可与其他血型受血者的红细胞发生凝集反应，当输血量较多较快时，仍会发生凝集反应。同样，AB 型血的人也曾被称为"万能受血者"，认为他们可接受其他任何 ABO 血型的血液。"万能供血者"和"万能受血者"的说法都是不可取的，只有在病情危急必须输血，但又无法找到同型血源时，才考虑将 O 型血输给其他血型的受血者或 AB 型受血者接受其他血型的血液。

随着医学和科学技术的进步，输血疗法已发展出成分输血、自体输血等多种输血方式。成分输血是目前临床常用的输血类型，是将血液的各种成分，如血浆、红细胞、粒细胞、血小板，分别加以分离提纯，再通过静脉输注到患者体内的治疗方法。如血小板减少导致的出血性疾病，输全血很难达到提高血小板目的，大量输血又会因血容量的增加而增加心脏的负担，可根据疾病的情况输入浓缩的血小板悬液；大面积烧伤患者由于创面渗出致血浆大量流失，适宜输入血浆或血浆代用品。成分输血增强了治疗的针对性，疗效好，不良反应少，且节约了血源。自体输血是指采集患者自身的血液或血液成分，经保存和处理后，当患者手术或紧急情况需要时回输给患者的一种输血方式。自体输血可于手术前若干日定期反复采血储存以备手术之需，也可在手术过程中无菌收集出血经适当处理后回输给患者。自体输血方式的推广，不仅扩大了血源，还可以避免异体输血带来的不良反应和传染性疾病传播潜在风险。

答案解析

目标检测

一、单选题

1. 下列关于血细胞比容的叙述中，错误的是（　）
   - A. 是指血细胞在血液中所占容积百分比
   - B. 正常成年男性血细胞比容为 37% ~ 48%
   - C. 可反映血液中红细胞的相对浓度
   - D. 贫血患者血细胞比容减小
   - E. 严重脱水患者的血细胞比容增大

2. 全血的比重主要取决于（　）
   - A. 血浆蛋白含量
   - B. 渗透压的高低
   - C. 红细胞数量
   - D. 白细胞数量
   - E. 血小板数量

3. 叶酸和维生素 B_{12} 缺乏可引起（　）
   - A. 缺铁性贫血
   - B. 巨幼细胞贫血
   - C. 再生障碍性贫血
   - D. 溶血性贫血
   - E. 肾性贫血

4. 当机体发生过敏反应和寄生虫感染时，常伴有（　）增多
   - A. 中性粒细胞
   - B. 嗜碱性粒细胞
   - C. 嗜酸性粒细胞
   - D. 单核细胞
   - E. 淋巴细胞

5. 体重为 60kg 的正常人，其血量为（　）
   - A. 3.0 ~ 3.6L
   - B. 3.6 ~ 4.2L
   - C. 4.2 ~ 4.8L
   - D. 4.8 ~ 5.4L
   - E. 5.4 ~ 6.0L

6. 在 ABO 血型系统中，O 型血者的红细胞膜上（　）
   - A. 含有 A 抗原
   - B. 含有 B 抗原
   - C. 含有 A 抗原和 B 抗原
   - D. 无 A 抗原和 B 抗原
   - E. D 抗原

二、思考题

1. 简述血液的功能。
2. Rh 血型系统的特点和临床意义是什么？

（马　静）

书网融合……

本章小结

微课

题库

第四章　血液循环 ⊜ 微课1

◎· 学习目标

1. 通过本章学习，重点把握心率和心动周期；心泵血过程中心室压力、容积以及瓣膜的启闭和血流方向的变化；心输出量及其影响因素；心肌细胞的跨膜电位；心肌细胞的生理特性；正常心电图的波形及生理意义；各类血管的功能特征；动脉血压的形成及其影响因素；静脉血压与静脉回心血量；组织液的生成与回流及其影响因素；支配心和血管的神经；颈动脉窦和主动脉弓压力感受性反射；肾上腺素和去甲肾上腺素。

2. 学会运用所学知识，评估心的泵血功能；瓣膜的活动情况；心的电活动情况；组织液的变化，具有刻苦钻研的工匠精神，热爱劳动和岗位的品质。

≫ 情境导入

情境描述　患者，男，58 岁。反复心累 3 年。既往有高血压病史。脉搏 126 次/分，血压 106/76mmHg，心率 126 次/分，律齐，各瓣膜听诊区未闻及杂音。心电图示窦性心动过速，偶发室性早搏，ST – T 改变；心彩超显示射血分数 43%。

讨论　该患者各项检查是否正常，其含义是什么？

循环系统包括心血管系统和淋巴系统。心血管系统由心和血管组成，血管又分为动脉、毛细血管和静脉。血液在心血管系统中按一定方向周而复始地流动的过程，称为血液循环（blood circulation）。心是血液循环的动力器官，动脉将血液分配到全身组织和器官，在毛细血管进行组织细胞同血液之间的物质交换，静脉将血液收集回心。淋巴系统由淋巴管道、淋巴器官和淋巴组织组成，淋巴管里的淋巴液途经淋巴结最后归入静脉，故淋巴系统可以看作是静脉的辅助部分。

血液循环的主要功能是物质运输。运输营养物质和代谢产物，保证机体新陈代谢的正常进行；运输内分泌激素及其他生物活性物质，实现机体的体液调节。从而得以实现内环境的相对稳定和血液的防御与调节功能。血液循环一旦障碍，机体的新陈代谢将不能正常进行，一些重要器官将受到严重损害，甚至危及生命。研究证实，心血管系统还具有内分泌功能。

⚙ 素质提升

威廉·哈维（William Harvey）

威廉·哈维，英国 17 世纪著名的生理学家和医生。为了研究人体和动物体的生理功能，哈维解剖的各种动物超过 80 种。24 岁时，哈维在著名解剖学家法布里克斯指导下学习，在学习期间，哈维刻苦钻研，积极实践，被同学们誉为"小解剖家"。64 岁时，英国资产阶级革命爆发，他参加埃吉山战役，战斗打响后，他却从口袋里拿出一本书来仔细阅读，一颗炮弹在他附近爆炸，他挪动一下位置后又继续学习。哈维在晚年常受痛风病的折磨，时常用凉水浸脚以减轻疾病的痛苦，72 岁高龄时仍在兴致勃勃地从事研究工作。正是由于哈维这种孜孜不倦的探索精神，他首次以实验证明了血液循环途径，奠定了近代生理科学发展的基础。

PPT

第一节　心生理

心通过节律性的收缩和舒张实现对血液的驱动作用，称为心的泵血功能，是心的主要生理功能。心的节律性收缩和舒张是在心肌生理特性的基础上产生的，而心肌的各种生理特性又与心肌细胞的生物电现象密切相关。因此，本节主要从以下三个方面来阐明心的生理功能：心的泵血功能、心肌细胞的生物电现象和心肌的生理特性。

一、心的泵血功能

心通过节律性地收缩和舒张实现泵血功能。心收缩时，将血液射入动脉，并通过动脉系统将血液分配到全身各组织器官；心舒张时，则通过静脉系统将血液回流到心，为下一次射血做准备。心的泵血功能周而复始，并受多种因素影响。正常成年人安静时，心每分钟可泵出血液 5~6L。

（一）心动周期和心率

心房或心室每收缩和舒张一次所经历的时间，称为一个心动周期（cardiac cycle），即一次心跳。心动周期可以分为心房的心动周期和心室的心动周期，均由收缩期和舒张期组成，由于心室在心泵血活动中起主要作用，故心动周期通常是指心室的心动周期。

每分钟心跳的次数，称为心率（hear rate）。正常成年人在安静时心率为 60~100 次/分，平均 75 次/分。在临床上，成年人安静时心率超过 100 次/分，称为心动过速；低于 60 次/分，称为心动过缓。心率因年龄、性别和生理状况不同而异。新生儿心率可达 130 次/分，随着年龄增长而逐渐减慢，至青春期接近于成人。成年女性心率较男性稍快。经常进行体育锻炼或从事体力劳动者，心率较慢。同一个人，安静或睡眠时心率较慢，情绪激动或运动时心率较快。

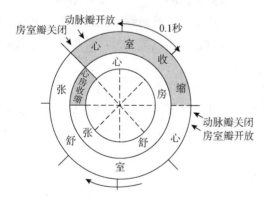

图 4 – 1　心动周期中心房和心室的活动

心动周期与心率呈反变关系，按平均心率 75 次/分计算，则一个心动周期为 0.8s。在一个心动周期中，两侧心房首先收缩，持续 0.1s，然后心房舒张，持续 0.7s（图 4 – 1）。心房进入舒张期时，心室开始收缩，持续 0.3s，随后进入舒张期，持续 0.5s。其中在心室舒张的前 0.4s，心房也处于舒张期，称全心舒张期。可见，无论是心房还是心室，舒张期均明显长于收缩期。当心率加快时，心动周期缩短；当心率减慢时，心动周期延长。心动周期的缩短和延长主要影响心舒期，心缩期虽然也有相应变化，但其变化幅度远远小于心舒期。心率过快或过慢均不利于心的泵血功能。

在一个心动周期中，左、右两个心房的活动是同步进行的，左、右两个心室的活动也是同步进行的。

（二）心的泵血过程

由于心室在心泵血活动中起主要作用，加之左、右心室的泵血过程相似，几乎同时进行，故常以左心室为例来说明心的泵血过程。

1. 心室收缩期　心室的收缩过程即心室收缩期（period of ventricular systole），可分为等容收缩期和射血期，而射血期又分为快速射血期和减慢射血期。

（1）等容收缩期　心室收缩之前，室内压低于房内压和主动脉压，此时房室瓣开放，主动脉瓣关闭。心室开始收缩后，室内压迅速增高，当室内压超过房内压时，心室内血液向心房反流，推动房室瓣使其关闭。此时，室内压仍低于主动脉压，主动脉瓣仍处于关闭状态，心室腔处于封闭状态，无血液进出心室，心室容积不变，故称为等容收缩期（period of isovolumic contraction），持续约0.05s（图4-2）。由于心室继续收缩，室内压急剧升高，室内压上升速率达到最大值。显然，如果心肌收缩力减弱，使室内压上升速率减慢，或主动脉压升高，使射血时间推迟，等容收缩期均将延长。

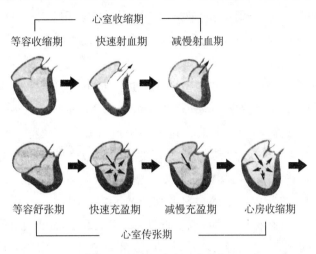

图4-2 心室泵血过程示意图

（2）心室射血期 心室继续收缩，室内压力进一步升高，当室内压超过主动脉压时，血液冲开主动脉瓣使其开放，这标志着等容收缩期结束，进入心室射血期（period of ventricular ejection）（图4-2）。心室射血期又可因射血速度的快慢而分为快速射血期和减慢射血期。

①快速射血期：在心室射血的早期，血液快速由心室射入主动脉，故称为快速射血期（period of rapid ejection），历时约0.1s。此期射出的血量占整个心缩期总射血量的2/3。此期室内压随着心室的强烈收缩而上升达最高值，心室容积随着血液的射出而明显减小（图4-3）。

②减慢射血期：在心室射血的后期，由于大量血液从心室射入主动脉，主动脉内血液量剧增，压力上升，同时，由于心室内血液减少，心室收缩强度减弱，导致射血速度减慢，射血量减少，称为减慢射血期（period of reduced ejection），历时约0.15s。在减慢射血期内，室内压已略低于主动脉压，但心室内的血液在惯性作用下，继续挤入主动脉。减慢射血期末，心室容积达到最小值（图4-3）。

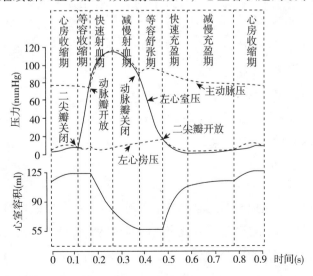

图4-3 心动周期中左心室内的压力、容积、瓣膜等的变化

2. 心室舒张期 心室舒张过程即心室舒张期（period of ventricular diastole），可分为等容舒张期和心室充盈期，心室充盈期又可分为快速充盈期、减慢充盈期，也包括心房收缩期在内。

（1）等容舒张期 减慢射血期末，心室开始舒张，室内压迅速下降，当室内压低于主动脉压时，主动脉内血液向心室反流，推动主动脉瓣迅速关闭；此时室内压仍然高于房内压，房室瓣仍处于关闭状态，心室再次形成密闭的腔。由于此期无血液进出心室，心室容积不变，故称为等容舒张期（period of isovolumic relaxation），历时 0.06~0.08s（图 4-2）。由于心室继续舒张，室内压迅速下降，室内压下降速率达到最大值。

（2）心室充盈期 心室继续舒张，左心室内压力进一步下降，当室内压低于房内压时，血液冲开房室瓣快速流入心室，进入心室充盈期（period of ventricular filling）。

①快速充盈期：在心室充盈早期，血液快速由心房流入心室，故称为快速充盈期（period of rapid filling），历时约 0.11s（图 4-2）。此期是心室充盈的主要阶段，进入心室的血液量约占心室总充盈量的 2/3。此时心房也处于舒张状态，心房内的血液向心室内快速流动，主要是由于心室舒张时，室内压下降形成的"抽吸"作用。静脉内的血液也经心房流入心室。因此，心室的舒张，不仅有利于心室的充盈，而且也有利于静脉内的血液向心房回流。此期室内压下降达最低值（图 4-3）。

②减慢充盈期：在心室充盈的后期，随着心室内血量的增多，心室与心房和大静脉间的压力差逐渐减小，血液流向心室的速度减慢，血液流量减少，称减慢充盈期（period of reduced filling）。静脉内的血液经心房缓缓流入心室，历时约 0.22s。

③心房收缩期：在心室舒张期的最后 0.1s，心房开始收缩，房内压上升，血液顺压力差挤入心室，使心室进一步充盈，称为心房收缩期（period of atrial systole）。使左心室充盈量再增加总量的 10%~30%，心室容积达到最大值（图 4-3）。心室充盈过程到此完成，并立即开始下一次心室收缩的过程。

综上所述，心室肌的收缩和舒张引起室内压的上升和下降，造成心房和心室之间、心室和主动脉之间压力梯度差的形成，血液顺压力差流动（减慢射血期依靠惯性），推动瓣膜开放、关闭，瓣膜的开闭又决定了血液只能是单向流动，即从心房流向心室，心室流向动脉（表 4-1）。可见，心动周期中心室肌的收缩与舒张是主要变化，它引起压力、瓣膜、血液和容积的改变，决定了心的充盈和射血的交替进行。

表 4-1 心动周期中心腔内压力、瓣膜、血流、容积等变化

分期	心房、心室、动脉压力	房室瓣	动脉瓣	血流方向	心室容积
等容收缩期	房内压<室内压<动脉	关	关	无血液流动	不变
快速射血期	房内压<室内压>动脉	关	开	心室→动脉	减小
减慢射血期	房内压<室内压<动脉	关	开	心室→动脉	减小
等容舒张期	房内压<室内压<动脉	关	关	无血液流动	不变
快速充盈期	房内压>室内压<动脉	开	关	心房→心室	增大
减慢充盈期	房内压>室内压<动脉	开	关	心房→心室	增大
心房收缩期	房内压>室内压<动脉	开	关	心房→心室	增大

心室通过收缩提供的动力可完成心的射血功能，实现全身组织器官的血液灌注，保证组织细胞功能活动的正常进行；心室通过舒张，得到足够血液充盈的同时，使自身也得到充分的休息和血液供应。临床上，如果心室收缩异常，不能正常射血，则心的泵血功能立即发生障碍，将危及生命。右心室收缩力量较弱，室内压只有左心室的 1/4~1/6，但因肺循环途径短，血流阻力较体循环小，肺动脉压也较低，因此两心室射血量几乎相等。

（三）心输出量

1. 每搏输出量和射血分数　一侧心室每次收缩射入动脉的血量，称为每搏输出量（stroke volume），简称搏出量，相当于心室舒张末期容积与收缩末期容积之差。正常成人静息状态下，左心室舒张末期的容积约为125ml，收缩末期容积约为55ml，搏出量约为70ml（60~80ml）。可见，心室在每次射血时，并未将心室内的血液全部射出。

搏出量占心室舒张末期容积的百分比，称为射血分数（ejection fraction，EF）。健康成年人的射血分数为55%~65%。在正常情况下，搏出量与心室舒张末期容积是相适应的，即当心室舒张末期容积增加时，搏出量也相应增加，故射血分数改变很少。在心室功能减退、心室异常扩大的情况下，虽然搏出量与正常人相比可能没有明显区别，但射血分数明显下降。因此，与搏出量相比，射血分数能更准确地反映心泵血功能，对早期发现心泵血功能异常具有重要意义。

2. 每分输出量和心指数　一侧心室每分钟射入动脉的血量称为每分输出量（cardiac output），也称心输出量，它等于搏出量与心率的乘积。左、右两侧心室的心输出量基本相等。正常成人安静状态下，搏出量为60~80ml，心率按75次/分计算，心输出量为4.5~6.0L/min，平均5.0L/min左右。心输出量与机体的新陈代谢水平相适应。成年女性比同体重男性心输出量约低10%，老年人的心输出量比青年人的略低。成年人重体力劳动或剧烈运动时，心输出量可高达25~35L/min，在麻醉情况下可降到2.5L/min左右。

心输出量是以个体为单位衡量的，身材不同的个体，维持正常新陈代谢所需的心输出量不同。所以用心输出量来衡量不同个体的心功能，显然是不全面的。资料显示，人体静息时的心输出量与体重不成正比，而与其体表面积（m^2）成正比关系。以单位体表面积（m^2）计算的心输出量，称为心指数（cardiac index）。

安静和空腹情况下测定的心指数称为静息心指数。我国成年人中等身材的体表面积为1.6^2~$1.7m^2$，安静和空腹情况下心输出量为4.5~6.0L/min，静息心指数为3.0~3.5L/（min·m^2）。心指数可以因年龄、代谢不同而异。一般静息心指数在10岁左右时最大，可达4L/（min·m^2）以上。以后随年龄增长逐渐下降，到80岁时，静息心指数降到接近于2L/（min·m^2）。运动、妊娠期、情绪激动和进食等情况下，心指数均有不同程度的增高。

由于心指数的测定并未考虑心室舒张末期容积的变化，因此在评价病理状态下心室的射血功能时，其价值不如射血分数。

（四）影响心输出量的因素

如前所述，心输出量等于搏出量乘以心率，因此凡能影响搏出量和心率的因素均可影响心输出量。

1. 搏出量　搏出量的多少取决于心室的前负荷、后负荷和心肌收缩能力。

（1）前负荷　心室肌的前负荷，是指心室肌收缩之前所遇到的负荷。因此，心室舒张末期的容积就是心室肌的前负荷，在实验中常用心室舒张末期压力来反映前负荷。心室舒张末期容积的大小主要取决于心室舒张末期充盈的血液量。心室舒张末期充盈量的多少决定了心室肌收缩前的长度，即初长度。

在动物实验中，逐渐改变心室舒张末期压力值，同时测算心室的每搏功，以心室舒张末期压力值为横坐标，心室每搏功为纵坐标，绘成的曲线，称为心室功能曲线（ventricular function curve）（图4-4）。从心室功能曲线上可以看出，左心室舒张末期压力在5mmHg~15mmHg范围时，增加心室舒张末期压力即前负荷（初长度），心肌收缩力增强，搏出量增多，每搏功增大。这种通过改变心肌初长度而引起心肌收缩力改变的调节，称为异长自身调节（heterometric autoregulation）。其机制在于粗、细肌丝之间相互重叠程度的变化。

当左心室舒张末期压力为 12 ~ 15mmHg 时，心室每搏功达到最大，此时前负荷称为最适前负荷，心室肌细胞的长度称为最适初长度。当心室舒张末期压力超过最适前负荷后，心室功能曲线逐渐平坦，但不出现明显的下降支。这是因为正常心室肌细胞具有较强的抗过度延伸的特性，肌节一般不会超过 2.25 ~ 2.30μm，如果强行将肌节拉伸至 2.60μm 或更长，心肌将会断裂。所以当心室肌长度达到最适初长度后心肌长度便不再随室内压增加而增加，心室每搏功也就不会随之而明显减小。只有在有些慢性心病患者，当心被过度扩张时，心室功能曲线可出现降支。

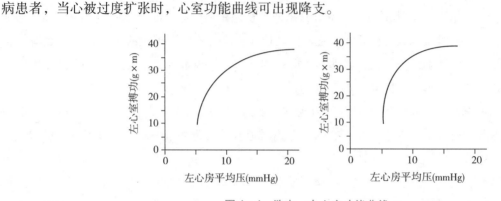

图 4 - 4　狗左、右心室功能曲线

正常人心室舒张末期的心房内压力与心室内压力几乎相等，实验中以心房平均压代替心室舒张末期压

心室舒张末期充盈量是静脉回心血量与射血后心室剩余血量二者之和。正常情况下，射血后心室内剩余血量基本不变，静脉回心血量的多少是决定心室舒张末期充盈量多少的主要因素。在一定范围内，静脉回心血量增多，心室舒张末期充盈量增多，心肌初长度增加，心室舒张末期压力（前负荷）增加，心肌收缩力增强，搏出量增加。反之，静脉回心血量减少，搏出量减少。

（2）后负荷　心室肌的后负荷，是指心室肌收缩时所遇到的负荷。心室收缩时，必须克服大动脉血压，冲开动脉瓣，才能将血液射入动脉内。因此，大动脉血压就是心室收缩时所遇到的后负荷。

在心肌前负荷、收缩能力和心率都不变的情况下，如果大动脉压升高即后负荷越大，心室为了克服大动脉血压，等容收缩期室内压峰值将增高，导致等容收缩期延长而射血时间缩短，则搏出量减少。但是，当大动脉血压突然增高而使搏出量减少时，必然会造成射血后心室内的剩余血量增多，如果此时静脉回心血量不变，将使心室舒张末期充盈量增多，心肌初长度增加，通过上述心肌异长自身调节的作用，心室肌收缩力增强，使搏出量恢复到原有水平。

因此，在整体条件下，正常人主动脉压在 80 ~ 170mmHg 范围内变动时，心输出量一般并不发生明显的改变。但若大动脉压持续保持在较高水平，心室肌因长期加强收缩活动，久而久之心肌将逐渐发生肥厚，最终导致泵血功能的减退。如在高血压病引起心病变时，可先后出现左心室肥厚、扩张以致左心衰竭。当动脉血压降低时，若其他条件不变，则心输出量将增加。可见，动脉血压降低，有利于心室射血。因此对后负荷增大引起的心力衰竭患者，临床上用舒血管药物降低后负荷以提高心输出量，改善患者的心功能。

（3）心肌收缩能力　前负荷和后负荷是影响心泵血功能的外在因素。心肌收缩能力是指心肌细胞不依赖于前、后负荷而能改变收缩强度和速度的一种内在特性。在完整的心室，心肌收缩能力增强，在相同的前负荷（初长度）条件下，每搏功增加，心泵血功能增强。这种通过改变心肌收缩能力而影响心泵血功能的调节，称为等长调节（homometric regulation）。

兴奋－收缩耦联过程中活化的横桥数量和 ATP 酶的活性，是影响心肌收缩能力的主要因素。在一定初长度下，活化的横桥增多，心肌细胞的收缩能力增强，搏出量即增大；反之，则减少。活化的横桥数目取决于心肌细胞兴奋时胞质内 Ca^{2+} 的浓度和（或）肌钙蛋白对 Ca^{2+} 的亲和力。运动时，交感神经活动增强，肾上腺素和去甲肾上腺素分泌增多，使细胞质内 Ca^{2+} 浓度升高，从而使心肌收缩能力增强，每搏输出量增多；安静状态下，迷走神经活动增强时，则引起相反效应。

2. 心率　心输出量是搏出量与心率的乘积，在一定范围内，心率加快，心输出量增加。如果心率过快，超过 180 次/分，则心动周期缩短，尤以心室舒张期缩短明显，使心室内血液充盈量不足，搏出量和心输出量反而降低。反之，若心率太慢，低于 40 次/分，将使心室舒张期过长，但心室充盈有一定限度，再延长心室舒张时间也不能相应增加心室充盈量和搏出量，反而因为心率过低而导致心输出量减少。可见，心率最适宜时，心输出量最大；心率过快或过慢，心输出量都会减少。

心率受自主神经的控制，交感神经活动增强时，心率增快；迷走神经活动增强时，心率减慢。影响心率的体液因素主要有循环血液中的肾上腺素和去甲肾上腺素，以及甲状腺激素。此外，心率受体温的影响，体温每升高 1℃，心率将增加 12～18 次/分。这些改变心率的因素，都会导致心输出量的改变。

（五）心音

心动周期中，由心肌的收缩与舒张、瓣膜的开闭、血流撞击心室壁和大动脉管壁等因素引起的机械振动，经周围组织传到胸壁，可用听诊器在胸壁表面某些部位听到，此声音称为心音（heart sound）。若将这些机械振动通过换能器转换成电信号并记录下来，便得到心音图。

正常人在一次心动周期中可产生四个心音，即第一、第二、第三和第四心音。通常用听诊器只能听到第一和第二心音，在某些青年人和健康儿童可听到第三心音，第四心音在心音图上可能出现。

1. 第一心音　第一心音发生在心室收缩期，标志着心室收缩的开始。在心尖搏动处即第五肋间左锁骨中线内侧（二尖瓣听诊区）听得最清楚。其特点是音调较低，持续时间较长，0.12～0.14s。它的产生与心室肌收缩房室瓣关闭，心室射血冲击主动脉根部等原因引起的振动有关。其中房室瓣关闭的振动是第一心音产生的主要原因。第一心音的强弱可反映心室肌的收缩强弱和房室瓣的功能状态。心室收缩能力越强，第一心音越响。

2. 第二心音　第二心音发生在心室舒张期，标志着心室舒张的开始。在第二肋间胸骨的左、右缘（肺动脉瓣听诊区、主动脉瓣听诊区）听得最清楚。其特点是音调较高，持续时间较短，0.08～0.10s。它的产生与心室舒张动脉瓣关闭，以及血液返回冲击动脉根部引起振动有关。其中动脉瓣关闭的振动是第二心音产生的主要原因。第二心音的强弱可反映动脉血压高低和动脉瓣的功能状态。

第一心音开始至第二心音开始之间的间隔为心室收缩期。第二心音开始与后一心动周期的第一心音开始之间的间隔则为心室舒张期。

3. 第三心音　在某些青年人和健康儿童，偶尔可听到第三心音。第三心音发生在心室快速充盈期末。可能是由于心室从快速充盈转入减慢充盈，血流速度突然变慢，引起心室壁和瓣膜振动而产生，亦称舒张早期音。特点是音调低、时间短。

4. 第四心音　第四心音出现在心室舒张的晚期，是心房收缩血液进入心室引起振动而产生，故又称心房音。正常心房收缩时一般不产生声音。但异常强烈的心房收缩和左心室顺应性下降时，可产生第四心音。

听取心音可了解心率及心律、心肌收缩能力、瓣膜的功能状态等是否正常。瓣膜关闭不全或狭窄时，均可使血液产生涡流而发生杂音。因此，心音听诊在某些心疾病的诊断中有重要意义。

二、心肌细胞的生物电现象 ⓔ 微课2

如前所述，心的泵血功能是通过心肌不停的节律性收缩和舒张来实现的，而心这种节律性的收缩和舒张与心肌细胞的生物电活动密切相关。

（一）心肌细胞的分类

根据心肌细胞的生物电特点可以将心肌细胞分为不同的类型。

1. 工作细胞和自律细胞 根据心肌细胞的组织学和电生理学特点，可以将心肌细胞分为工作细胞和自律细胞。①工作细胞（cardiac working cell）：为普通的心肌细胞，包括心房肌和心室肌。这类细胞主要执行收缩功能，故称工作细胞。又因无自律性（见后），故称非自律细胞。②自律细胞（autorhythmic cell）：为特殊分化的心肌细胞，包括窦房结P细胞、房室交界、房室束（又称希氏束）、左右束支和浦肯野细胞，它们共同构成心的特殊传导系统。这类细胞在没有外来刺激的条件下，会自动产生节律性兴奋，故称自律细胞。几乎没有收缩功能，主要功能是产生和传播兴奋，控制心的节律性活动。

2. 快反应细胞和慢反应细胞 根据心肌细胞动作电位去极化速率的快慢，又可将心肌细胞分为快反应细胞和慢反应细胞。心肌细胞膜上有钠通道和钙通道，钙通道激活和失活的速度比钠通道慢。主要由钠通道激活而产生动作电位的细胞，称快反应细胞（fast response cell），包括心房肌、心室肌、房室束和浦肯野细胞。主要由钙通道激活而产生动作电位的细胞，称慢反应细胞（slow response cell），包括窦房结P细胞和房室交界。

（二）心肌细胞的跨膜电位及其形成机制

心肌细胞的跨膜电位和神经纤维、骨骼肌细胞跨膜电位的形成机制相似，也是由跨膜离子流形成。但心肌细胞跨膜电位有显著特点，其波形和离子流机制要复杂得多。不同类型心肌细胞的跨膜电位也不完全相同（图4－5）。

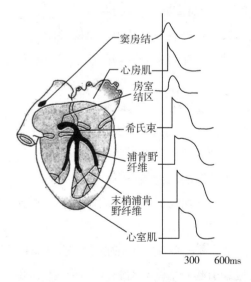

窦房结
心房肌
房室结区
希氏束
浦肯野纤维
末梢浦肯野纤维
心室肌

300　600ms

图4－5　心脏各部分心肌细胞的跨膜电位

1. 工作细胞的跨膜电位及其形成机制 工作细胞的生物电与神经纤维及骨骼肌细胞相似，分为安静时的静息电位及受到有效刺激时产生的动作电位。现以心室肌细胞为例来说明工作细胞的跨膜电位及其形成机制。

（1）静息电位　心室肌细胞的静息电位约为 －90mV。其形成机制与神经纤维和骨骼肌细胞相似，主要是由细胞内的 K^+ 顺电化学梯度向细胞外扩散形成的 K^+ 的平衡电位（图4－6）。因此，凡能降低细胞膜对 K^+ 通透性或降低膜内外 K^+ 浓度差的因素，都可降低心室肌静息电位。

（2）动作电位　心室肌细胞的动作电位与神经纤维和骨骼肌细胞有明显不同。神经纤维和骨骼肌细胞的动作电位时程短，去极化和复极化的速度几乎相等，动作电位的升支和降支基本对称，呈尖锋状。心室肌细胞的动作电位复极过程比较复杂，持续时间很长，动作电位的升支和降支很不对称。一般可将心室肌细胞的动作电位分为0、1、2、3、4等五期（图4－6）。

①0期（去极化期）：心室肌细胞兴奋时，膜内电位由静息时的 －90mV，迅速升高到 ＋30mV，即膜两侧由原来的极化状态迅速转变为反极化状态，形成动作电位的上升支，即0期。该期的特点是：去极化速度快；持续时间短，仅1～2ms；去极化幅度大，约达120mV。

其产生机制与神经纤维和骨骼肌细胞相似，由细胞外的 Na^+ 顺电化学梯度向细胞内扩散形成的 Na^+

的平衡电位（图4-6）。心室肌细胞受到有效刺激时，首先引起心肌细胞膜上的 Na^+ 通道部分开放，少量 Na^+ 内流，使膜局部去极化。当去极化达到阈电位（-70mV）时，大量的 Na^+ 通道被激活，Na^+ 顺浓度梯度和电位梯度快速大量内流，膜内电位迅速上升到 +30mV，达到 Na^+ 的平衡电位。Na^+ 通道激活快，失活也快，为快通道，可被河豚毒（TTX）选择性阻断。

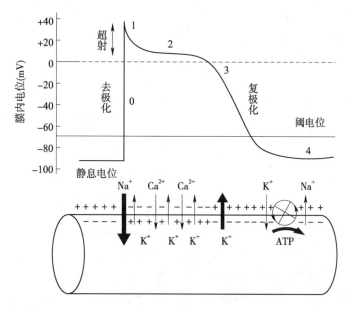

图4-6 心室肌细胞动作电位及其离子转运示意图

②1期（快速复极初期）：0期后，膜电位由 +30mV 快速下降到 0mV 左右，形成1期。此期历时约10ms，与0期形成锋电位。此期 Na^+ 通道已经关闭，Na^+ 停止内流，主要是膜上的 K^+ 通道被激活，K^+ 快速外流所致。

③2期（缓慢复极期）：当复极化使膜电位达到 0mV 左右时，复极化过程变得非常缓慢，基本停止于 0mV 水平持续一段时间，形成2期，又称平台期（plateau）。这是心室肌细胞动作电位持续时间较长的主要原因，也是心室肌细胞动作电位区别于神经纤维与骨骼肌细胞的主要特征。此期持续 100～150ms。2期是方向相反的两种离子流共同形成的。复极化后，K^+ 通道开放，K^+ 的外流随时间而逐渐增强。心室肌细胞膜上有一种电压依赖性的 Ca^{2+} 通道，当细胞膜去极化到 -40mV 时，Ca^{2+} 通道打开，Ca^{2+} 顺其浓度和电位梯度由膜外向膜内扩散。在2期，这种缓慢持久的 Ca^{2+} 内流与 K^+ 外流相互抵消，使膜电位保持在 0mV 附近（图4-7）。Ca^{2+} 通道激活、失活及再复活过程均较缓慢，为慢通道。Ca^{2+} 通道可被维拉帕米（异搏定）和 Mn^{2+} 所阻断。

④3期（快速复极末期）：膜内电位由 0mV 左右较快地下降到 -90mV，完成复极化过程，形成3期，持续 100～150ms。该期内 Ca^{2+} 通道已经失活，Ca^{2+} 内流终止。而 K^+ 通道的开放随时间而递增，K^+ 较快地外流，致使细胞内电位迅速下降。

⑤4期（静息期）：在3期后，膜电位基本上稳定于静息电位水平，故又称静息期。但由于在形成动作电位过程中，细胞内外原有的离子分布有所改变，激活了膜上的 Na^+-K^+ 泵，将内流的 Na^+ 泵出，同时摄回外流的 K^+；并通过膜上 Na^+-Ca^{2+} 交换机制，将内流的 Ca^{2+} 排出细胞；此外，少量 Ca^{2+} 泵也可主动排出 Ca^{2+}。这样，细胞内外离子分布恢复至静息时的水平，为心肌细胞的再度兴奋做好准备。

心房肌细胞的静息电位较低，约 -80mV。心房肌细胞的动作电位与心室肌细胞很相似，但心房肌细胞无明显的2期，复极化较快，故动作电位持续时间较短，仅历时 150～200ms（图4-7）。

2. 自律细胞的跨膜电位及其形成机制 如前所述，工作细胞在未受到刺激时不会产生动作电位，4

期膜电位稳定。而自律性细胞动作电位在 3 期复极末达到的最大电位值称为最大复极电位（maximal repolarization potential），此后的 4 期膜电位并不稳定于这一水平，而是立即开始自动去极化，当去极化达阈电位时可引起细胞产生一个新的动作电位，这种现象周而复始，动作电位就不断发生。因此，自律细胞与工作细胞的最大区别在于 4 期自动去极化（phase 4 spontaneous depolarization）。不同类型的自律细胞 4 期自动去极化的速度和机制不尽相同（图 4 – 7）。

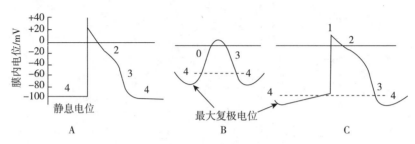

图 4 – 7　心房肌、窦房结和浦肯野细胞的动作电位

A. 心房肌　B. 窦房结　C. 浦肯野细胞

（1）浦肯野细胞的动作电位　浦肯野细胞属于快反应自律细胞，最大复极电位约为 – 90mV，其动作电位的 0、1、2、3 期的形态及产生机制与心室肌细胞相似（图 4 – 7），不同之处在于它的 4 期自动去极化，但其自动去极化的速度较窦房结 P 细胞慢，约 0.02V/s（见后）。

浦肯野细胞 4 期自动去极化的离子基础是，外向 K^+ 电流的进行性减弱，而内向 Na^+ 电流的逐渐增强，造成 4 期净内向离子电流，导致自动去极化。这里 Na^+ 流经的通道称为 I_f 通道，不同于快 Na^+ 通道，I_f 通道是逐渐激活，快 Na^+ 通道呈爆发性激活。

（2）窦房结 P 细胞的动作电位　窦房结 P 细胞属于慢反应自律细胞，其动作电位的形态与心室肌细胞明显不同，主要特征如下：①无明显的复极化 1 期和 2 期，仅表现为 0、3、4 三个时期；②动作电位 0 期去极化速度较慢、振幅较小，0 期去极化结束时，膜内电位仅上升到 0mV 左右，无明显的极化反转；③ 3 期最大复极电位和阈电位的绝对值较小，分别为 – 70mV 和 – 40mV；④ 4 期自动去极化的速度较快，约 0.1V/s。

窦房结 P 细胞动作电位的形成机制：① 0 期主要是由 Ca^{2+} 的内流引起的。当膜电位由最大复极电位自动去极化达阈电位水平时，膜上的 Ca^{2+} 通道激活，Ca^{2+} 较缓慢地内流，导致 0 期去极化，由于 Ca^{2+} 通道是慢通道，因此，0 期去极化的速度较慢；②随后 Ca^{2+} 通道失活，Ca^{2+} 内流逐渐减少，而 K^+ 通道被激活，K^+ 外流逐渐增加，膜电位便逐渐复极化形成 3 期。③窦房结 P 细胞 4 期自动去极化，目前认为与 3 种离子流有关，即 K^+ 外流的进行性衰减，Na^+ 内流的进行性增加以及 Ca^{2+} 通道开放，Ca^{2+} 内流（图 4 – 7）。其中衰减性 K^+ 外流是最重要的。

房室交界细胞的动作电位形成机制和窦房结 P 细胞相似，但 4 期自动去极化速度较窦房结慢。

三、心肌的生理特性

心肌的生理特性包括自动节律性、传导性、兴奋性和收缩性。其中自律性、兴奋性、传导性是以生物电活动为基础的，属于电生理特性，它们反映了心兴奋的产生和传播。收缩性是以心肌细胞内的收缩蛋白的功能活动为基础的，属于机械特性，它反映了心的泵血功能。心肌组织的这些生理特性共同决定着心的机械活动。这些特性在不同心肌细胞表现程度不一样，如窦房结的自律性最高；浦肯野纤维对兴奋的传导速度最快；心室肌的收缩能力最强。

（一）自动节律性

组织或细胞在没有外来刺激的作用下，具有自动产生节律性兴奋的能力或特性，称为自动节律性，简称自律性（autorhythmicity）。单位时间（每分钟）内能够自动发生兴奋的次数是衡量自律性高低的指标，单位时间内能够自动发生兴奋的次数越多自律性越高，反之越低。心的自律性来源于心特殊传导系统的自律细胞，包括窦房结、房室交界、房室束及其分支、浦肯野纤维。正常情况下，窦房结的自律性最高，约为 100 次/分；房室交界和房室束分别为 50 次/分和 40 次/分；浦肯野细胞自律性最低，约为 25 次/分。

1. 心的正常起搏点和潜在起搏点 在生理情况下，心的活动是由自律性最高的组织产生兴奋而控制的。正常情况下窦房结的自律性最高，所以窦房结是心活动的正常起搏点（normal pacemaker）。由窦房结起搏而形成的心跳节律称为窦性心律（sinus rhythm）。其他自律组织在正常情况下因自律性较低，自身的节律性并不表现出来，仅起传导兴奋的作用，故称为潜在起搏点（latent pacemaker）。异常情况下，当潜在起搏点的自律性升高、窦房结的自律性降低或兴奋传导阻滞时，潜在起搏点就可取代窦房结成为异位起搏点（ectopic pacemaker）。由异位起搏点起搏而形成的心跳节律称为异位心律（ectopic pacemaker），其中心跳起源于房室交界区的称为交界性心律，起源于房室束及其束支和浦肯野纤维等室内传导系统的，则称为室性心律。

2. 影响自律性的因素 心肌细胞的自律性是通过 4 期自动去极化使膜电位从最大复极电位达到阈电位所引起的。所以 4 期自动去极化速度、最大复极电位和阈电位水平均是影响自律性的因素，其中以 4 期自动去极速率为主要因素。

（1）4 期自动去极化的速度 在其他条件不变的情况下，4 期自动去极化速度越快，从最大复极电位到阈电位所需的时间越短，单位时间内产生兴奋的次数越多，自律性就越高。反之，自律性降低（图 4 - 8）。例如，交感神经兴奋，其末梢释放的去甲肾上腺素，可提高窦房结 P 细胞膜对 Na^+、Ca^{2+} 的通透性，使 4 期中 Na^+、Ca^{2+} 内流增多，自动去极化速度加快，自律性增高，使心率增快。

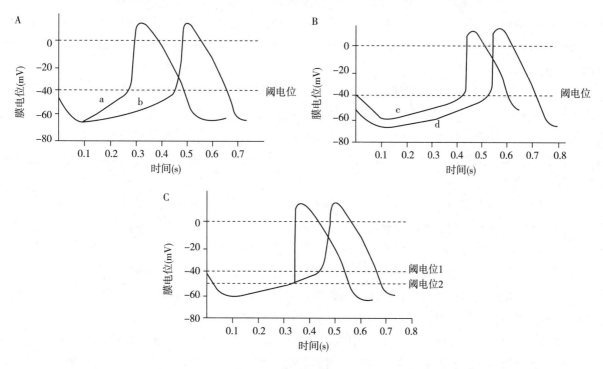

图 4 - 8 影响自律性的因素

A. 自动去极化速度对自律性的影响；B. 最大复极电位对自律性的影响；

C. 阈电位水平对自律性的影响

（2）最大复极电位水平 在 4 期自动去极化速度和阈电位水平不变的情况下，最大复极电位的数值越大，与阈电位的距离就越远，自动去极化达阈电位的时间越长，因而自律性降低；反之自律性增高（图4-8）。如迷走神经兴奋，末梢释放的递质乙酰胆碱，可提高窦房结P细胞膜对K^+的通透性，使3期复极化中K^+外流增多，最大复极电位增大，自律性降低，心率减慢。

（3）阈电位水平　如4期自动去极化的速度和最大复极电位不变，阈电位下移，最大复极电位与阈电位之间的差距减小，去极化达到阈电位所需的时间缩短，自律性增高；反之，则自律性降低（图4-8）。细胞外液Ca^{2+}浓度升高时，阈电位水平上移，自律性降低。一般条件下，阈电位变化不大。

（二）兴奋性

心肌与骨骼肌一样，具有对刺激发生反应的能力，即兴奋性。在一次兴奋过程中，心肌细胞的兴奋性不是一成不变的，它发生着周期性的变化。现以心室肌为例说明其兴奋性的周期性变化。

1. 心肌细胞兴奋性的周期性变化　心肌细胞兴奋是以离子通道能够被激活为前提的。心肌细胞每发生一次兴奋，膜上的离子通道经历了备用、激活、失活的变化过程，从而导致其兴奋性出现周期性的变化。心肌细胞在一次兴奋过程中，根据其兴奋性的变化分为有效不应期、相对不应期和超常期（图4-9）。

（1）有效不应期　在心肌细胞发生一次兴奋过程中，从0期去极化开始到复极化膜电位达到-55mV这一段时间内，无论给予多么强大的刺激，都不能产生去极化，表明此期兴奋性已降低为零，这段时间称为绝对不应期（absolute refractory period，ARP）。此期心肌细胞兴奋性的暂时缺失是由于Na^+通道处于完全失活的状态所致。

从复极化-55~-60mV这一段时间内，给予足够强大的刺激，可引起心肌细胞局部去极化（局部兴奋），但仍不会产生新的动作电位，表明此期心肌兴奋性极低，这一时段称为局部反应期（local response period）。此期只有少量的Na^+通道复活到备用状态，给予足够强大的刺激可以引起Na^+通道开放，少量Na^+内流，产生局部兴奋，但不足以达到阈电位，不能引起新的动作电位。

因绝对不应期与局部反应期，心肌细胞均不能接受刺激产生新的动作电位，故合称为有效不应期（effective refractory period，ERP）。

（2）相对不应期　在有效不应期之后，膜电位从复极化-60~-80mV的时间内，给予阈刺激，心肌仍不能产生新的动作电位，须给予阈上刺激才可以使心肌细胞膜产生新的动作电位，说明此期兴奋性低于正常，这段时间称为相对不应期（relative refractory period，RRP）。此期已有相当数量的Na^+通道复活到备用状态，但在阈刺激下激活的Na^+通道数量仍不足以使膜去极化达到阈电位，只有给予阈上刺激才能引起新的动作电位。

（3）超常期　从复极化-80~-90mV的时间内，给予一个阈下刺激即能引起新的动作电位，表明兴奋性高于正常，这段时间称为超常期（supranormal period，SNP）。此期Na^+通道已大部分恢复到备用状态，且膜电位与阈电位之间的距离小于正常，因而细胞兴奋性高于正常。

在相对不应期和超常期，由于膜电位数值低于静息电位，Na^+通道开发的数量和速率均低于静息电位水平，故新产生的动作电位去极化的速度和幅度也都低于正常，兴奋的传导速度也比较慢。心肌细胞复极化完毕，膜电位恢复至静息水平，细胞的兴奋性也恢复到正常状态。

2. 影响心肌细胞兴奋性的因素　心肌细胞兴奋的产生是由于心肌细胞受到刺激，在静息电位的基础上，离子通道激活开放，使膜0期去极化达到阈电位水平产生动作电位。故影响心肌细胞兴奋性的因素包括静息电位水平、阈电位水平及引起0期去极化的离子通道状态。

（1）静息电位或最大复极电位水平　在阈电位不变的条件下，静息电位增大，则它与阈电位的距离加大，引起兴奋所需的阈值增大，故兴奋性降低；反之，静息电位减小，使之与阈电位的距离缩短，引起兴奋所需的阈值减小，兴奋性升高。但若静息电位过低，则可由于部分Na^+通道失活而使阈电位水平上移，其兴奋性反而降低。例如，当细胞外 K^+ 浓度轻度升高时，心肌细胞兴奋性升高；而当细胞外 K^+ 浓度明显升高时，心肌细胞兴奋性反而降低。

（2）阈电位水平　若静息电位不变，阈电位减小，与静息电位间的差距增大，所需要的阈值增大，则兴奋性降低；阈电位增大，与静息电位间的差距减小，所需要的阈值减小，则兴奋性增高。如低 Ca^{2+} 时阈电位降低，导致兴奋性升高。一般情况下阈电位变化较少。

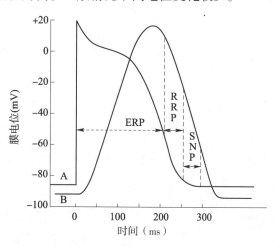

图 4-9　心室肌细胞的动作电位、机械收缩曲线与兴奋性变化的关系
A. 动作电位；B. 机械收缩曲线

（3）引起 0 期去极化的离子通道状态　如前所述，引起心肌细胞动作电位 0 期去极化的离子通道都有备用、激活、失活三种状态。以心室肌细胞为例，当膜电位在静息电位 -90mV 时，膜上 Na^+ 通道全部处于备用状态，在此状态下，心肌细胞受到阈刺激使细胞膜去极化达阈电位，引起 Na^+ 通道大量激活开放，Na^+ 内流而发生 0 期去极化，细胞兴奋性正常。随后 Na^+ 通道迅速失活而关闭，Na^+ 停止内流，处于失活状态的 Na^+ 通道，任何强度的刺激均不能使之再次激活开放，此时细胞的兴奋性暂时丧失。当膜电位恢复到 -55mV 时，少量 Na^+ 通道由失活状态转为备用状态，且随着膜电位的恢复，转为备用状态的 Na^+ 通道数量逐渐增多，当膜电位恢复到静息电位水平时，Na^+ 通道又全部处于备用状态，细胞兴奋性也恢复到正常。由此可见，细胞膜上 Na^+ 通道是否处于备用状态是心肌细胞是否具有兴奋性的前提，Na^+ 通道处于不同的状态是上述心肌细胞兴奋性发生周期性变化的内在机制。

3. 期前收缩和代偿性间歇　正常情况下，窦房结每次产生的兴奋，经心内传导系统传到心房肌和心室肌，并引起其收缩，整个心按照窦房结发出的兴奋节律进行活动。如果在有效不应期之后，下一次窦房结的兴奋到达之前，心室受到一次阈值或阈值以上的人工或病理性的额外刺激，则导致心室肌提前产生一次兴奋，称为期前兴奋（premature excitation）。由期前兴奋所引起的收缩称为期前收缩（premature systole），又称早搏。期前兴奋也有自己的有效不应期，如果紧接在期前兴奋后的一次窦房结兴奋传到心室时，正好落在心室期前兴奋的有效不应期内，将不能引起心室的兴奋和收缩，即出现一次兴奋和收缩的"脱失"，必须等到再下一次窦房结的兴奋传来时才能引起心室的兴奋和收缩。这样，在一次期前收缩之后往往会出现一段较长的心室舒张期，称为代偿间歇（compensatory pause）（图 4-10），然后恢复窦性节律。但在窦性心律较慢时，紧接在期

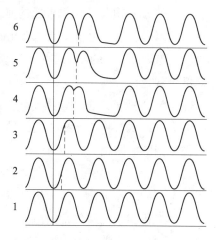

图 4-10　期前收缩和代偿性间歇
1~3 表示刺激落在有效不应期内；
4~6 表示刺激落在相对不应期内

前兴奋后的窦房结兴奋，也可落在期前兴奋的有效不应期后，在这种情况下，代偿间歇将不会出现。

正常人可因情绪激动，过度疲劳，过量烟、酒、茶等原因引起偶发性期前收缩，因持续时间短，对血液循环影响不大。但病理情况下的"频发早搏"可造成严重的心律紊乱，甚至危及生命。

（三）传导性

心肌细胞具有传导兴奋的能力或特性，称为传导性（conductivity）。心肌细胞传导性的高低可用兴奋的传播速度来衡量。

1. 兴奋在心内的传导途径 正常情况下，窦房结的兴奋通过心房肌直接传至右心房和左心房，引起两心房的兴奋和收缩。心房中还有一些小的肌束传导速度较快，组成"优势传导通路"，可将兴奋快速传至房室交界，再经房室束，左、右束支，浦肯野纤维传至左、右心室，引起两侧心室肌兴奋（图4–11）。

$$窦房结 \rightarrow 心房肌 \xrightarrow{\text{优势传导通路}} 房室交界 \rightarrow 房室束 \rightarrow 左、右束支 \rightarrow 浦肯野纤维 \rightarrow 心室肌$$

图 4 –11　兴奋在心内的传导途径示意图

心不同部位的兴奋传导速度存在差异：一般心房肌的传导速度约 0.4m/s；心房"优势传导通路"为 1.0~1.2m/s；房室交界仅为 0.02m/s，传导速度最慢；浦肯野纤维传导速度最快，达 2~4m/s；心室肌约 1m/s。房室交界是窦房结的兴奋从心房传向心室的唯一通路，且此处兴奋传导速度最慢，因此兴奋经过房室交界将出现一个时间延搁（约 0.1s），称为"房室延搁"（atrioventricular delay），之后才能传向心室。房室延搁具有重要的生理和病理意义，它保证了心室的收缩发生在心房收缩完毕之后，有利于心室的充盈和射血；但也使得房室交界成为传导阻滞的好发部位。

2. 影响传导性的因素 心肌传导性受心肌细胞结构和生理两方面因素的影响。结构因素相对固定，生理因素变动较大，是影响心肌传导性的主要因素。其中生理因素包括动作电位 0 期去极化的速度和幅度，以及邻近未兴奋部位膜的兴奋性。

（1）心肌细胞结构　心肌细胞的直径是决定传导性的主要结构因素。动作电位（兴奋）的传导是通过局部电流实现的，细胞直径越大，细胞内电阻越小，局部电流越大，传导速度越快；反之亦然。心房肌、心室肌、浦肯野细胞的直径都较大，所以传导速度很快。此外，细胞间缝隙连接方式构成了细胞间的低电阻通道，缝隙连接通道数量越多，传导性越好。

（2）动作电位 0 期去极化的速度和幅度　动作电位 0 期去极化的速度和幅度是影响心肌传导速度最重要的因素。动作电位 0 期去极化的速度越快，兴奋和未兴奋部位之间电流形成越快，故兴奋传导速度越快；0 期去极化的幅度越大，兴奋和未兴奋部位之间的电位差越大，形成的局部电流越强，兴奋传导速度也就越快。反之，则传导速度减慢。

（3）邻近未兴奋部位膜的兴奋性　兴奋的传导是细胞膜依次发生兴奋的过程，因此未兴奋部位膜的兴奋性高低必将影响兴奋的传导。当邻近未兴奋部位静息电位（在自律细胞为最大复极电位）与阈电位之间的差距增大，兴奋性降低时，产生动作电位所需的时间延长，则传导速度减慢；反之，则传导加快。此外，如果邻近未兴奋部位膜电位过低，使膜中的 Na^+ 通道处于失活状态，则传来的兴奋不能使之产生新的动作电位，传导将受阻于此。

在上述因素出现异常的情况下，起源于窦房结的兴奋不能正常向全心传播，可能在某一部位发生停滞，称为传导阻滞。最常见的阻滞部位是房室交界区，称为房室传导阻滞。

（四）收缩性

心肌的收缩原理与骨骼肌基本相同，即先产生动作电位，然后通过兴奋 – 收缩耦联，引起肌丝滑行，从而使整个肌细胞收缩。但心肌细胞的结构和电生理特性与骨骼肌不完全相同，故其收缩有其自身的特点。

1. 同步收缩　心房或心室肌细胞间通过缝隙连接电阻很小，兴奋可以在细胞间迅速传播，引起所有心房或心室肌细胞几乎同步兴奋和收缩，并且由于房室交界是唯一连接心房和心室的结构，且传导速度很慢，因此，左、右心房与左、右心室分别构成一个功能合胞体。心肌一旦兴奋，左、右心房几乎同步收缩，然后左、右心室发生同步收缩。这种同步收缩有利于心产生强大的射血能力。

2. 不发生强直收缩　心肌细胞的有效不应期特别长，几乎占据整个收缩期和舒张早期（图 4 - 9），即心肌从收缩开始到舒张早期之间，不能再次接受刺激产生兴奋和收缩。只有在收缩完毕开始舒张以后，兴奋性进入相对不应期或超常期时，才可能再次接受刺激发生兴奋和收缩，使得心肌在每次收缩之后必定跟随一个舒张期（图 4 - 10）。因此，心肌不能像骨骼肌那样产生强直性收缩，而始终保持收缩与舒张交替进行，这有利于心的充盈和泵血功能。

3. 对细胞外液 Ca^{2+} 的依赖性　Ca^{2+} 是兴奋 - 收缩耦联的耦联因子，而心肌细胞肌质网的终池不发达，容积较小，Ca^{2+} 贮量少，故其兴奋 - 收缩耦联过程高度依赖于细胞外 Ca^{2+} 的内流。心肌兴奋时，细胞外 Ca^{2+}（10% ~20%）经肌膜和横管膜中的 Ca^{2+} 通道流入胞质（心室肌动作电位 2 期 Ca^{2+} 内流），触发肌质网释放大量 Ca^{2+}（80% ~90%）而使胞质 Ca^{2+} 浓度升高引起心肌收缩。当心肌舒张时，肌质网上的钙泵将 Ca^{2+} 逆浓度差泵回肌质网（80% ~90%），肌膜将 Ca^{2+} 排出胞外（10% ~20%），使胞质中 Ca^{2+} 浓度下降，心肌细胞得以舒张。

在一定范围内，细胞外液的 Ca^{2+} 浓度升高，兴奋时内流的 Ca^{2+} 增多，心肌收缩增强；反之，细胞外液的 Ca^{2+} 浓度降低，则收缩减弱。因缺氧、代谢障碍等因素使钙通道受抑制时，Ca^{2+} 内流显著减少，心可兴奋（产生动作电位），却不发生收缩，这一现象称为兴奋 - 收缩脱耦联。因此，临床上，心电图不能作为检查心跳停止与否的直接依据。

四、体表心电图

在正常人体，每一个心动周期中，由窦房结发出的兴奋，沿心内兴奋的传导途径，依次传向心房和心室，引起整个心的兴奋。心各部分在兴奋过程中出现的生物电变化，可通过心周围的导电组织和体液传到体表。如果将测量电极置于体表的一定部位，即可将这种电变化用心电图机记录在特殊的记录纸上，便成为心电图（electrocardiogram，ECG）。心电图反映的生物电活动，并不是单个心肌细胞的膜电位变化，而是整个心兴奋的发生、传导和恢复过程中电变化的综合。

将测量心电图的电极置于人体不同部位，或改变记录电极的连接方式，即导联，就能记录到不同的心电图波形。但用不同导联记录到的心电图都包含一个 P 波、一个 QRS 波群和一个 T 波，有时在 T 波后还可出现一个小的 U 波。国际通用的心电图导联，共有三类 12 个，包括三个标准肢体导联（Ⅰ、Ⅱ、Ⅲ），三个加压单极肢导联（aVR、aVL、aVF）及六个单极胸导联（V_1、V_2、V_3、V_4、V_5、V_6）。以下主要以标准Ⅱ导联心电图为例，介绍心电图各波和间期的形态和意义（图 4 - 12）。

1. P 波　在心电图上最早出现的一个小而圆钝的波。它反映左、右心房去极化过程的电位变化，起点标志心房兴奋的开始，终点表示左、右心房已全部兴奋。历时 0.08 ~0.11s，波幅不超过 0.25mV。当心房肥厚时，P 波时间和波幅超过正常。

2. QRS 波群　简称 QRS 波，继 P 波之后，出现的一个尖锐的波群。典型的 QRS 波群，包括三个紧密相连的电位波动：第一个向下的波为 Q 波，其后是高而尖峭的向上的 R 波，最后是向下的 S 波。但在不同导联中，这三个波不一定都出现。QRS 波群反映左、右心室去极化过程的电位变化，起点标志心室兴奋的开始，终点表示左、右心室已全部兴奋。正常 QRS 波群历时 0.06 ~0.10s，代表心室肌兴奋扩布所需的时间，各波波幅在不同导联中变化较大。在心室肥厚或心室内兴奋传导异常时，QRS 波群将发生改变。

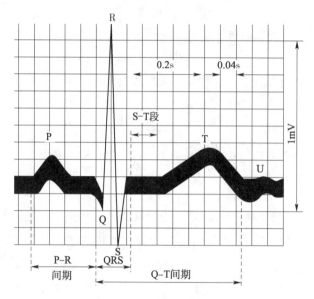

图 4 – 12　正常人体心电图模式图

3. T 波　QRS 波群后的一个持续时间较长、波幅较低的波。它反映心室复极化过程的电位变化。历时 0.05 ~ 0.25s，波幅一般为 0.1 ~ 0.8mV，在 R 波较高的导联中，T 波不应低于 R 波的 1/10。T 波的方向与 QRS 复合波的主波方向相同。如果出现 T 波低平、双向或倒置，则称为 T 波改变，主要反映心肌缺血。

4. U 波　在 T 波后 0.02 ~ 0.04s 可能出现的一个低而宽的波。历时 0.1 ~ 0.3s，波幅一般小于 0.05mV，方向一般与 T 波一致。U 波的意义和成因尚不十分清楚。

5. P – R 间期（或 P – Q 间期）　是指从 P 波起点到 QRS 波起点之间的时间，代表窦房结产生的兴奋经由心房、房室交界和房室束到达心室，并引起心室开始兴奋所需要的时间，故也称房室传导时间。P – R 间期正常一般为 0.12 ~ 0.20s。在房室传导阻滞时，P – R 间期延长。

6. Q – T 间期　是指从 QRS 波起点到 T 波终点之间的时间，代表心室从开始去极化到完全复极化总共所需要的时间。正常成人一般为 0.36 ~ 0.44s。Q – T 间期的长短与心率成反变关系，心率越快，Q – T 间期越短。

7. ST 段　是指从 QRS 波结点到 T 波起点之间的时间。由于 ST 段代表心室各部分细胞均处于去极化状态（相当于动作电位的平台期），各部分之间电位差很小，因此正常时 ST 段与基线平齐，常描记为一段直线。ST 段的异常压低或抬高表示心肌缺血或损伤。

第二节　血管生理

PPT

　　血管包括动脉、毛细血管和静脉，它们与心一起构成心血管系统。血液由心房进入心室，再从心室到动脉，经毛细血管、静脉，回流到心房，如此反复循环。毛细血管中部分血液经毛细血管壁滤过到组织间隙形成组织液，其中部分组织液进入淋巴管形成淋巴液最终回流到静脉。本节主要介绍血管的生理功能，也简要介绍组织液和淋巴液。

一、各类血管的功能特点

各类血管管壁的组织结构各具特点，动脉和静脉管壁从内向外依次为内膜、中膜和外膜。其中内膜主要由内皮细胞构成；中膜主要由血管平滑肌、弹性纤维和胶原纤维组成，其组成成分的比例和厚度可因血管种类的不同而异（图 4-13）。毛细血管仅由一层内皮细胞构成，外包被一薄层基膜。血管按照组织学结构可分为大动脉、中动脉、小动脉、微动脉、毛细血管、微静脉、小静脉、中静脉和大静脉。由于各类血管的组织结构不尽相同造成了其生理功能的差异，按其生理功能的不同将血管分为以下几类。

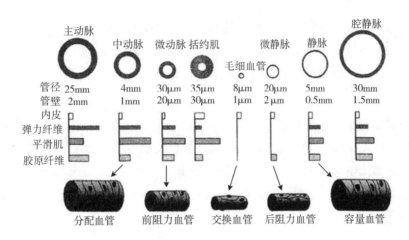

图 4-13　各类血管基本组织比例及功能示意图

（一）弹性贮器血管

弹性贮器血管是指主动脉、肺动脉主干及其发出的最大分支。其管壁厚，中膜含有丰富的弹性纤维（图 4-13），具有良好的弹性和可扩张性。当心室收缩时，射入的血液使大动脉扩张，一部分血液可以暂时储存下来；心室舒张时，扩张的大动脉发生弹性回缩，将储存的血液继续推向外周。

（二）分配血管

分配血管是指从弹性贮器血管以后到小动脉前的中动脉。中膜平滑肌丰富（图 4-13），具有较好的收缩性。中动脉不断发出分支将血液输送到各器官、组织，故称为分配血管。

（三）毛细血管前阻力血管

毛细血管前阻力血管包括小动脉和微动脉，其管径较小，分别为 0.3~1mm 和 0.3mm 以下，对血流的阻力较大，尤其是微动脉管壁富含平滑肌，通过平滑肌舒缩活动可使血管管径发生明显的变化，从而改变血流的阻力，进而影响血管所在组织器官的血流量，故称为毛细血管前阻力血管。

（四）交换血管

交换血管是指毛细血管，其分布广泛，相互连通，形成毛细血管网。毛细血管管径小，管壁薄，管壁仅由一层内皮细胞组成，外包绕一薄层基膜，通透性很高，是血液和组织液进行物质交换的场所，故称毛细血管。

（五）毛细血管后阻力血管

毛细血管后阻力血管是指微静脉，其管径较小，可对血流产生一定的阻力，但其阻力仅占血管系统总阻力的一小部分。

（六）容量血管

容量血管即为静脉，与同级动脉相比，静脉数量多、管壁薄、管径大、可扩张性大，故其容量大。在安静状态下，静脉系统可容纳60%~70%的循环血量，故把这类血管称为容量血管。

（七）短路血管

短路血管是指血管床中小动脉和小静脉之间的直接吻合支。它们主要分布在手指、足趾、耳廓等处的皮肤中，当短路血管开放时，小动脉内的血液可不经毛细血管直接进入小静脉，参与体温的调节。

二、血流动力学

血流动力学是指血液在心血管系统中流动的力学，是流体力学的一个分支。由于血液中含有血细胞和胶体物质等多种成分，故不是理想液体；而且血管是较复杂的弹性管道，也不是刚性管道，因此血流动力学既具有一般流体力学的共性，又具备其自身的特点。

（一）血流量

单位时间内流经血管某一截面的血量称为血流量，也称容积速度，其单位为 ml/min 或 L/min。可通过下式计算得出：$Q = \Delta P / R$。对于某个器官来说，其血流量取决于灌注该器官的动脉压和静脉压之差（ΔP）和该器官内的血流阻力（R）。正常情况下，静脉压很低，所以，影响器官血流量的主要因素是动脉血压和血流阻力。在不同功能状态下，灌注各器官的动脉血压的值相差并不大，故血流阻力是器官内血流量的决定因素。

（二）血流方式

血液在血管内流动的方式有层流和湍流两种（图4-14）。层流时，血液中每个质点的流动方向一致，与血管的长轴平行，但各质点的流速不相同，管道轴心处流速最快，越靠近管壁流速越慢。也就是说液体的流动具有层次，造成这种速度差异的原因，是由于液体分子之间及液体分子与管壁之间的磨擦力。

在正常情况下，人体的血液流动方式以层流为主。然而当血流速度过快、血管管径过大、或血液黏度过低时，层流即被破坏而产生漩涡，称为湍流或涡流。此时，血液中每个质点的流动方向不再一致。

在生理情况下，心室腔和主动脉内的血流方式是湍流，其余血管系统中的血流方式为层流。但在病理情况下，如房室瓣、主动脉瓣狭窄以及动脉导管未闭时，均可因湍流形成杂音。

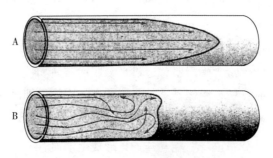

图4-14　层流与湍流示意图

A. 血管中的层流；B. 血管中的湍流

图中箭头方向表示血流的方向，箭头长度表示流速

（三）血流阻力

血液流经血管时所遇到的阻力，称为血流阻力。血流阻力主要由血液与血管壁以及血液内部分子间的相互摩擦而产生。摩擦需要消耗能量，血液在血管内流动时能量逐渐被消耗，故压力逐渐降低（图

4-15），涡流比层流消耗的能量多。血流阻力可通过下式计算得出：

$$R = 8\eta L / \pi r^4$$

由该式可知，血流阻力（R）与血管的长度（L）和血液的黏滞度（η）成正比，与血管半径的 4 次方（r^4）成反比。由于在同一血管床内，血管长度和血液黏滞度在一段时间内变化不大，因此血流阻力主要取决于血管的半径，可见产生阻力的主要部位是微动脉。

把血流阻力的公式代入 $Q = \Delta P/R$，则得下式即泊肃叶定律（Poiseuilli law）：

$$Q = \pi \Delta P r^4 / 8\eta L$$

由该式可知单位时间内的血流量与血管两端的压力差（ΔP）、血管半径的 4 次方（r^4）成正比，而与血管的长度（L）、黏滞度（η）成反比。所以血流量的多少主要取决于血管的直径。机体对循环血流量的调节，就是通过控制各器官阻力血管的半径来调节各器官之间血流分配的。

（四）血压

血压（blood pressure，BP）是血管内流动的血液对单位面积血管壁的侧压力。按照国际标准计量单位规定，其单位是帕（Pa）或千帕（kPa），习惯上常以毫米汞柱（mmHg）表示，1mmHg = 0.133kPa。血压分为动脉血压、毛细血管血压和静脉血压，通常所说的血压是指动脉血压。如前所述，血液从左心室射出流经外周血管时，不断克服血流阻力，血压逐渐降低，所以动脉血压＞毛细血管血压＞静脉血压（图 4 - 15），这个压力差是推动血液流动的基本动力。因大静脉压和心房压较低，常以厘米水柱（cmH₂O）为单位，1cmH₂O = 0.098kPa。

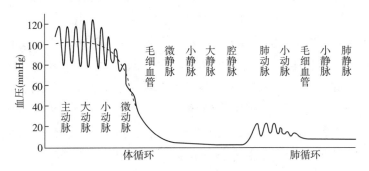

图 4 - 15　正常人平卧位时不同血管血压示意图

三、动脉血压与动脉脉搏

（一）动脉血压

动脉血压（arterial blood pressure）是指血液对单位面积动脉管壁的侧压力，一般是指大动脉血压，由于在大动脉与中动脉内测得的压力变化很小，故在生理研究和临床实践中，通常用肱动脉血压来代表动脉血压。

1. 动脉血压的形成

（1）动脉血压形成的机制　在一个心动周期中，心室收缩，克服阻力，将 60～80ml 血液射入主动脉。由于外周阻力的存在，射出的血液仅有约 1/3 流向外周，其余约 2/3 则暂时贮存于主动脉和大动脉内。贮存血液携带的动能使主动脉和大动脉扩张（图 4 - 16），使血压上升，同时动能转化为势能贮存于扩张的管壁内。在射血中期，主动脉和大动脉内容积被扩张到最大，血压上升达最高值。心室收缩期，动脉血压升高达到的最高值，称为收缩压（systolic pressure）。

当心室进入舒张期，被扩张的主动脉和大动脉管壁发生弹性回缩，贮存的势能转化为血流的动能，推动血液继续流向外周。随着动脉管壁的回缩，其容积逐渐减小，在下一个心动周期心室射血前，其容积达最小，血压下降至最低。心室舒张期，动脉血压下降达到的最低值，称舒张压（diastolic pressure）。

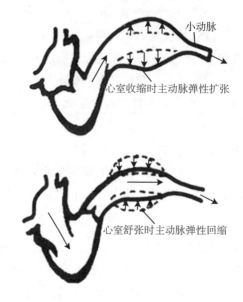

小动脉

心室收缩时主动脉弹性扩张

心室舒张时主动脉弹性回缩

图 4-16　主动脉管壁弹性对动脉血压的影响

收缩压与舒张压之差，称脉搏压（pulse pressure），简称脉压。在一个心动周期中动脉血压的平均值，称平均动脉血压（mean arterial pressure），心动周期中心舒期较长，因此平均动脉血压低于收缩压和舒张压两个数值的平均值，更接近于舒张压，约等于舒张压加 1/3 脉压。

（2）动脉血压形成的条件　心血管系统有足够的血液充盈是动脉血压形成的前提条件。若循环血量不足，血液对血管壁就没有侧压力，血压的形成就无从谈起。循环系统中血液的充盈程度可用循环系统平均充盈压（mean circulatory filling pressure）来表示。在动物实验中，用电刺激造成心室颤动，使心暂停射血，总血量均匀分布于心血管系统中，此时循环系统中各处所测得的压力相等，这一压力数值称为循环系统平均充盈压，动物约 7.0mmHg，人的循环系统平均充盈压接近于这个数值。

由前可见，心射血是动脉血压形成的必要条件。心射血提供能量，推动血液进入血管，这些能量，一部分克服阻力以动能形式推动血液流动；另一部分以弹性势能的形式使主动脉扩张而储存起来，当心舒张时，主动脉管壁弹性回缩，再将这部分势能转变为动能，推动血液继续向前流动。由于心的射血是间断的，因而心动周期中动脉血压发生着周期性的变化。外周阻力主要是指小动脉和微动脉对血流的阻力，如果没有外周阻力，那么在心室收缩时射入大动脉的血液将全部迅速地流向外周，心室所释放的能量将全部表现为血液的动能，而不对动脉血管壁产生侧压，即不形成动脉血压。

主动脉和大动脉的弹性储器作用对减小动脉血压在心动周期中的波动幅度具有重要意义。心收缩射血时，主动脉和大动脉被扩张，使收缩压不会升得太高。心舒张时，扩张的主动脉和大动脉发生弹性回缩，使舒张压不会过度降低。此外，依靠主动脉和大动脉的弹性回缩作用，可以推动心收缩期暂时贮存在主动脉和大动脉的血液继续流向前方，使间断的心室射血变成连续的血液流动。

2. 动脉血压的正常值　在安静状态下，我国健康年轻人收缩压为 100~120mmHg，舒张压为 60~80mmHg，脉压为 30~40mmHg，平均动脉压为 100mmHg。目前我国采用国际上统一标准，在安静状态下，收缩压持续 ≥140mmHg 和（或）舒张压持续 ≥90mmHg 称为高血压；如果收缩压 <90mmHg 和（或）舒张压 <60mmHg 称为低血压。血压过低或过高对健康均有害。

动脉血压存在个体、年龄和性别差异。随着年龄的增长，血压呈逐渐升高的趋势，且收缩压升高比舒张压升高更为显著。女性的血压在更年期前略低于同龄男性，而更年期后与同龄男性基本相同，甚至略高。通常情况下，正常人双侧上臂的动脉血压也存在左高右低的特点，甚至差异可达 5~10mmHg。此外，正常人还存在昼夜波动的节律，在凌晨 2：00~3：00 最低，上午 6：00~10：00 及下午 4：00~8：00 各有一个高峰。从晚上 8：00 起呈缓慢下降趋势，这种现象在老年人和高血压患者中更为显著。

3. 影响动脉血压的因素　动脉血压的形成与心的射血、外周阻力、大动脉管壁的弹性以及心血管系统血液充盈量等因素有关。凡能影响动脉血压形成的因素，如搏出量、心率、外周阻力、大动脉的弹性以及循环血量与血管容量，都能影响动脉血压。在生理情况下，动脉血压的变化是多种因素综合作用的结果。为了便于理解和讨论，下面单独分析某一影响因素时，都假定其他因素不变（表 4-2）。

表 4-2　影响动脉血压的各个因素对动脉血压的影响

影响因素	变化情况	收缩压	舒张压	脉压
搏出量	增多	显著升高	升高	增大
心率	加快	升高	显著升高	减小
外周阻力	增大	升高	显著升高	减小
大动脉管壁的弹性	降低	升高	降低	增大
循环血量与血管容量比值	减小	显著降低	降低	减小

（1）搏出量　搏出量增多，心收缩期射入动脉的血量增多，管壁所承受的侧压力增大，收缩压明显升高。收缩压升高使近心大血管与外周血管的压力差增大，血流速度加快，流向外周的血量增多，在心舒张末期存留在大动脉内的血量增加并不多，故舒张压升高不如收缩压明显，脉压增大。反之，当搏出量减少时，收缩压的降低比舒张压更为显著，故脉压减小。可见，在一般情况下，收缩压的高低主要反映搏出量的多少。

（2）心率　心率加快，心舒张期较心缩期明显缩短，由大动脉流向外周的血液减少，留在大动脉内的血量增多，舒张压明显升高。由于心舒张末期存留在大动脉内的血量增多，在搏出量不变的情况下，心缩期大动脉血量增多，收缩压也相应增高，但由于血压升高使近心大血管与外周血管的压力差增大，血流速度加快，流向外周的血量增多，在心收缩期存留在大动脉内的血量增加并不多，故收缩压升高不如舒张压明显，脉压减小。反之，心率减慢，舒张压的降低较收缩压明显，脉压增大。

（3）外周阻力　外周阻力增大，心舒张期血液流向外周的速度减慢，大动脉内存留血量增多，舒张压明显升高。心收缩期，由于动脉血压升高使血流速度加快，动脉内增多的血量相对较少，因而收缩压升高不如舒张压明显，故脉压减小。相反，当外周阻力减小时，舒张压的降低较收缩压明显，脉压增大。可见，一般情况下，舒张压的高低主要反映外周阻力的大小。临床上常见的原发性高血压病多是由于小动脉、微动脉弹性降低、管腔变窄使外周阻力增大所致，故以舒张压升高为主。

（4）大动脉管壁的弹性贮器作用　如前所述，大动脉管壁的弹性贮器作用能缓冲血压的波动，使收缩压不会升得太高，舒张压不会过度降低。随着年龄的增长，大动脉管壁的弹性纤维逐渐减少，弹性贮器作用减弱，使收缩压升高而舒张压降低，脉压增大。但老年人多伴有小动脉和微动脉硬化，外周阻力增大，舒张压也随着年龄的增长而升高，故收缩压和舒张压都升高，只是收缩压比舒张压升高更明显。

（5）循环血量与血管容量　正常情况下，循环血量与血管容量相匹配，从而保持血管内有足够的血液充盈，这是形成动脉血压的前提条件。如果发生大失血，循环血量减少，而血管容量不变，则引起动脉血压下降，应及时给患者输血、输液以补充循环血量。相反，细菌毒素的作用或药物过敏使外周血管广泛扩张，血管容量增大，若循环血量不变，则血管充盈度降低，血压急剧下降，此时应使用血管收缩药物，血管容量变小，血压回升。

（二）动脉脉搏

在每个心动周期中，动脉内的压力和容积发生周期性的变化，进而导致动脉血管壁产生周期性扩大与缩小的搏动，称为动脉脉搏（arterial pulse），简称脉搏。脉搏用手指即能在浅表动脉所在的皮肤表面触摸到或用脉搏描记仪记录到，桡动脉是临床上最常用来感触脉搏的部位。

左心室收缩时将血液快速射入主动脉，主动脉内压力急剧上升，管壁向外扩张；左心室舒张时，主动脉内压力降低，管壁回缩。主动脉的这种搏动即脉搏，可沿动脉管壁向末梢血管传播。脉搏波的传播速度远比血流速度快。几乎在每次心跳的同时，桡动脉部位即可触到这次心跳所引起的脉搏。动脉管壁的弹性越大，脉搏波的传播速度就越慢。主动脉弹性最大，脉搏波传播最慢，3～5m/s。大动脉的传播速度为7～10m/s，到小动脉可加快至15～39m/s，由于小动脉、微动脉对血液阻力很大，故在微动脉后段脉搏波大大减弱，到毛细血管基本消失。老年人血管弹性降低，脉搏波的传播速度较青年人快。

四、微循环

微循环（microcirculation）是指微动脉与微静脉之间的血液循环。

（一）微循环的血流通路

微循环结构包括微动脉、后微动脉、毛细血管前括约肌、真毛细血管（即通称的毛细血管）、通血毛细血管、动-静脉吻合支和微静脉等（图4-17）。机体组织器官的结构和功能不同，微循环的组成也不同。根据微循环的组成，可将微循环分为三条通路（表4-3）。

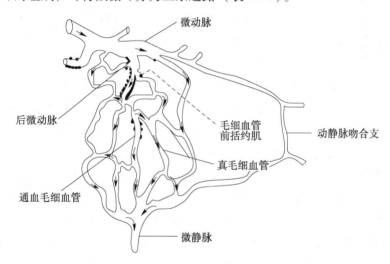

图 4 - 17　微循环组成模式图

表 4 - 3　三条微循环血流通路的血流特点和生理意义

血流通路	主要结构	主要分布	生理意义	开放情况
迂回通路	真毛细血管	广泛	物质交换的主要场所	交替开放
直捷通路	通血毛细血管	骨骼肌	保证血液迅速回流	经常开放
动-静脉短路	动-静脉吻合支	皮肤	调节体温	经常关闭

1. 迂回通路（circuitous channel）　是指血液由微动脉，经后微动脉、毛细血管前括约肌、真毛细血管网进入微静脉的通路。真毛细血管数量多，分布广，穿行于组织细胞之间，交织成网，迂回曲折，血流速度非常缓慢，故而得名。加之其管壁薄，有较大的通透性，因而是血液和组织液间进行物质交换的主要场所，又称"营养通路"。真毛细血管是交替开放的，安静状态下，同一时间内约有20%的真毛细血管处于开放状态。真毛细血管开放的多少取决于所在器官、组织的代谢水平。

2. 直捷通路（thoroughfare channel）　是指血液由微动脉，经后微动脉、通血毛细血管进入微静脉的通路。此通路多见于骨骼肌。由于通血毛细血管是后微动脉的直接延续，压力大，加之血管较短、直、粗，无平滑肌，故阻力较小，血流速度较快，因此该通路的主要功能是使一部分血液快速进入静脉，以保证静脉回心血量，进行物质交换的功能较小。直捷通路经常处于开放状态。

3. 动-静脉短路（arterio-venous shut）　　是指血液由微动脉经动-静脉吻合支直接进入微静脉的通路。微动脉与微静脉之间压力差较大，动-静脉吻合支一旦开放，血液很快从微动脉流入微静脉，加之动-静脉吻合支管壁较厚，故血液流经此通路时不能进行物质交换。该通路在皮肤内较多。主要功能是参与体温调节，当环境温度升高时，动-静脉吻合支开放，皮肤血流量增多，有利于散热；通路经常处于关闭状态，有利于保存体内的热量。动-静脉吻合支开放的增多，在一定程度上减少了血液与组织之间的物质交换，能引起组织相对缺氧。如感染性休克或中毒性休克时，由于动-静脉吻合支的大量开放，加重了组织的缺氧，从而能使病情恶化。

（二）微循环的"闸门"

1. 微动脉　　管壁厚，中层主要是平滑肌，可受神经、体液因素的影响而舒缩。收缩时，毛细血管前阻力增加，进入微循环的血流量减少；舒张时，进入微循环的血流量增多。故微动脉起着控制微循环血流量"总闸门"的作用。

2. 后微动脉和毛细血管前括约肌　　微动脉的直接分支称为后微动脉，其管壁的平滑肌呈节段性分布，阻力小于微动脉。后微动脉分支形成真毛细血管，在真毛细血管的入口处有平滑肌包绕，称为毛细血管前括约肌。后微动脉和毛细血管前括约肌主要受体液因素的影响而舒缩，其舒缩状态决定了进入真毛细血管的血流量及真毛细血管开放的数量，从而控制微循环内血量的分配，起着微循环"分闸门"的作用。

3. 微静脉　　内皮较薄。最细的微静脉管径不超过 $20 \sim 30 \mu m$，管壁没有平滑肌，属于交换血管。较大的微静脉有平滑肌，属于毛细血管后阻力血管，平滑肌收缩，毛细血管后阻力增大，毛细血管内血液不易流出，起着微循环"后闸门"的作用。此外，毛细血管后阻力增大使静脉回流量减少。微静脉也受神经、体液因素调节。

（三）微循环血流量的调节

在一定时间内器官的血流量是相对稳定的，但同一时间内不同微血管中的流速有很大差别，其原因是后微动脉和毛细血管前括约肌不断发生每分钟 $5 \sim 10$ 次的交替性、间歇性的收缩和舒张活动，称为血管运动，它们控制着毛细血管的开放和关闭。当它们收缩时，毛细血管关闭，导致毛细血管周围组织代谢产物积聚、O_2 分压降低。而积聚的代谢产物和低氧状态，尤其是后者可反过来引起局部后微动脉和毛细血管前括约肌舒张，于是毛细血管开放，局部组织积聚的代谢产物被血流清除。接着后微动脉和毛细血管前括约肌又收缩，使毛细血管关闭，如此周而复始。可见，血管舒缩活动主要与局部组织的代谢活动有关。安静状态下，骨骼肌组织同一时间内仅有 $20\% \sim 35\%$ 的毛细血管处于开放状态。而组织代谢活动增强时，将有更多的毛细血管开放，使血液和组织之间的交换面积增大，交换距离缩短，微循环血流量增加以满足组织的代谢需求。

（四）毛细血管的物质交换方式

组织液是存在于血管外组织细胞间隙中的液体，组织液和血液通过毛细血管壁进行物质交换。大小和性质不同的分子在血液和组织液之间的交换方式也不同。

1. 扩散　　扩散是血液和组织液之间物质交换的主要方式。脂溶性小分子物质如 O_2、CO_2 等，可以直接通过毛细血管的细胞膜扩散；水溶性物质若溶质分子直径小于毛细血管壁的孔隙，如 Na^+、Cl^-、葡萄糖等，则通过毛细血管壁孔隙进行扩散。

2. 滤过和重吸收　　在毛细血管两侧静水压差和胶体渗透压差的作用下，液体由毛细血管内向组织间隙移动的现象称为滤过；而液体由组织间隙回流入毛细血管的现象称为重吸收。在滤过与重吸收的过程中，液体中能够通过毛细血管的溶质分子也随之移出或进入毛细血管。滤过和重吸收在物质交换中仅占很小一部分，但对组织液的生成和回流具有重要作用（见后）。

3. 入胞和出胞 当溶质分子直径大于毛细血管壁孔隙时，如分子质量较大的血浆蛋白，可通过入胞作用转运入毛细血管内皮细胞内，再通过出胞作用转运到毛细血管内皮细胞的另一侧。

五、组织液的生成与回流

组织液绝大部分呈胶冻状，不能自由流动，因此不会因为重力作用而流至身体低垂部位，也不能被抽吸出来。组织液是组织细胞赖以生存的环境，组织细胞通过细胞膜和组织液进行物质交换，组织液与血液之间则通过毛细血管壁进行物质交换，因此，组织细胞和血液之间的物质交换需通过组织液作为中介。组织液的成分除蛋白质浓度明显低于血浆外，其他与血浆相同。

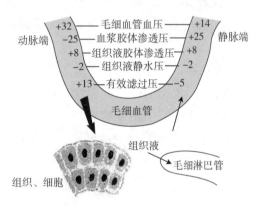

图 4 - 18 织液生成与回流示意图
（图中数值单位为 mmHg）

（一）组织液生成与回流的机制

血浆中的某些成分经毛细血管壁进入组织间隙的过程，称为组织液的生成；组织液经毛细血管壁重吸收入毛细血管内的过程，称为组织液的回流。毛细血管壁的通透性是组织液生成的结构基础。组织液是生成还是回流，取决于四种力量的对比：存在于毛细血管内的毛细血管血压、血浆胶体渗透压与存在于组织液中的组织液静水压、组织液胶体渗透压（图 4 - 18）。其中，毛细血管血压和组织液胶体渗透压是促进组织液生成的力量，血浆胶体渗透压和组织液静水压是促使组织液回流的力量。这两种力量之差，称为有效滤过压（effective filtration pressure），可用下式表示：

有效滤过压 =（毛细血管血压 + 组织液胶体渗透压）-（血浆胶体渗透压 + 组织液静水压）

若有效滤过压为正值，则生成组织液；若有效滤过压为负值，组织液则回流入血液。毛细血管血压动脉端约 32mmHg，静脉端约 14mmHg，组织液胶体渗透压约 8mmHg，血浆胶体渗透压约 25mmHg，组织液静水压约 2mmHg，故毛细血管动脉端有效滤过压 =（32 + 8）-（25 + 2）= 13mmHg，静脉端有效滤过压 =（14 + 8）-（25 + 2）= -5mmHg。

由此看来，组织液由毛细血管动脉端不断生成，随着血液向前流动毛细血管血压逐渐下降，有效滤过压也逐渐下降至零。血液继续向前流动，毛细血管血压更低，有效滤过压降至负值，生成的组织液又逐渐回流，直至到毛细血管静脉端，生成的组织液约 90% 又回流到血液中，另约 10% 的组织液则进入毛细淋巴管，成为淋巴液，最终又注入到静脉。因此，组织液的生成与回流处于动态平衡中。

（二）影响组织液生成与回流的因素

正常情况下，组织液不断生成又不断回流，二者保持动态平衡，这是保证血浆与组织液含量相对稳定的重要因素。如果由于某种原因，这种动态平衡被打破，造成组织液生成过多或回流过少，就会出现过多的组织液潴留在组织间隙产生水肿。根据组织液生成与回流的机制，凡能影响有效滤过压、毛细血管壁通透性和淋巴液回流的因素，都会影响组织液的生成与回流。在组成有效滤过压的四个力量中，存在于组织液中的组织液胶体渗透压和组织液静水压相对变化较少，而存在于毛细血管内的毛细血管血压和血浆胶体渗透压则容易发生变化。

1. 毛细血管血压 是影响组织液生成与回流的主要因素。在其他因素不变的情况下，毛细血管血压升高，有效滤过压增大，使组织液生成增多和回流减少而发展为水肿。例如，右心衰竭时，右心室射血功能减弱，室内压升高，体循环静脉压升高，静脉回流受阻，全身毛细血管后阻力增大，毛细血管血压增高，引起全身水肿；而左心衰竭可因肺静脉压升高而引起肺水肿。

2. 血浆胶体渗透压　是促进组织液回流的因素，它主要由血浆蛋白质分子形成。当血浆蛋白减少，如营养不良蛋白摄入不足、肝病血浆蛋白合成减少或肾病血浆蛋白丢失过多时，都可使血浆胶体渗透压降低，有效滤过压增大，组织液生成过多和回流减少而产生水肿。

3. 毛细血管壁的通透性　正常情况下，蛋白质难以通过毛细血管壁，这就使血浆胶体渗透压比组织液胶体渗透压高。若毛细血管壁通透性异常增大，致使部分血浆蛋白漏出血管，使得血浆胶体渗透压降低，组织液胶体渗透压升高，结果有效滤过压增大，组织液生成增多，引起局部水肿。如在感染、烧伤、过敏等病理情况下，局部释放大量组胺、缓激肽等物质，使毛细血管壁通透性增大，有效滤过压增大而发生局部水肿。

4. 淋巴液回流　由于生成的组织液约 10% 经淋巴管回流入血，故当丝虫病或肿瘤压迫等造成淋巴管阻塞时，受阻部位远心端的组织液回流障碍，出现局部水肿。

六、淋巴液的生成与回流

（一）淋巴液生成与回流的机制

小部分组织液进入毛细淋巴管形成淋巴液。毛细淋巴管以盲端起始于组织间隙，管壁由单层内皮细胞组成，没有基膜。在毛细淋巴管起始端，相邻内皮细胞像瓦片般互相覆盖，形成向管腔内开启的单向活瓣（图 4-19），使组织液只能流入不能倒流。毛细淋巴管内皮细胞通过胶原细丝与结缔组织相连，使毛细淋巴管总是处于扩张状态，因此组织液中的蛋白质及其代谢产物、漏出的红细胞、侵入的细菌以及经消化吸收的小脂肪滴都很容易进入毛细淋巴管。淋巴液生成的动力是组织液与毛细淋巴管内淋巴液的压力差，当组织液压力升高时，压力差增大，淋巴液的生成速度加快。

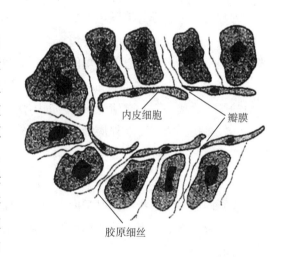

图 4-19　毛细淋巴管盲端结构示意图

淋巴液由毛细淋巴管汇入淋巴管，途径淋巴结，最后经胸导管和右淋巴导管注入静脉。因此，淋巴系统可以看作是静脉的辅助部分。健康成年人安静状态下每小时约有 120ml 淋巴液返回血液，每日生成 2~4L 淋巴液，大致相当于人体的血浆总量。

（二）淋巴液生成与回流的意义

1. 回收蛋白质　这是淋巴液回流最重要的功能。组织液中的蛋白质不能逆浓度差进入毛细血管，但易于进入毛细淋巴管。淋巴液回流时，回收细胞合成和经毛细血管微量滤出的蛋白质。正常成人每天由淋巴液回收到血液的蛋白质为 75~200g，这样就使组织液的蛋白质保持较低水平，这对维持血管内外胶体渗透压及水平衡具有重要生理意义。

2. 运输营养物质　由肠道吸收的脂肪 80%~90% 经毛细淋巴管输送入血，因此来自小肠的淋巴液呈白色乳糜状。

3. 调节体液平衡　如前所述，生成的组织液约 10% 经淋巴管回流入血，若淋巴回流受阻，可导致受阻部位水肿。

4. 防御和免疫功能　淋巴液在回流过程中经过淋巴结时，具有吞噬功能的巨噬细胞可将从组织间隙进入淋巴液的红细胞和细菌等异物进行清除。同时淋巴结所产生的淋巴细胞和浆细胞还参与机体的免疫调节。

七、静脉血压与静脉回心血量

静脉的主要功能是汇集毛细血管的血液回流入心，而且其管径大，易扩张，人体安静时60%～70%的循环血量容纳于静脉系统内，故也起着血液储存库的作用。静脉的收缩和舒张能有效地调节回心血量和心输出量，以适应机体在不同生理条件下的需要。

（一）静脉血压

毛细血管和静脉因距离心远，血压比较稳定，无收缩压和舒张压之分。当血液经动脉、毛细血管到达微静脉时，由于克服血流阻力而不断消耗能量，血压已降低至15～20mmHg。越接近心，静脉血压越低，至下腔静脉时血压为3～4mmHg，到达右心房时，血压降至最低，接近于0mmHg。

1. 中心静脉压 通常把右心房和胸腔内大静脉的血压称为中心静脉压（central venous pressure，CVP）。中心静脉压值较低，正常波动范围为4～12cmH$_2$O。中心静脉压的高低取决于心射血能力和静脉回心血量之间的相互关系。若心射血能力减弱（如心力衰竭），血液淤积在右心房和腔静脉，中心静脉压升高。另一方面，如果静脉回心血量增多或回流速度加快（如输液、输血过多或过快），中心静脉压也会升高，反之，中心静脉压降低。可见，测定中心静脉压可了解心的功能状态和静脉回心血量，中心静脉压是反映心血管功能的重要指标。当以输液治疗休克患者时，如果中心静脉压高于正常或有升高趋势，常提示输液过快或心射血功能不全；如果中心静脉压偏低或有下降趋势，则提示输液量不足。

2. 外周静脉压 各器官的静脉压称为外周静脉压（peripheral venous pressure）。通常以机体平卧时的肘静脉压为代表，正常值为5～14cmH$_2$O。当心射血功能减弱而使中心静脉压升高时，静脉回流将会减少，较多的血液滞留在外周静脉内，故外周静脉压也升高。因此外周静脉压也可以作为判断心功能的参考指标。

（二）静脉回心血量及其影响因素

静脉回心血量是指单位时间内由静脉回流入心的血量，其多少主要取决于外周静脉压与中心静脉压之差，以及静脉血流阻力的变化。故凡能影响外周静脉压、中心静脉压以及静脉血流阻力的因素，都能影响静脉回心血量。

1. 体循环平均充盈压 体循环平均充盈压是反映血管系统充盈程度的重要指标，它是由循环血量和血管容量之间的相对关系决定的。当循环血量增加或血管容量减小时，体循环平均充盈压升高，静脉回心血量增多；反之，当循环血量减少或血管容量增大时，循环系统平均充盈压降低，静脉回心血量则减少。

2. 心肌收缩力 心肌收缩力是影响静脉回心血量最重要的因素。心肌收缩力增强时，由于射血量增多，心室内剩余血量减少，使心舒张期室内压较低，从而对心房和静脉内血液的"抽吸"作用增强，中心静脉压降低，故静脉回心血量增多；反之，心肌收缩力减弱，静脉回心血量减少。右心衰竭时，右心室收缩力减弱，静脉回心血量减少，血液淤积在右心房和体循环静脉内，患者可出现颈静脉怒张、肝充血肿大、下肢水肿等体循环静脉淤血的症状；左心衰竭时，左心室收缩力减弱，血液淤积在左心房和肺静脉，患者可出现肺淤血、肺水肿等肺循环障碍的症状。

3. 骨骼肌的挤压作用 骨骼肌收缩，肌肉内和肌肉间的静脉受到挤压，外周静脉压增高，因为静脉瓣的作用，促进血液向心方向流动。肌肉舒张时，由于静脉内血液减少，外周静脉压降低，因为静脉瓣的作用，血液由毛细血管流入静脉，静脉充盈。可见，骨骼肌交替、节律性的舒缩和静脉瓣一起对静脉血的回流起着"泵"的作用，称为"肌肉泵"。人长时间站立或处于坐位，下肢静脉缺乏肌肉挤压，血液淤积于下肢，易形成静脉曲张和下肢水肿。长期卧床的患者，可因下肢肌肉萎缩，导致肌肉泵的作用减弱，如果突然站立，可能会因静脉回心血量突然减少而晕厥。

4. 呼吸运动　吸气时，胸廓扩大，胸腔内的大静脉和右心房被牵引而扩张，中心静脉压降低，因此有利于外周静脉内的血液回流入右心房。呼气时，胸廓缩小，胸腔内的大静脉和右心房受到挤压而缩小，中心静脉压升高，静脉回心血量减少。可见，呼吸运动对静脉回流也起着"泵"的作用，称为"呼吸泵"。

5. 重力和体位　血液重力对静脉回心血量影响的大小取决于人体的体位。在平卧位时，全身静脉与心处于同一水平位，血液重力对静脉回心血量影响不大。直立位时，身体部位越低垂，受到的重力影响越大（图4-20），导致心以下静脉扩张，容纳血量增加，静脉回心血量减少。因此，当人体由平卧位或下蹲位突然转为直立位时，由于重力的作用，回心血量减少，可能会导致脑供血不足而出现眩晕、眼前发黑，甚至晕厥等现象。这种变化称为直立性低血压，在健康人由于神经系统的迅速调节不易被察觉或症状较轻，长期卧床或体弱多病的人由于神经调节能力减弱而会出现明显症状。此外，对位于同一水平的动脉和静脉，因静脉壁薄，所以重力对静脉的影响远大于动脉。

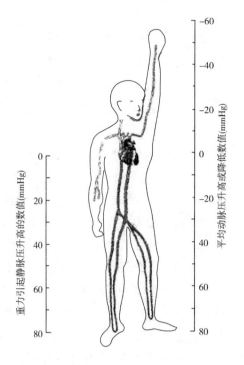

图4-20　直立体位对静脉压的影响

PPT

第三节　心血管活动的调节

人体在不同生理条件下，组织器官的代谢水平不同，对血流量的需求也不同。心血管活动的调节，不仅能为全身各组织器官提供足够数量的血液，以保证其新陈代谢的正常进行，而且能在内外环境发生变化时，使心血管活动发生相应的变化，以适应当时活动的需要。心血管活动的调节包括神经调节、体液调节和自身调节。

一、神经调节

神经调节的基本方式是反射。神经系统对心血管活动的调节也是通过各种心血管反射来实现的。

（一）心血管的神经支配

1. 心的神经支配　心受心交感神经和心迷走神经的双重支配。

（1）心交感神经　心交感神经节前纤维起自脊髓第1~5胸段灰质侧角神经元，至颈上、中、下神经节和上胸部神经节换元，发出颈上、中、下心神经及胸心支，进入心后支配窦房结、房室交界、房室束、心房肌和心室肌等部位。左、右心交感神经对心的支配存在差异，支配窦房结的交感神经纤维主要来自右侧心交感神经，支配房室交界的交感神经纤维主要来自左侧心交感神经。

心交感神经节后纤维末梢释放去甲肾上腺素，去甲肾上腺素与心肌细胞膜上 β_1 肾上腺素能受体（简称 β_1 受体）结合后，激活腺苷酸环化酶，使细胞内 ATP 转化为 cAMP，由于细胞内 cAMP 浓度升高，激活蛋白激酶，使心肌细胞内蛋白质磷酸化，导致心肌细胞膜对 Ca^{2+}、Na^+ 的通透性增高，对心的活动起兴奋作用，表现为心率增快、心房肌和心室肌收缩力增强，房室传导加快，分别称为正性变时、变力、变传导作用。β 受体阻断剂普萘洛尔（心得安）可阻断心交感神经对心的兴奋作用。

（2）心迷走神经　支配心的副交感神经节前纤维由延髓迷走神经背核和疑核发出，在心神经节换元。心迷走神经节后纤维与心交感神经节后纤维一起构成心丛，支配窦房结、心房肌、房室交界、房室束及其分支，亦有少量迷走神经纤维支配心室肌。两侧心迷走神经对心的支配也有差异，右侧迷走神经对窦房结的影响占优势，而左侧迷走神经则对房室交界的作用较明显。

心迷走神经节后纤维末梢释放乙酰胆碱，乙酰胆碱与心肌细胞膜上 M 型胆碱能受体（简称 M 受体）结合后，抑制腺苷酸环化酶，使细胞内 cAMP 浓度降低，蛋白激酶活性降低，导致心肌细胞膜对 Ca^{2+}、Na^+ 的通透性降低，同时对 K^+ 的通透性增高，对心的活动起抑制作用，表现为心率减慢、心房肌收缩力减弱、房室传导速度减慢，分别称为负性变时、变力、变传导作用。M 受体阻断剂阿托品可阻断心迷走神经对心的抑制作用。

心迷走神经与心交感神经相互拮抗，共同调节心活动。在通常情况下，心迷走神经对心的作用占优势；在机体处于兴奋或运动状态下，心交感神经的活动占优势。

2. 血管的神经支配　支配血管平滑肌的神经纤维称为血管运动神经纤维，分为缩血管神经纤维和舒血管神经纤维两大类。因真毛细血管壁无平滑肌，故不受自主神经支配。

（1）缩血管神经纤维　缩血管神经纤维都属交感神经纤维，故称交感缩血管纤维。交感缩血管神经节前纤维起自脊髓胸、腰段灰质的中间外侧柱，至椎旁和椎前神经节换元。支配躯干和四肢小血管的交感缩血管神经节后纤维来自椎旁神经节，支配内脏血管的交感缩血管神经节后纤维来自椎前神经节。交感缩血管神经节后纤维末梢释放去甲肾上腺素。血管平滑肌细胞有 α_1、β_2 两种肾上腺素能受体，去甲肾上腺素与 α_1 受体结合可引起血管平滑肌收缩；而与 β_2 受体结合则引起血管平滑肌舒张。去甲肾上腺素和 α_1 受体结合的能力较强，和 β_2 受体结合能力较弱，故交感缩血管纤维兴奋时产生缩血管效应。α 受体阻断剂酚妥拉明可阻断交感缩血管神经对血管的收缩作用。

大多数血管仅受交感缩血管神经纤维的单一支配。在安静状态下，交感缩血管神经纤维持续发放 1～3Hz 的低频率冲动，称为交感缩血管紧张。这种紧张性活动使血管平滑肌保持一定程度的收缩。交感缩血管紧张加强时，血管平滑肌收缩加强；而交感缩血管紧张减弱时，血管平滑肌收缩减弱，血管舒张。

体内几乎所有的血管都接受交感缩血管神经纤维的支配，但其纤维末梢在不同部位的血管中分布密度不同，皮肤血管分布的密度最大，骨骼肌血管和内脏血管次之，冠状血管和脑血管最少，故交感缩血管紧张的变化对心脑血管的影响较小。交感缩血管神经纤维在同一器官中各类血管的分布密度也有差别，同名动脉的分布密度高于静脉，以微动脉的密度最高，毛细血管前括约肌中密度最低。因此，当交感缩血管神经纤维兴奋时，由于总外周阻力增加，动脉与血压升高；当支配某一器官的交感缩血管神经纤维兴奋时，因该器官的血流阻力增大，血流量减少；由于毛细血管前阻力大于毛细血管后阻力，毛细血管血压降低，组织液的生成减少而回流增加；因容量血管收缩，外周静脉压增大，静脉回心血流量增加。

（2）舒血管神经纤维　大部分血管平滑肌仅受缩血管神经纤维的支配。只有少部分血管除接受缩血管神经纤维的支配外，还接受舒血管神经纤维的支配。舒血管的神经纤维有交感和副交感两种。

①交感舒血管神经纤维：交感舒血管神经节后纤维主要分布在骨骼肌血管，其末梢释放乙酰胆碱，与血管平滑肌细胞膜上 M 受体结合，引起骨骼肌血管舒张，骨骼肌血流量增加。此类神经纤维平时无紧张性活动，在调节血压中起的作用小，只有在情绪激动、恐慌或剧烈运动时才发挥作用。在这种情况下，体内其他器官的血管则因交感缩血管神经纤维兴奋而发生收缩，体内血液重新分配，从而使运动着的骨骼肌得到充足的血液供应。

②副交感舒血管神经纤维：少数器官如脑膜、唾液腺、胃肠外分泌腺和外生殖器的血管平滑肌接受交感舒血管神经纤维的支配，其末梢释放乙酰胆碱，与血管平滑肌细胞膜上 M 受体相结合，引起血管舒张和局部血流增加，对整个血液循环的外周阻力影响很小。

（二）心血管中枢

中枢神经系统中与控制心血管活动有关的神经元集中的部位称为心血管中枢。心血管中枢广泛分布于从脊髓到大脑皮层各个水平。各级心血管中枢间存在密切的纤维联系和互相作用，共同调节心血管活动，使心血管活动适应机体活动的需要。

1. 脊髓心血管中枢 脊髓胸腰段有支配心脏和血管的交感节前神经元。脊髓骶段还有支配血管的副交感节前神经元，它们的活动主要受高位心血管中枢活动的控制，是中枢调控心血管活动的最后传出通路。脊髓交感节前神经元能完成某些原始的心血管反射，维持一定的血管张力，但调节能力较低，且不够完善。

2. 延髓心血管中枢 延髓是调节心血管活动最基本的中枢。横断脑干的实验表明，只要保持延髓及其以下中枢部分完整，血压就能接近正常水平，并能完成一定的心血管反射。延髓心血管中枢包括多个部位的神经元。

延髓头端腹外侧区是产生和维持心交感神经和交感缩血管神经紧张性活动的重要部位，在对心血管活动的传入信息进行复杂的整合后，紧张性地调控脊髓交感节前神经元活动。延髓头端腹外侧区神经元兴奋时可引起交感神经活动加强和血压升高。

3. 延髓以上的心血管中枢 在延髓以上的脑干部分以及下丘脑、大脑和小脑中，都有与心血管活动有关的神经元，对心血管活动和机体其他功能活动进行复杂的整合。所谓整合，是指把许多不同的生理反应统一起来，构成一个完整的互相配合、互相协调的生理过程。例如，电刺激下丘脑的防御反应区，除引起警觉状态、骨骼肌紧张加强、准备进攻的姿势等行为变化外，还出现一系列心血管活动的改变，表现为心率加快、心输出量增多、皮肤和内脏血管收缩、骨骼肌血管舒张、血压稍有升高。可见，心血管活动改变总是与机体当时的状态相协调。各种生理活动都包含有相应的心血管活动的改变，如体温调节、摄食、水平衡、睡眠、性行为以及情绪如发怒、恐惧等。下丘脑在心血管活动的整合中起重要作用。

（三）心血管反射

当生理状态或内外环境发生变化时，机体可通过各种心血管反射，使心血管活动发生相应改变，以适应机体所处的状态或环境的变化。

1. 颈动脉窦和主动脉弓压力感受性反射 当动脉血压突然升高时，可反射性引起心率减慢，心肌收缩力减弱，心输出量减少；血管舒张，外周阻力降低，回心血量减少，血压回降，这一反射称为压力感受性反射或降压反射。

颈动脉窦和主动脉弓压力感受性反射的感受器为颈总动脉末端与颈内动脉起始处、主动脉弓血管壁外膜下的感觉神经末梢，称为压力感受器（图 4 - 21）。压力感受器的适宜刺激并不是动脉血压本身的变化，而是血液对动脉管壁的机械牵张。当动脉血压升高时，动脉管壁被牵张的程度加大，压力感受器的传入冲动增多。当血压在 60~180mmHg 范围内，压力感受器的传入冲动频率与动脉管壁的扩张程度成正比。须注意的是，压力感受器对快速性血压变化较为敏感，而对缓慢的血压变化不敏感。在同一血压水平，颈动脉窦压力感受器比主动脉弓压力感受器更敏感。

当动脉血压突然升高时，颈动脉窦和主动脉弓压力感受器传入冲动增多，分别经窦神经和迷走神经传入，到达心血管中枢，导致心交感神经和缩血管神经紧张减弱，心交感神经和交感缩血管神经传出冲动减少；心迷走神经紧张增强，心迷走神经传出冲动增加。最终使心率减慢，心肌收缩力减弱，心输出量减少；血管扩张，外周阻力降低，回心血量减少，血压降低到原先正常水平。相反，动脉血压降低时，压力感受器传入冲动减少，经过压力感受性反射的调节，血压回升。压力感受性反射是一种负反馈调节，其生理意义主要是在短时间内快速调节动脉血压，使动脉血压相对稳定。

动物实验中，将一侧颈动脉窦和循环系统其余部分隔离开来，保留该侧窦神经与中枢联系，切断对侧窦神经和双侧主动脉神经。改变隔离的颈动脉窦内压。该实验表明，当窦内压在正常血压水平附近变动时，压力感受反射的调节功能最灵敏，纠正异常血压的能力最强。当动脉血压偏离正常水平越远，压力感受性反射纠正异常血压的能力越弱。高血压患者的压力感受器产生适应现象，对牵张刺激敏感性降低，压力感受性反射在一个高于正常水平的范围内工作，使血压在较高水平保持相对稳定。

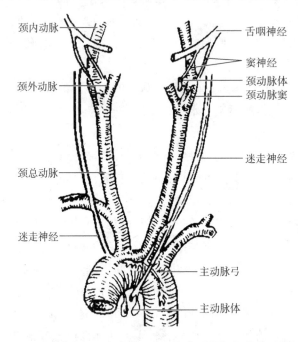

图 4 - 21　颈动脉窦区、主动脉弓区压力感受器与化学感受器示意图

2. 颈动脉体和主动脉体化学感受性反射　颈动脉体和主动脉体化学感受性反射的感受器是颈动脉体和主动脉体化学感受器，分别位于颈总动脉分叉处和主动脉弓下方（图 4 - 23）。当血液中 O_2 分压下降、CO_2 分压增高、H^+ 浓度升高时，颈动脉体和主动脉体化学感受器传入冲动增多，分别经窦神经和迷走神经传入至延髓孤束核，使延髓内呼吸神经元和心血管活动神经元的活动发生改变，这一反射称为化学性反射。动脉血 CO_2 分压增高时，CO_2 也可通过血－脑屏障进入脑脊液，生成 H^+ 再作用于延髓腹外侧中枢化学感受器引起化学感受性反射。

化学感受性反射的效应主要是调节呼吸，反射性地引起呼吸加深加快，通过呼吸的改变再反射性影响心血管活动。化学感受性反射在平时对心血管活动的调节作用并不明显，只有在缺氧、窒息、失血、血压过低和酸中毒等情况下才起调节作用。缺 O_2、窒息等引起的化学感受性反射可兴奋交感缩血管中枢，使骨骼肌和大部分内脏血管收缩，总外周阻力增大，血压升高。但由于心和脑的血管无明显收缩或发生轻微收缩，因此循环血量得以重新分配，从而保证心、脑等重要器官在危急情况下优选获得血液供应。

3. 心肺感受器引起的心血管反射　心肺感受器是指一些位于心房、心室和肺循环大血管壁内对机械牵拉（如压力升高、血容量增多）和化学刺激（如前列腺素、腺苷、缓激肽）敏感的感受器。其中，生理状态下心房壁所受的牵拉刺激主要由血容量增多引起，故又称容量感受器。心肺感受器的传入神经纤维走行于迷走神经干内。

容量感受器兴奋时，交感神经紧张减弱，心迷走神经紧张加强，导致心率减慢，心输出量减少，总外周阻力降低，血压下降，还使血浆血管升压素和醛固酮水平降低，减少肾远曲小管和集合管对钠和水的重吸收，降低循环血量和细胞外液量。

4. 其他心血管反射 ①躯体感受器引起的心血管反射：皮肤的冷热刺激、各种伤害性刺激和骨骼肌的活动均可引起心血管反射。刺激躯体传入神经引起的心血管效应取决于感受器的性质、刺激的强度和频率等因素。当皮肤受到伤害性刺激时，使微动脉舒张，局部皮肤充血。②内脏感受器引起的心血管反射：扩张肺、胃、肠、膀胱等空腔器官，或挤压睾丸，常可引起心率减慢和外周血管舒张。上腹部突然受钝力压迫或打击也可引起心率减慢和血压下降，严重时甚至出现心搏骤停，称为高尔兹反射（Goltz reflex）。③眼-心反射：压迫眼球，可反射性地引起心率减慢，称为眼-心反射。④脑缺血反应：当脑血流量明显减少时，可引起交感缩血管紧张性显著增强，外周血管强烈收缩，动脉血压升高，这种反应称为脑缺血反应，有助于在紧急情况下改善脑的血液供应。

二、体液调节

心血管活动的体液调节是指血液和组织液中所含的某些化学物质对心肌和血管平滑肌活动的调节作用。这些体液因素有些通过血液运输，广泛作用于心血管系统，属于全身性体液调节；有些在局部组织中形成，主要作用于局部的血管或心肌，调节局部的血流量，属于局部性体液调节。

（一）肾上腺素和去甲肾上腺素

肾上腺素（epinephrine，E 或 adrenaline）和去甲肾上腺素（norepinephrine，NE 或 noradrenaline，NA）都属于儿茶酚胺类物质。血液中肾上腺素和去甲肾上腺素主要来自肾上腺髓质，其中肾上腺素约占80%，去甲肾上腺素约占20%。交感神经节后纤维末梢释放的去甲肾上腺素也有一小部分进入血液。

肾上腺素和去甲肾上腺素对心血管的作用是通过与相应的受体结合而实现的。心肌细胞膜上能与肾上腺素或去甲肾上腺素结合的受体为 β_1 受体，血管平滑肌细胞膜上为 α_1、β_2 两种受体。α_1 受体和 β_1 受体被结合后主要是产生兴奋效应，β_2 受体被结合后主要是产生抑制效应。肾上腺素对 β 受体的亲和力强，对 α 受体的亲和力弱；去甲肾上腺素对 α_1 受体的亲和力强，对 β_1 受体次之，对 β_2 受体最弱。

在心，肾上腺素与 β_1 受体结合后，可使心率加快，心肌收缩力加强，心输出量增加。在血管，肾上腺素的作用取决于血管平滑肌上 α_1、β_2 两种受体的分布情况（表4-4），小剂量的肾上腺素常以兴奋 β_2 受体的效应为主，引起 β_2 受体占优势的冠状血管、骨骼肌血管舒张，大剂量时由于 α_1 受体也兴奋，也引起 α_1 受体占优势的皮肤、脑血管、腹腔内脏血管平滑肌收缩。由此可见，肾上腺素可在降低或不增加外周阻力的情况下增加心输出量，因此在临床上被用作强心药。去甲肾上腺素也可与心肌的 β_1 受体结合，使心率加快。在血管，由于去甲肾上腺素与 α_1 受体的结合力强于 β_2 受体，故静脉注射去甲肾上腺素可使全身血管广泛收缩，外周阻力增加，动脉血压升高，而血压升高又使得压力感受性反射活动增强，由于其对心的直接效应超过了去甲肾上腺素，最终导致心率减慢。因此去甲肾上腺素在临床上被用作升压药。

表4-4 主要血管 α、β 受体分布及其效应

血管	α、β 受体类型	与 E 或 NE 结合后效应
冠状血管	α_1	收缩
	β_2（为主）	舒张
皮肤黏膜血管	α_1	收缩
骨骼肌血管	α_1	收缩
	β_2（为主）	舒张

续表

血管	α、β 受体类型	与 E 或 NE 结合后效应
脑血管	α_1	收缩
腹腔内脏血管	α_1（为主）	收缩
	β_2	舒张
唾液腺血管	α_1	收缩

（二）肾素 – 血管紧张素系统

肾素（renin）是由肾脏近球细胞合成和分泌的一种酸性蛋白水解酶。肾素可将存在于血浆或组织中由肝脏合成和释放的血管紧张素原水解为血管紧张素 I（angiotesin I）。血管紧张素 I 可被存在于血浆或组织，特别是肺循环血管内皮表面的血管紧张素转换酶（angiotesin – converting enzyme，ACE）水解为血管紧张素 II（angiotesin II）。血管紧张素 II 在血浆和组织中的血管紧张素酶 A 的作用下，进一步酶解为血管紧张素 III（angiotesin III）。由于肾素、血管紧张素和醛固酮之间存在着密切关系，将其称为肾素 – 血管紧张素 – 醛固酮系统（renin – angiotesin syetem，RAS）

血管紧张素中最重要的是血管紧张素 II。血管紧张素 II 能使外周阻力增大，血压升高，是一种活性很高的升压物质。其作用途径多，主要包括：①缩血管，直接使全身微动脉收缩，血压升高，使静脉收缩，回心血量增加。②促进去甲肾上腺素释放，血管紧张素 II 可促进交感神经纤维末梢释放去甲肾上腺素。③对中枢神经系统的作用，血管紧张素 II 可作用于中枢神经系统的一些神经元，使中枢对压力感受性反射的敏感性降低，使交感缩血管中枢紧张性加强；促进神经垂体释放血管升压素和缩宫素；增强促肾上腺皮质激素释放激素的作用。此外，血管紧张素 II 能促进肾上腺皮质球状带合成和释放醛固酮，从而促进肾小管对 Na^+、水的重吸收，增加循环血量。血管紧张素 II 还可引起渴感，并导致饮水行为。

血管紧张素 III 具有与血管紧张素 II 相似的生理效应，但其缩血管作用仅为血管紧张素 II 的 10% ~ 20%，但刺激肾上腺皮质合成和释放醛固酮的作用较强。

正常情况下，血液中仅含有微量的血管紧张素。当机体肾血流量减少或血浆中 Na^+ 降低时，可刺激肾脏近球细胞合成和分泌大量的肾素，使血液中血管紧张素增多，从而促进血压回升和血量增加。交感神经兴奋时，也能刺激肾素分泌。

（三）血管升压素

血管升压素（vasopressin，VP）由下丘脑视上核和室旁核神经元合成，经下丘脑 – 垂体束运输到神经垂体储存，当机体需要时释放入血。

血管升压素有 V_1 和 V_2 两种受体。V_1 受体主要分布在血管平滑肌上，血管升压素与 V_1 受体结合后，引起体内血管广泛收缩（脑血管除外），导致血压升高。血管升压素是已知最强的缩血管物质之一。V_2 受体主要分布在肾远曲小管和集合管上，血管升压素与 V_2 受体结合，可促进远曲小管和集合管对水的重吸收，起到抗利尿的作用，故又称抗利尿激素（antidiuretic hormone，ADH）。在生理情况下，血浆中血管升压素浓度升高首先引起抗利尿效应，仅当其浓度明显增加时才引起血压升高。

当血浆渗透压升高，或禁水、脱水、失血等导致细胞外液量减少时，血管升压素释放增加，调节细胞外液量，并通过对细胞外液量的调节，实现对动脉血压的调节。

（四）血管内皮生成的血管活性物质

内皮细胞是衬于血管内表面的单层细胞组织，能合成与释放多种血管活性物质，调节局部血管的舒缩活动。

1. 血管内皮生成的舒血管物质 血管内皮细胞生成和释放的舒血管物质主要包括一氧化氮（nitric

oxide，NO）、前列环素（Prostacyclin，PGI_2）和内皮舒张因子（endothelium – derived relaxing factor，EDRF）等。①前列环素：是血管内皮细胞膜花生四烯酸的代谢产物，具有强烈舒张血管的功能。②内皮舒张因子：现认为 EDRF 就是 NO。NO 可激活血管平滑肌内鸟苷酸环化酶，使胞内 cGMP 浓度升高，细胞内 Ca^{2+} 浓度降低，引起血管舒张。缓激肽、5 – 羟色胺、ATP、乙酰胆碱、去甲肾上腺素、内皮素和花生四烯酸等均可引起 NO 的释放。

2. 血管内皮生成的缩血管物质 血管内皮细胞也产生多种缩血管物质，目前了解最多的是内皮素（endothelin，ET）。它是内皮细胞合成和释放的由 21 个氨基酸残基构成的多肽，有三种异构体（ET_1、ET_2、ET_3）。ET 具有强烈而持久的缩血管效应，对体内各脏器血管几乎都有收缩作用，是目前已知的最强烈的缩血管物质之一。ET 的缩血管效应持久，可能参与血压的长期调节。

（五）激肽释放酶 – 激肽系统

激肽释放酶（kallikrein）按其存在的部位可以分为存在于血浆中的血浆激肽释放酶和存在于肾脏、唾液腺、胰腺和胃肠黏膜等组织中的组织激肽释放酶。血浆激肽释放酶可水解高分子量激肽原生成缓激肽（bradykinin），组织激肽释放酶可作用于低分子量激肽原生成血管舒张素（kallidin），血管舒张素失去赖氨酸残基则变为缓激肽。

缓激肽和血管舒张素是常见的激肽（kinin），具有强烈的舒张血管作用。循环血液中的激肽能使血管舒张，血压降低，参与动脉血压的调节；汗腺、唾液腺和胰腺等腺体生成的激肽有助于局部血管舒张，增加腺体的血流量。

（六）心房钠尿肽

心房钠尿肽（atrial natriuretic peptide，ANP）是由心房肌细胞合成的多肽。ANP 具有利钠利尿作用，它可增加肾小球滤过率，并抑制近端小管和集合管对钠的重吸收，使肾排钠排水增多；还可抑制肾素、醛固酮和血管升压素的生成和释放，并抗其作用，从而间接发挥利钠利尿作用。ANP 作用于心血管，可使血管平滑肌舒张，血压降低；也可使搏出量减少，心率减慢，引起心输出量减少。

（七）组胺

组胺是由组氨酸脱羧生成。组胺有强烈的舒血管作用，并增加毛细血管和微静脉管壁的通透性。许多组织，如皮肤、肺和肠黏膜等的肥大细胞中含有大量的组胺。当这些组织受到损伤、发生炎症或过敏反应时，都可释放组胺，由于血浆漏入组织，常引起局部组织水肿。

（八）前列腺素

前列腺素（prostaglandin，PG）是一族脂肪酸，主要是花生四烯酸的代谢产物，几乎存在于全身各种组织中。按分子结构的差别，前列腺素可分为多种类型，参与多种生理活动。不同类型的前列腺素对血管平滑肌的作用不同。其中前列腺素 E_2（PGE_2）由肾脏产生，具有舒血管作用，参与血压稳态调节；前列环素（即 PGI_2）有强烈的舒血管作用；前列腺素 $F_{2\alpha}$（$PG\ F_{2\alpha}$）使静脉收缩。

三、自身调节

器官的血流量一般取决于该器官的代谢水平，代谢水平越高，耗氧量越大，血流量也越多。器官血流量的改变是通过调节该器官的阻力血管管径实现的，神经调节和体液调节是调节血管管径的重要因素，但在某些器官和组织，自身调节机制对血管管径也起重要调节作用。

（一）肌源性自身调节

血管平滑肌本身经常保持一定的紧张性收缩，称为肌源性活动。血管平滑肌受牵张刺激时，紧张性活动增强。当供应某一器官血管的灌注压突然升高时，血管平滑肌受到牵张刺激，血管特别是毛细血管前阻力血管肌源性活动加强，使该器官血管的血流阻力增大，器官血流量就不致因灌注压升高而增多。当器官的灌注压突然降低时，则发生相反的变化。肌源性自身调节的意义是在血压发生一定程度的变化时，使某些器官的血流量保持相对稳定。肌源性自身调节机制在肾血管特别明显，在脑、心、肝、肠系膜和骨骼肌的血管也能看到，但皮肤血管一般没有。在用罂粟碱、水合氯醛等药物抑制平滑肌的活动后，肌源性自身调节的现象也就消失。

（二）代谢性自身调节

当组织代谢活动增强时，局部组织的代谢产物如 CO_2、腺苷、乳酸、H^+、K^+ 等增多而 O_2 分压降低，使局部组织的微动脉和毛细血管前括约肌舒张，导致局部组织血流量增多，使代谢产物被清除和 O_2 分压升高，称为代谢性自身调节。前文微循环中所述毛细血管前括约肌的交替开放就是一种典型的代谢性自身调节。由于有些代谢产物，如激肽、前列腺素、腺苷、组胺等，有时也被认为属于体液调节，因此，这类自身调节有时也归入体液调节。

目标检测

答案解析

一、单选题

1. 快速充盈期的特点是（　　）

    A. 房内压 > 室内压 < 动脉压　　　　　　B. 房内压 < 室内压 < 动脉压

    C. 房内压 > 室内压 > 动脉压　　　　　　D. 房内压 < 室内压 > 动脉压

    E. 房内压 > 动脉压 < 室内压

2. 心室肌细胞 0 期去极化是由于（　　）

    A. Cl^- 内流而产生　　　B. Ca^{2+} 内流而产生　　　C. Na^+ 内流而产生

    D. K^+ 内流而产生　　　E. K^+ 外流而产生

3. 心正常起搏点位于（　　）

    A. 窦房结　　　　　　B. 心房肌　　　　　　C. 房室交界

    D. 浦肯野纤维　　　　E. 心室肌

4. 心电图上反映左右心室去极过程的是（　　）

    A. P 波　　　　　　　B. QRS 波群　　　　　C. T 波

    D. P - R 间期　　　　E. ST 段

5. 外周阻力血管是指（　　）

    A. 大动脉　　　　　　B. 中动脉　　　　　　C. 小动脉，微动脉

    D. 静脉　　　　　　　E. 毛细血管

6. 影响舒张压的主要因素是（　　）

    A. 搏出量　　　　　　B. 心率　　　　　　　C. 大动脉的弹性

    D. 外周阻力　　　　　E. 循环血量和血管容积

7. 微循环参与体温调节的通路是（　　）

    A. 直捷通路　　　　　B. 动 - 静脉短路　　　C. 迂回通路

    D. 淋巴回路　　　　　E. 动静脉吻合支

8. 组织液的有效滤过压不包括（　　）

 A. 血浆晶体渗透压　　　　B. 血浆胶体渗透压　　　　C. 毛血细管血压

 D. 组织液静水压　　　　E. 组织液胶体渗透压

9. 下列关于中心静脉压的叙述中，错误的是（　　）

 A. 是指胸腔内大静脉和右心房的压力

 B. 其正常值变动范围为 4～12mmHg

 C. 可反映心的射血功能

 D. 可作为临床控制输液速度和量的参考指标

 E. 外周静脉广泛收缩时，中心静脉压升高

10. 心交感神经末梢释放的递质是（　　）

 A. 去甲肾上腺素　　　　B. 肾上腺素　　　　C. 乙酰胆碱

 D. 多巴胺　　　　E. GABA

二、思考题

1. 影响心输出量的因素？

2. 影响动脉血压的因素？

3. 颈动脉窦、主动脉弓压力感受器反射的过程及生理意义？

（马丽华）

书网融合……

本章小结　　　　微课1　　　　微课2　　　　题库

第五章　呼　吸

情境导入

情境描述　患者，男，37岁，高空坠落伤，钢筋插入左侧胸廓，随即出现烦躁不安、加快呼吸、憋气、用力呼吸、口唇青紫，查体：左侧颈胸部皮肤肿胀，用手按压时可听到捻发音，120紧急送医，诊断为"开放性气胸"。

讨论　1. 患者出现憋气、用力呼吸、口唇青紫等症状的原因是什么？
　　　　2. "气胸"的类型及对呼吸运动的影响？

机体通过呼吸不断从外界环境中摄取新陈代谢所需的O_2，并将代谢产生的CO_2排出体外，完成气体交换的"吐故纳新"过程。机体与外界环境之间气体交换的过程，称为呼吸（respiration）。呼吸是维持机体正常新陈代谢和生命活动所必需的基本生理过程之一，呼吸一旦停止，生命即将终止。呼吸的生理意义就是维持机体内环境中O_2和CO_2含量的相对稳定，保证一切生命活动的正常进行。

呼吸的全过程由相互衔接又同时进行的三个基本环节组成（图5-1）：①外呼吸，包括肺通气和肺换气两个过程，是肺毛细血管血液与外环境之间的气体交换过程。②气体在血液中的运输，是O_2经循环血液从肺运输到组织、CO_2从组织运输到肺的过程。③内呼吸，又称组织换气，是组织毛细血管血液与组织细胞之间的气体交换过程。呼吸过程的任何一个环节发生障碍，均可导致组织缺O_2和CO_2潴留，进而影响细胞的代谢和正常功能，甚至危及生命。

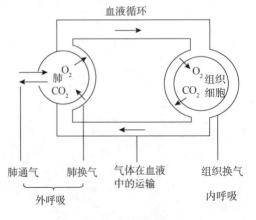

图5-1　呼吸全过程示意图

第一节 肺通气 微课

肺通气是指肺与外界环境之间气体交换的过程，是通过气体经过呼吸道进出肺实现的。完成肺通气的主要结构包括呼吸道、肺泡、胸廓等，其中呼吸道不仅是气体进出肺的通道，还对吸入的气体具有加温、加湿、过滤和清洁等作用，以及能够引起防御反射（如咳嗽、喷嚏等）等保护的功能。肺泡是气体进行交换的主要场所。而借助呼吸肌的舒缩活动引起的胸廓节律性呼吸运动为肺通气提供了原动力。

一、肺通气的动力

只有动力克服阻力，建立肺泡与外界环境之间的压力差才能实现肺通气的正常进行。在自然呼吸情况下，由于大气压通常是恒定的，气体进出肺的肺泡与外界环境之间的压力差就主要取决于肺泡内的压力（即肺内压）的改变。肺内压的高低又决定于肺的扩张和缩小，但肺的扩张和缩小必须依赖呼吸肌的收缩和舒张引起的胸廓运动才能实现。可见，呼吸肌的收缩和舒张引起的节律性呼吸运动是肺通气的原动力，而肺泡与外界环境之间的压力差是肺通气的直接动力。

（一）呼吸运动

呼吸运动，包括吸气运动和呼气运动，是指由呼吸肌的收缩和舒张引起的胸廓节律性扩大和缩小。呼吸肌同样包括吸气肌和呼气肌，前者主要有膈肌和肋间外肌，还有胸锁乳突肌、斜角肌等辅助吸气肌；后者主要有肋间内肌和腹肌。根据呼吸肌参与的主次、多少和用力程度将呼吸运动分成不同的类型。

1. 平静呼吸和用力呼吸 正常人在安静状态下的呼吸运动平稳而均匀，称为平静呼吸，呼吸频率为 12～18 次/分。此时，吸气运动主要由膈肌和肋间外肌收缩来完成。膈肌收缩，膈肌穹窿部下移，胸廓上下径增大；肋间外肌收缩，肋骨和胸骨上抬，同时肋骨下缘向外侧偏转，胸廓的前后径和左右径均增大。二者共同作用扩大胸廓体积，扩张肺泡，增大肺容积，降低肺内压。当肺内压低于大气压时，外界气体进入肺内，完成吸气。平静呼气时，呼气肌并未发生收缩，而是膈肌和肋间外肌舒张，肺和胸廓弹性回位，胸廓缩小，肺的容积减小，肺内压升高。当肺内压高于大气压时，气体由肺内呼出，完成呼气。平静呼吸时，吸气是主动的，呼气是被动的。在平静呼吸过程中，膈肌的舒缩在肺通气中起主要作用。

人体活动增强（如劳动或运动）时，呼吸运动将加深加快，称为用力呼吸或深呼吸。不同于平静呼吸，用力吸气时，除膈肌、肋间外肌加强收缩外，还有胸锁乳突肌、胸大肌等辅助吸气肌也收缩，进一步扩大胸廓，增加吸气量；用力呼气时，除吸气肌舒张外，肋间内肌和腹肌也收缩，进一步缩小胸廓和肺，增加呼气量。可见，用力呼吸时的吸气和呼气运动都是主动的。某些病理情况下，用力呼吸仍不能满足人体需求，患者便会出现呼吸窘迫、鼻翼扇动等现象，自感呼吸困难，多见于肺炎、支气管哮喘、气胸及心力衰竭等疾病。

2. 胸式呼吸和腹式呼吸 主要以肋间外肌舒缩活动引起，胸部明显起伏为典型的呼吸运动，称为胸式呼吸。当膈肌活动受限，如妊娠晚期、较多腹水或腹腔有较大肿瘤等，多表现为明显的胸式呼吸。主要以膈肌舒缩活动引起，腹壁明显起伏为典型的呼吸运动，称为腹式呼吸。当胸廓运动受限，如胸膜炎、胸膜腔积液患者，多出现明显的腹式呼吸。

正常成年人的呼吸运动多呈胸式和腹式混合式呼吸。婴幼儿胸廓尚不发达，肋骨和脊柱倾斜度小且不易提起，常以腹式呼吸为主。因此，临床上观察呼吸类型可以辅助诊断某些疾病。

（二）肺内压

肺泡内的压力，称为肺内压（intrapulmonary pressure）。在呼吸运动中，肺内压随胸腔容积改变呈现周期性变化（图5-2）。在呼吸暂停而呼吸道畅通的情况下，肺内压与大气压相等。平静吸气初，肺容积随着胸廓扩张而扩大，肺内压逐渐下降，低于大气压1~2mmHg，外界大气顺压力差经呼吸道进入肺泡。随着肺内气体逐渐增多，肺内压逐渐升高，至吸气末，肺内压与大气压相等，气体停止流动，完成吸气。平静呼气初，肺容积随着胸腔缩小而减小，肺内压逐渐升高，高于大气压1~2mmHg，肺内气体经呼吸道呼出。随着肺内气体逐渐减少，肺内压逐渐下降，至呼气末，肺内压又与大气压相等，气体停止流动，完成呼气。

呼吸运动过程中，肺内压的变化程度与呼吸运动的深浅、缓急和呼吸道是否通畅等因素有关。平静呼吸时，肺内压波动幅度较小；用力呼吸或呼吸道通畅时，肺内压波动幅度将会显著增大。

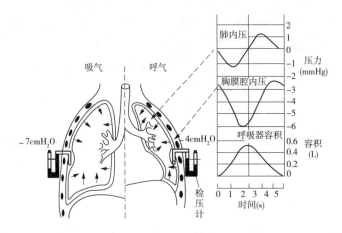

图5-2　肺内压、胸膜腔内压和呼吸器容积的周期性变化示意图

可见，在呼吸运动过程中，肺内压的周期性变化形成的肺内压与大气压之间的压力差是肺通气的直接动力。临床上，抢救呼吸停止的患者时，可根据这一原理，用人为的方法建立肺内压与大气压之间的压力差，以维持肺通气，纠正全身缺氧，促进自主呼吸的恢复，这就是人工呼吸。

⚙ 素质提升

人工呼吸

人工呼吸，是指人为的方法（如徒手或机械装置）将空气有节律地进入肺内，再利用胸廓及肺的弹性回缩力呼出进入肺内的气体，如此反复代替自主呼吸的方法。人工呼吸主要可分为两类：一类是正压呼吸法（如口对口呼吸法等），先利用高压向肺内输入气体，迫使肺扩张，然后停止输气，利用肺的自然回缩，实现呼气。另一类是负压呼吸法（如提臂压胸法、压背法等），人工使胸廓有节律地扩大与缩小，肺随之舒缩以实现肺通气。进行人工呼吸时，必须保持呼吸道畅通，否则人工呼吸将无效。

徒手心肺复苏包括人工呼吸和人工按压，是短时间内抢救生命最简单有效的方法。为了让身边更多的人获得及时的救助，已经将该抢救方法广泛普及大众。作为未来医护人员，更应该保持清醒头脑危急时刻勇于担当，充分发扬救死扶伤的精神品格。

（三）胸膜腔内压

肺与胸廓在结构上不直接相连，二者间存在密闭潜在的腔隙，由壁层胸膜与脏层胸膜围成，称为胸膜腔。正常情况下，胸膜腔内没有气体，只有少量的浆液。浆液不仅具有润滑作用，减轻呼吸运动时胸膜间的摩擦，还能够在液体分子的内聚力作用下，使两层胸膜紧密相贴，以保证肺在呼吸运动中能够随胸廓容积的变化而变化。

胸膜腔内压（intrapleural pressure），即胸膜腔内的压力。若以大气压为 0 计算，平静呼吸时的胸膜腔内压始终低于大气压，则胸膜腔内压为负值，因此又称为胸膜腔负压，可直接用连接减压计的针头刺入胸膜腔内测得（图 5 - 2）。呼吸过程中，胸膜腔负压随着呼吸运动而发生周期性波动（图 5 - 2）。吸气时肺扩张，胸膜腔负压随之增大，至平静吸气末可达 –10 ～ –5mmHg；相反，呼气时肺缩小，胸膜腔负压随之减小，至平静呼气末可达 – 5 ～ – 3mmHg。关闭声门用力吸气时，胸膜腔内压可降低至 –90mmHg；关闭声门用力呼气时，吸气肌强烈收缩，胸膜腔内压可升高超过大气压，达到 110mmHg，胸膜腔内压的这种变化可以大大提高腹内压，利于分娩或排便。

胸膜腔内负压是后天形成的。在人的生长发育过程中，胸廓的生长速度较肺快，使得胸廓的容积大于肺的容积，因此无论是吸气还是呼气，肺总是被胸廓牵拉处于扩张状态。胸膜腔通常受到两种方向相反的力的作用：一是使肺泡扩张的肺内压，二是使肺泡缩小的肺弹性回缩力（图 5 - 2，箭头所示）。胸膜腔内压就等于这两种力的代数和，即：

$$胸膜腔内压 = 肺内压 - 肺回缩力$$

呼气末和吸气末时，气流停止，肺内压均等于大气压，因此：

$$胸膜腔内压 = 大气压 - 肺回缩力$$

若将大气压值视为 0，则：胸膜腔内压 = – 肺回缩力。

可见，胸膜腔负压由肺的回缩力主要决定。呼吸过程中，肺始终处于被扩张状态而总具有回缩倾向。吸气时，肺扩张程度增大，肺回缩力增大，胸膜腔负压随之增大；呼气时，肺扩张程度减小，肺回缩力减小，胸膜腔负压随之减小。

胸膜腔负压具有重要的生理意义：①使肺总是处于扩张状态而不萎陷，并使肺能够随胸廓的扩大而扩张。②降低对胸腔内管壁薄、压力低的管道（如腔静脉、胸导管等）的压迫作用，降低中心静脉压，有利于静脉血和淋巴液的回流。

胸膜腔的完整密闭是胸膜腔负压存在的前提，如果由于外伤或疾病等原因导致胸壁或肺破裂，导致胸膜被破坏，气体进入胸膜腔，胸膜腔负压减小或消失，肺将在自身回缩力的作用下萎缩（肺不张）造成气胸。即使此时有呼吸运动，但肺不能随着胸廓的运动而舒张收缩，也无法完成正常的肺通气过程。

二、肺通气的阻力

肺通气过程中遇到的阻力，称为肺通气阻力，可分为弹性阻力和非弹性阻力两类。弹性阻力是平静呼吸时的主要阻力，约占总阻力的 70%；非弹性阻力约占总阻力的 30%。

（一）弹性阻力

弹性阻力是指弹性组织对抗外力作用发生变形的力，其大小可用顺应性来衡量。顺应性是指弹性体可扩张的难易程度。顺应性与弹性阻力呈反变关系，即顺应性越大，弹性阻力越小，在外力作用下容易变形；顺应性越小，弹性阻力越大，在外力作用下不易变形。肺和胸廓均为弹性组织，当呼吸运动时都会产生弹性阻力。因此肺通气的弹性阻力包括肺的弹性阻力和胸廓的弹性阻力。

1. 肺弹性阻力　包括由肺泡表面张力（约占 2/3）和肺弹性纤维的弹性回缩力（约占 1/3）两部分。

（1）肺泡表面张力和肺泡表面活性物质　肺泡内表面覆盖着一薄层液体，能与肺泡内气体形成液－气界面，在液体分子之间吸引力的作用下，液－气界面上产生了使液体表面尽量缩小的力，即肺泡表面张力。由于肺泡是半球状囊泡，所以肺泡表面张力形成的合力指向肺泡中央，使肺泡趋于缩小，即为肺泡扩张的阻力。肺泡表面的液体层来源于血浆，表面张力较大，可对呼吸产生许多不良影响：①阻碍肺泡扩张，增加吸气阻力；②对肺泡间质液体有"抽吸"作用，降低肺泡间质的静水压，使肺泡内积聚液体，可能导致肺水肿；③破坏相通的大小肺泡的稳定等。但实际并非如此，这是因为肺泡液－气界面中存在着降低肺泡表面张力的物质，即肺泡表面活性物质。

肺泡表面活性物质是由肺泡Ⅱ型上皮细胞合成并分泌的，主要成分为二棕榈酰卵磷脂，是以单分子形式悬浮在肺泡液－气界面，可以减少液体分子之间的内聚力，降低肺泡表面张力，减少肺泡回缩力。其作用主要表现在：①减少吸气阻力，有利于肺的扩张，使吸气更省力；②防止肺水肿。减小表面张力对肺泡间质液体的"抽吸"作用，减少肺间质内组织液的生成量，防止肺水肿的发生；③维持大小肺泡的稳定性。在正常人体，肺泡表面活性物质的分子密度随肺泡面积的变化而改变，使大小肺泡内压基本相等。大肺泡表面活性物质分布密度较小，降低肺泡表面张力的作用减弱，防止肺泡因过度膨胀而发生破裂；小肺泡表面活性物质密度增大，降低肺泡表面张力的作用增强，防止肺泡塌陷。

（2）肺弹性回缩力　肺组织含弹性纤维且始终处于被扩张的状态，故具有弹性回缩力。在一定范围内，肺被扩张的程度愈大，其弹性回缩力也愈大，即弹性阻力愈大。

2. 胸廓弹性阻力　胸廓作为一个双向弹性体，其弹性回缩力的方向取决于胸廓所处的位置。平静吸气末，胸廓处于自然位置时未发生变形，不存在回缩力，肺容量约为肺总量的67%；平静呼气末，胸廓小于其自然位置，具有方向向外的弹性回缩力，是吸气的动力、呼气的阻力；深吸气时，胸廓大于其自然位置，具有方向向内的弹性回缩力，是吸气的阻力、呼气的动力。可见，胸廓的弹性回缩力既能成为吸气的阻力，也能成为吸气的动力，其作用如何由胸廓的位置决定，这与肺的弹性阻力不同，肺的弹性阻力无论何时都是吸气的阻力。临床上，因胸廓顺应性减小导致肺通气障碍的情况极少，常见于肥胖、胸廓畸形、胸膜肥厚等患者。

（二）非弹性阻力

非弹性阻力指气体流通时因摩擦和气流惯性所遇到的惯性阻力，包括气道阻力、惯性阻力和黏滞阻力，以气道阻力为主（约占非弹性阻力的80%～90%）。

惯性阻力是指气流在发动、变速或转向时因气流惯性所遇到的阻力；黏滞阻力是指呼吸时胸廓和肺等组织移位发生的摩擦力；气道阻力是指气体流经呼吸道时气体分子与气道壁之间以及气体分子之间的摩擦力，是临床上通气障碍最常见的原因。气道阻力的大小与气流的速度、形式和口径有关，其中气道口径是影响气道阻力的重要因素。呼吸道管壁平滑肌受迷走神经和交感神经的共同支配。迷走神经兴奋，呼吸道平滑肌收缩，气道口径减小，气道阻力增大；交感神经兴奋，呼吸道平滑肌舒张，气道口径增大，气道阻力减小。通常在夜里迷走神经紧张性增强，所以呼吸系统疾病引起的呼吸困难多在晚上加重。除了神经因素，体液因素也能影响气道平滑肌的舒缩，如儿茶酚胺可舒张平滑肌，减小气道阻力；组胺、缓激肽、5－羟色胺（5－HT）等可收缩呼吸道平滑肌，增大气道阻力。

三、肺通气功能的评价

评定人体肺通气的功能，不仅可以明确是否存在肺通气功能障碍及其受损程度，还能鉴别肺通气功能降低的类型，进而诊断疾病。

（一）肺容积和肺容量

1. 肺容积　肺内所容纳的气体容积称为肺容积（pulmonary volume），可分为潮气量、补吸气量、补呼气量和残气量几个互不重叠的部分，全部相加等于肺总容量（图5-3）。

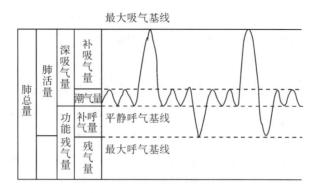

图 5 - 3 肺容积和肺容量示意图

（1）潮气量 每次呼吸时吸入或呼出的气量称潮气量（tidal volume，TV），其强弱与年龄、性别、运动强度及情绪等因素有关。正常成人平静呼吸时的潮气量为 400 ～ 600ml，平均约 500ml。

（2）补吸气量 平静吸气末再尽力吸气，所能吸入的增加气量称补吸气量（inspiratory reserve volume，IRV），能反映吸气储备能力。正常成人的补吸气量为 1500 ～ 2000ml。

（3）补呼气量 平静呼气末再尽力呼气，所能呼出的增加气量称补呼气量（exspiratory reserve volume，ERV），能反映呼气储备能力。正常成人的补呼气量为 900 ～ 1200ml。

（4）残气量 最大呼气后仍残留于肺内不能呼出的气量称为残气量（residual volume，RV）。正常成人的残气量为 1000 ～ 1500ml，残气量过大常表示肺通气功能不良，如支气管哮喘和肺气肿等。

2. 肺容量 肺容积中的两项或两项以上的联合气量称为肺容量（lung capacity），包括深吸气量、功能残气量、肺活量和肺总量。

（1）深吸气量 在平静呼气末再做最大吸气时所能吸入的气量称为深吸气量（inspiratory capacity，IC），为潮气量和补吸气量之和，是衡量最大通气潜力的重要指标。

（2）功能残气量 在平静呼气末仍残留于肺内的气量称功能残气量（functional residual capacity，FRC），为残气量和补呼气量之和，正常成人约为 2500ml。功能残气量具有重要的意义：缓冲呼吸过程中肺泡内气体的成分（如氧和二氧化碳）和湿度的急剧变化，保证肺泡气和动脉血液中氧压（PO_2）和二氧化碳压（PCO_2）不会随呼吸过程而出现大的波动，保持肺泡气体交换的连续性，有利于肺换气。肺气肿患者的功能残气量增加，肺纤维化时功能残气量减小。

（3）肺活量、用力肺活量和时间肺活量 做最深吸气后再尽力呼气，所能呼出的最大气量称为肺活量（vital capacity，VC），为潮气量、补吸气量和补呼气量之和。通常成年男性平均约为 3500ml，成年女性约为 2500ml。肺活量可反映一次呼吸时的最大通气能力，是肺功能测定的常用静态指标，因个体差异性较大，一般只作为自身比较，可用于企业对尘肺等职业病的防治。

由于在测定肺活量时不限制呼气的时间，某些患者虽然已经发生肺组织弹性降低（如肺气肿）或呼吸道狭窄，通气功能受损，但如果延长呼气时间，所测得的肺活量仍可正常。因此，提出用力肺活量和时间肺活量的概念，能更好地反映肺通气功能。用力肺活量（forced vital capacity，FVC），是指一次最大吸气后，尽力尽快呼出的最大气量。做一次最大程度深吸气，在一定时间内以最快的速度向外呼气，在一定时间内能呼出的最大气量称为时间肺活量（timed vital capacity），也称用力呼气量（forced expiratory volume，FEV）。分别计算第 1s、2s、3s 末呼出的气量分别占用力肺活量的百分比，正常成人 FEV_1/FVC、FEV_2/FVC、FEV_3/FVC 分别为 83%、96%、99%，称为第 1s、2s、3s 的时间肺活量。在吸入气管扩张剂的前提下，FEV_1/FVC 小于 70% 是临床确定该患者存在气流受限且不能完全逆转的重要依据，比如慢性阻塞性肺病。因此，时间肺活量是肺功能测定的常用动态指标。

（4）肺总量　肺所能容纳的最大气量称为肺总量（total lung capacity，TLC），为肺活量和残气量之和。通常成年男性平均为5000ml，成年女性平均为3500ml。

（二）肺通气量和肺泡通气量

1. 肺通气量　每分钟吸入或呼出的气体总量称为肺通气量（又称每分肺通气量），等于潮气量与呼吸频率的乘积，即：

$$肺通气量 = 潮气量 × 呼吸频率$$

平静呼吸时，正常成人的呼吸频率为12～18次/分，潮气量约为500ml，则肺通气量为6000～9000ml/min。肺通气量的大小与性别、年龄、身材和活动量有关。

2. 无效腔和肺泡通气量　每次吸入的气体中有部分会停留在自鼻腔到终末细支气管的呼吸道内，而不参与肺泡与血液之间的气体交换，这段呼吸道被称为解剖无效腔，正常成人约为150ml。此外，也可因肺血管栓塞或因重力血流在肺内分布不均等原因，进入肺泡中的部分气体未能完全与血液进行气体交换，称为肺泡无效腔。肺泡无效腔和解剖无效腔合称为生理无效腔。由于无效腔的存在，肺通气量并不等同于能和血液进行完全气体交换的有效通气量。因此，衡量真正有效的气体交换效率，应该以肺泡通气量为标准。

3. 肺泡通气量　每分钟进入肺泡的新鲜空气量称为肺泡通气量（又称每分肺泡通气量）。一般情况下这部分气体是真正能够与血液进行交换的，也称为有效通气量。

$$肺泡通气量 = （潮气量 - 无效腔气量）× 呼吸频率$$

通常解剖无效腔容积固定，肺泡通气量主要受潮气量和呼吸频率的影响，但是二者对肺泡通气量和每分通气量的影响各有不同，如潮气量加倍而呼吸频率减半或潮气量减半而呼吸频率加倍时，肺通气量保持不变，但是肺泡通气量却明显变化（表5-1）。因此，在一定范围内，深而慢的呼吸比浅而快的呼吸效率高，这是由于解剖无效腔的存在，因此解剖无效腔增大（如支气管扩张症等）时肺通气的效率会降低。

表5-1　不同呼吸形式时通气量（ml/min）

呼吸形式	每分通气量	肺泡通气量
平静呼吸	0.5 × 12 = 6.0	（0.5 - 0.15）× 12 = 4.2
深慢呼吸	1.0 × 6 = 6.0	（1.0 - 0.15）× 6 = 5.1
浅快呼吸	0.25 × 24 = 6.0	（0.25 - 0.15）× 24 = 2.4

通常平卧位时，生理无效腔几乎等于解剖无效腔，肺泡无效腔为0。在部分肺泡周围血液障碍等病理情况下，虽然肺通气量正常，但这部分肺泡气不能与血液进行气体交换，导致肺泡无效腔增大，而影响肺通气。因此，无论是解剖无效腔还是肺泡无效腔增大均会降低呼吸效率。

第二节　气体交换

PPT

一、气体交换的原理

气体交换包括肺换气和组织换气两个呼吸过程，具体来说是肺泡与肺毛细血管之间、血液与组织细胞之间 O_2 和 CO_2 的交换，都是以单纯扩散的方式进行的。分压差是气体扩散的动力，决定着气体交换的方向和扩散速率。不论是气体状态，还是溶解于液体中，气体分子总是顺着压力梯度，从压力高处向压力低处扩散。压力差越大，气体扩散速率越快。大气是由 O_2、CO_2、N_2 等多种气体的的综合，某种气体在混合性气体形成总压中所占的压力，称为该气体的分压。温度和总压恒定时，该分压不受其他气体存在的影响，其大小仅取决于自身在混合气体中所占的容积比。即：

$$气体分压 = 总压力 \times 该气体的容积百分比$$

当气体分子与液体（血液）相接触时，气体分子在气体分压的作用下不断溶解于液体中，同时溶解的气体又不断从液体中逸出，这种气体从液体中逸出的力称为该气体的张力。当气体溶解与逸出的速度相等时，该气体的张力就等于其分压值。肺泡气、动脉血、静脉血和组织之间的 PO_2 和 PCO_2 不同，形成了气体压力梯度，为气体的交换提供了动力（表 5 - 2）。

表 5 - 2 肺泡气、血液和组织内氧分压和二氧化碳分压（mmHg）

	肺泡气	动脉血	静脉血	组织
PO_2	102	100	40	30
PCO_2	40	40	46	50

气体扩散速率通常是指单位时间内某种气体分子扩散的容积；溶解度是指在单位分压下某种气体溶解于单位容积液体中的气体容积；气体分子的溶解度与其分子量的平方根之比称为扩散系数。气体的扩散速率与该气体的溶解度成正比，溶解度大，其扩散速率也大。此外，气体扩散的速率还与温度、扩散面积成正比，与其分子量的平方根、扩散距离成反比。即：

$$气体扩散速率 \propto \frac{气体分压差 \times 溶解度 \times 温度 \times 扩散面积}{扩散距离 \times \sqrt{分子量}}$$

当温度和扩散面积、扩散距离恒定的前提下，肺泡与静脉血之间 O_2 分压差约为 CO_2 分压差的 10 倍（表 5 - 2）；在血浆中 O_2 和 CO_2 的溶解度分别为 21.1ml/L 和 515.0ml/L，CO_2 的溶解度比 O_2 的溶解度大约 24 倍；CO_2 和 O_2 的分子量分别为 44 和 32，二者的平方根之比为 1.14 : 1。综上，CO_2 的扩散速率约是 O_2 的 2 倍，故临床上机体缺 O_2 比 CO_2 潴留常见，呼吸困难的患者常先出现缺氧。

二、肺换气

（一）肺换气过程

来自肺动脉的静脉血流经肺毛细血管时，由于肺泡气的 PO_2（102mmHg）远远高于静脉血的 PO_2（40mmHg），而肺泡气的 PCO_2（40mmHg）又低于静脉血的 PCO_2（46mmHg），所以 O_2 由肺泡扩散入血液，CO_2 则由静脉血扩散入肺泡，完成肺换气过程（图 5 - 4），结果使静脉血变成了含 O_2 较多、含 CO_2 较少的动脉血。O_2 和 CO_2 均为脂溶性物质，因此肺换气进程极为迅速，仅需约 0.25s 即完成。而一般情况下，在一次心动周期中血液流经肺毛细血管的时间平均为 0.75s，所以在血液流经肺毛细血管全长约 1/3 时肺换气就已经完成。可见肺换气有足够时间保证，储备能力很大。

（二）影响肺换气的因素

上文已述，气体的扩散速率受气体分压差、溶解度、扩散面积及温度等因素影响，其中扩散面积和扩散距离是影响人体肺换气的主要因素。此外，呼吸膜的厚度、面积以及通气/血流比值对肺换气具有十分重要的影响。

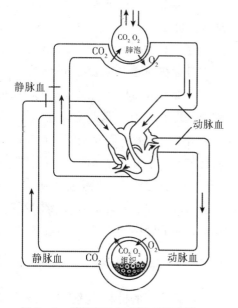

图 5 - 4 肺换气和组织换气示意图

1. 呼吸膜的厚度和面积 气体扩散量与呼吸膜的厚度成反比。肺换气过程中，气体在肺泡腔与肺毛细血管腔之间交换要经过 6 层结构组成的呼吸膜，分别是肺泡表面液体层（含有表面活性物质）、肺泡上皮细胞层、肺泡上皮基底膜层、间质层、毛细血管基膜层和毛细血管内皮细胞层。呼吸膜的总厚度不足 1μm，平均厚度不足 0.6μm，最薄的地方仅为 0.2μm，气体分子很容易扩散通过。在病理情况下，如肺炎、肺水肿、肺纤维化等造成呼吸膜增厚，会降低气体扩散速率，扩散量减少。尤其在运动状态时，血流加速，缩短了气体在肺部的交换时间，该改变对肺换气的影响尤为突出。

气体扩散量又与呼吸膜的面积成正比。正常成人的肺约有 3 亿个肺泡，呼吸膜的总扩散面积很大，约为 100m²。安静状态下，用于气体交换的呼吸膜面积仅约 40m²，具有很大的面积储备；劳动或运动状态下，机体处于用力呼吸模式，肺毛细血管开放的数量和程度均增加，扩散面积也大大增大，可达 70m²，以保证气体交换的顺利完成。在病理情况下，如肺实变、肺不张、肺气肿或肺毛细血管阻塞等，均可使呼吸膜扩散面积减少，气体扩散量减少而影响肺换气。

2. 通气/血流比值　高效率的肺换气，既要有足够的通气量，为机体提供需要的 O_2 并排出 CO_2，还需有与之相匹配的血流量将 O_2 带走、运来 CO_2，它们之间应有一个最恰当的比值。通气/血流比值（V/Q）是指每分钟肺泡通气量（V）与每分钟肺血流量（Q）之比。该比值反映了肺泡通气量与肺毛细血管血液灌注量的匹配程度。

安静状态下，健康成人每分肺泡通气量约为 4.2L/min，每分肺血流量相当于心输出量，约为 5.0L/min，因此 V/Q 的正常比值约为 0.84。此时通气量与肺血流量的匹配程度为最佳状态，肺泡气与血液能进行充分的气体交换，肺换气的效率最高。若二者不匹配，则导致肺换气效率降低。如 V/Q 比值增大，可能是肺通气过度或肺血流量减少，这意味肺泡气未全部与血液进行气体交换，肺泡无效腔增大，肺通气未被充分利用，多见于肺血流量减少，如肺动脉部分栓塞；反之，V/Q 比值减少，可能是肺泡通气量不足或肺血流过多，使流经肺泡的血液得不到充分的气体交换就回流到心脏，形成了功能性动 - 静脉短路，多见于肺泡通气量不足，如支气管痉挛。可见无论 V/Q 比值增大还是减小，只要偏离 0.84，均导致肺换气效率降低，机体出现缺 O_2 和 CO_2 潴留，以 O_2 更为常见。但是，在安静状态下健康成人 V/Q 比值 0.84 仅是平均值。在体位和重力的影响下，人体直立时的肺泡通气量从肺尖到肺底逐渐增大，肺毛细血管血流也同样增长，以后者增长得更为明显。肺尖部的 V/Q 比值可高达 3 以上，而肺底部可低至 0.6。

综上所述，有效的肺换气依靠肺泡通气与肺血流量的高效匹配保障。正常情况下，也存在着肺各部位本身存在的通气与血流的分布不均，但是自身调节作用可在一定范围内对 V/Q 比值进行调整，同时肺的全部肺泡面积和毛细血管面积在正常情况下都远大于气体交换需要的实际面积，因此在正常生理范围内出现的 V/Q 比值改变，并不影响机体摄取 O_2 和排出 CO_2。但在病理情况下，肺通气与肺毛细血管血流分布不均及两者比例的严重失调，就会使患者不能进行有效的肺换气而出现低氧血症，比如慢性阻塞性肺气肿患者。这是因为，慢性阻塞性肺气肿患者，呼吸道不畅导致呼吸困难，肺泡内大量积气，肺内压升高就会压迫肺泡壁毛细血管，减少其血流量，而血流量的减少又会引起局部组织缺氧，缺氧既而又会引起毛细血管纤维组织增生导致毛细血管闭塞，又会进一步减少流经肺泡的血流量，明显增加 V/Q 比值，降低肺换气效率，导致慢性阻塞性肺气肿的患者产生低氧血症。

三、组织换气

组织换气的机制及其影响因素类似于肺换气。当动脉血流经组织毛细血管时，由于组织中的 PO_2（30mmHg 以下）低于动脉血的 PO_2（100mmHg），PCO_2（50mmHg）高于动脉血的 PCO_2（40mmHg），在分压差的推动下，O_2 由动脉血向组织细胞扩散，组织细胞中的 CO_2 向血液扩散，完成组织换气。结果使动脉血变成了含 O_2 较少、含 CO_2 较多的静脉血（图 5 - 4）。

组织换气可受多种因素的影响，这些因素可以直接影响换气的动力又可以彼此相互作用：①组织细胞的代谢水平。组织细胞代谢旺盛时，耗 O_2 量和生成的 CO_2 均会增多，造成血液与组织细胞间 O_2 和 CO_2 气体的分压差增大，促进了气体交换。同时由于产生的酸性物质增多，导致毛细血管大量开放，增加血供，也有利于气体交换。②组织的血流量。当组织的血流量较少时，运输 O_2 和 CO_2 的功能就会降低，不利于气体交换。③组织细胞与毛细血管之间的距离。组织细胞距离毛细血管越远，气体需要扩散的距离就会增大，扩散速度降低，减少了换气。如组织水肿时，气体扩散距离增大可影响组织细胞的气体交换，上升组织液静水压，压迫毛细血管，甚至中断组织供氧，当组织的血流量较少时，运输 O_2 和 CO_2 的功能就会下降，不利于气体交换。

第三节 气体在血液中的运输

PPT

O_2 经肺换气摄取后通过血液循环被运输到机体各器官组织以供细胞利用；CO_2 由细胞代谢产生后经组织换气进入血液后，同样也要经血液循环被运送到肺而排出体外。可见，气体在血液中的运输，是沟通内呼吸和外呼吸的中间重要环节。O_2 和 CO_2 两种气体在血液中的运输形式均有两种，即物理溶解和化学结合，以化学结合为主。血液中物理溶解的 O_2 和 CO_2 均较少，但却非常重要。气体必须先溶解于血液后才能发生化学结合；结合状态的气体也必须先分解，在血浆中呈解离状态，才能够逸出血液。体内气体的物理溶解和化学结合状态处于动态平衡。

一、氧的运输

（一）氧气在血液中的运输形式

气体的溶解量取决于该气体的分压差和溶解度，分压高、溶解度高的气体溶解的量多，反之成立。O_2 在血液中的溶解度较低，正常成人每 100ml 动脉血液中不超过 0.3ml 的 O_2，而每 100ml 动脉血中血红蛋白（Hb）结合的 O_2 量约为 20ml。因此，经肺换气进入血液中的 O_2，只有少部分以物理溶解的方式运输，约占血液中 O_2 总运输量的 1.5%；绝大部分 O_2 进入红细胞会与 Hb 结合，以化学结合的形式来运输，约占血液中 O_2 总运输量的 98.5%。

（二）Hb 与 O_2 结合的特点

进入红细胞后 O_2 与 Hb 结合形成氧合血红蛋白（HbO_2），可表示为：

$$Hb + O_2 \underset{PO_2低（组织）}{\overset{PO_2高（肺部）}{\rightleftharpoons}} HbO_2$$

Hb 与 O_2 的结合具有如下特点：①结合能力强、反应速度快、不需酶的催化、呈可逆性，发生反应的方向主要取决于血液中 PO_2。当血液流经 PO_2 高的肺部时，血液中 Hb 与 O_2 结合顺向形成 HbO_2；当血液流经 PO_2 低的组织时，血液中的 HbO_2 迅速解离，释放出 O_2，逆向成为 Hb。② Hb 与 O_2 的结合反应是氧合而不是氧化。1 个 Hb 分子是由 1 个珠蛋白和 4 个血红素构成的，每个血红素含 1 个 Fe^{2+}，Fe^{2+} 与 O_2 可逆性的结合，Fe^{2+} 没有发生电子转移不改变价态，故不属于氧化而是可逆性的结合，即氧合。③ HbO_2 呈鲜红色，去氧 Hb 呈紫蓝色。当血液中去氧 Hb 的含量超过 5g/100ml 时，在皮肤、黏膜、甲床等毛细血管丰富的浅表部位可呈暗紫色，这种现象称为发绀。一般认为发绀是缺氧的指征之一，但也有例外。红细胞增多（如高原性红细胞增多症）或血红蛋白异常增多的人，由于血液中 Hb 总含量增多，血液中去氧血红蛋白含量超过 5g/100ml 而出现发绀，但机体不一定缺氧；严重贫血的患者，血液中 Hb 总含量较少，虽有缺氧症状但血液中去氧血红蛋白含量达不到 5g/100ml，不会出现发绀。此外，

CO 中毒时，CO 与 Hb 的结合能力是 O_2 的 200 倍以上，CO 与 Hb 结合形成 HbCO，从而极大程度上阻碍了 Hb 与 O_2 的结合能力，造成人体缺氧。此时患者因为血液中去氧血红蛋白含量未达到 5g/100ml 而不出现发绀，却出现特征性的樱桃红色（HbCO 显色），但缺氧严重。

血液含氧的多少通常用血氧饱和度表示，1 分子 Hb 最多可结合 4 分子 O_2。在 O_2 充足（$PO_2 \geqslant$ 100mmHg）的情况下，1gHb 最多可结合 1.34ml 的 O_2。由于血中的 O_2 绝大部分与血红蛋白结合，通常将 100ml 血液中 Hb 所能结合的最大 O_2 量称为氧容量（oxygen capacity），其大小与 Hb 浓度和 PO_2 有关，实际上血液的含 O_2 量并不一定能达到最大值。将 100ml 血液中 Hb 实际结合的 O_2 量称为氧含量（oxygencontent），其大小主要受 PO_2 影响。血液中氧含量占氧容量的百分比，称为氧饱和度（oxygen saturation，SaO_2），即血氧饱和度 =（氧含量/氧容量）× 100%。计算得出，健康成人动脉血氧饱和度约为 98%，静脉血氧饱和度约为 75%。

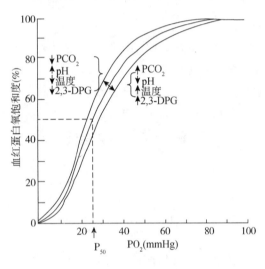

图 5 - 5　氧解离曲线及主要影响因素

（三）氧解离曲线及影响因素

1. 氧离曲线　表示 PO_2 与血氧饱和度的关系曲线，称氧解离曲线（oxygen dissociationcurve curve），简称氧离曲线，呈近似 S 型（图 5 - 5）。该曲线反映，在一定范围内血氧饱和度与 PO_2 呈正相关，但并非完全呈线性关系。

氧解离曲线具有重要的特点及意义：①氧解离曲线上段（相当于血液 PO_2 在 60 ~ 100mmHg 间的部分）比较平坦，是反映 Hb 与 O_2 结合的部分。在此范围内，Hb 与 O_2 的亲和力较高，PO_2 的变化对氧饱和度的影响不大。当 PO_2 为 100mmHg、80mmHg 和 60mmHg 时，血氧饱和度分别为 97.4%、96% 和 90%，变化不大。因此，在此 PO_2 范围内机体能保持足够的摄 O_2 量，组织不易缺 O_2，具有较大的安全系数。如在高原、高空或是轻度呼吸功能不全的患者，即使吸入气或肺泡气的 PO_2 有所降低，但只要不低于 60mmHg，氧饱和度仍可维持在 90% 以上，血液仍可携带足够 O_2，不致出现明显的低氧血症，但容易掩盖早期的缺氧，导致病情进一步恶化时，血 PO_2 稍有下降血氧饱和度就会急转直下，使患者出现严重的缺 O_2。同时，上述情况也说明在此阶段仅靠提高吸入气中的 PO_2，对 O_2 的摄取并无帮助。②氧解离曲线中段（相当于 PO_2 在 40 ~ 60mmHg 之间的部分）比较陡直，是反映 HbO_2 释放 O_2 的部分。表示的是安静状态下血液对组织的供氧情况。表明 PO_2 轻度下降即可引起血氧饱和度的大幅度下降，使 HbO_2 释放出较多的 O_2，有利于安静状态下组织代谢的氧供。③氧解离曲线下段（相当于 PO_2 在 15 ~ 40mmHg 之间的部分）坡度最陡，也是反映 HbO_2 释放 O_2 的部分。表明 PO_2 稍有下降血氧饱和度就会大幅度的下降，HbO_2 释放大量的 O_2。当组织代谢活动加强时，耗 O_2 量增多，PO_2 进一步可下降至 15mmHg，促使 HbO_2 进一步大量解离，释放出更多的 O_2，血氧饱和度可降至 22%，此时血液提供给组织的 O_2 量可达安静时的 3 倍，从而满足机体对 O_2 的需求。因此这段曲线表明血液对组织的供氧有很大的贮备能力，能满足组织活动增强时的需要。另外，该段曲线的这一特点还提示，当血液 PO_2 较低时，只要吸入少量的 O_2，就可以明显提高 PO_2，从而提高氧含量和氧饱和度。这就是慢性阻塞性呼吸障碍患者出现低氧血症时，可采用低流量、低浓度持续吸 O_2 疗法治疗的理论基础。

2. 影响氧离曲线的因素　Hb 与 O_2 的亲和力发生变化时可使氧离曲线的位置发生偏移。影响氧离曲线的主要因素包括血液 PCO_2、pH、温度和 2,3 - 二磷酸甘油酸（2,3 - DPG）。①PCO_2 和 pH：人体活动增强时，CO_2 产生量或酸性代谢产物增多，使血液 PCO_2 升高、pH 下降，氧离曲线右移，即 Hb 结合 O_2 的能力减弱，释放更多的 O_2，有利于组织对 O_2 的摄取；反之，血液 PCO_2 降低、pH 升高，则氧离曲线左移，表明 Hb 与 O_2 的结合能力增强而 O_2 释放量减少。酸度对 Hb 和氧亲合力的这种影响称为波尔效应，波尔效应一方面促进肺毛细血管血液的氧合又利于组织毛细血管血液释放 O_2。②温度：温度升高，氧离曲线同样右移，Hb 与 O_2 的结合能力降低，释放 O_2 增多，有利于组织摄取更多的 O_2；反之，温度降低，氧离曲线左移，增强 Hb 与 O_2 的亲和力，有利于血液在肺部摄取更多的 O_2，如低温麻醉时，曲线左移使得 HbO_2 不会解离出较多的 O_2。③2,3 - 二磷酸甘油酸：红细胞在无氧糖酵解可形成较多的 2,3 - DPG，减弱 Hb 与 O_2 的亲和力，使氧解离曲线右移，促进更多 O_2 的释放，有利于人体对低 O_2 环境的适应；反之，2,3 - DPG 减少，氧解离曲线左移，增强 Hb 与 O_2 的结合（图 5 - 5）。利用上述原理，对一些高热患者实际临床中可采用低温疗法，在治疗期间，可显著降低除脑、心等生命器官外的其他组织代谢活动，减少耗 O_2 量，减少 HbO_2 的解离；在心、脑（尤其是脑）处的代谢活动增强，耗 O_2 量增多，PCO_2 增多，HbO_2 就会解离出更多的 O_2 以供这些重要器官利用。

二、二氧化碳的运输

CO_2 在血液中同样也是物理溶解和化学结合两种运输形式。CO_2 在血液中物理溶解的量虽然比 O_2 大，但健康成人的 1L 静脉血中也最多只能溶解 30ml，仅约占血液中 CO_2 运输总量的 5%，而以化学结合形式运输的 CO_2 约占 95%，是 CO_2 的主要运输形式。CO_2 的化学结合运输形式有两种：一是形成碳酸氢盐，约占 CO_2 运输总量的 88%；二是形成氨基甲酸血红蛋白，约占 7%。

（一）碳酸氢盐形式

血液流经组织时，CO_2 自组织细胞代谢产生，进入毛细血管溶解于血浆中，大部分 CO_2 迅速扩散入红细胞。在红细胞内碳酸酐酶（CA）的催化下，与 H_2O 快速结合生成 H_2CO_3，H_2CO_3 又很快解离生成 H^+ 和 HCO_3^-。解离出的 H^+ 和 Hb 结合，生成 HHb，促进 O_2 的释放供组织利用，同时生成的 HCO_3^- 不断增多。小部分的 HCO_3^- 与细胞内 K^+ 结合生成 $KHCO_3$，大部分的 HCO_3^-（约70%）顺其浓度差扩散入血浆，与血浆中的 Na^+ 结合生成 $NaHCO_3$，并主要以此形式在血液中运输，$NaHCO_3$ 是血液中重要的碱储备。随着 HCO_3^- 不断扩散进入血浆，红细胞内负离子不断减少，而红细胞膜不允许正离子自由通过，就会造成红细胞膜内外的电位差，为了保持细胞内外的电荷平衡，Cl^- 便由血浆扩散进入红细胞，这一现象称为 Cl^- 转移（图 5 - 5）。该反应是可逆的，当血液流经肺部时，由于肺泡气 PCO_2 低，CO_2 经血浆扩散入肺泡，反应向相反的方向进行，CO_2 最终排出体外。

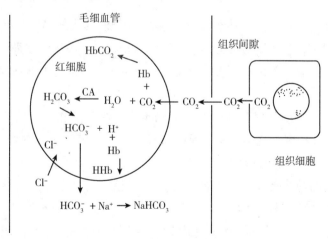

图 5 - 6　二氧化碳的血液运输

（二）氨基甲酸血红蛋白形式

当血液流经组织时，进入红细胞的一小部分 CO_2 能直接与 Hb 上的自由氨基（—NH_2）结合，形成氨基甲酸血红蛋白（HbNHCOOH），又称碳酸血红蛋白。反应如下：

$$HbNH_2O_2 + CO_2 \xrightleftharpoons[\text{PCO}_2\text{低（肺）}]{\text{PCO}_2\text{高（组织）}} HbNHCOOH + O_2$$

此反应不需要酶的参与，反应非常迅速而可逆，调节这一反应的主要因素是氧合作用。Hb 与 CO_2 的结合能力是 HbO_2 的 3.5 倍。体循环中，血液流经组织细胞处，HbO_2 对 O_2 的释放形成了 Hb，促进了 Hb 与 CO_2 结合形成 HbNHCOOH；肺循环中，O_2 与 Hb 形成 HbO_2，促进 HbNHCOOH 解离，释放出 CO_2 和 H^+。虽然 CO_2 以氨基甲酸血红蛋白形式运输的仅占其总运输量的 7%，但在肺脏排出的 CO_2 却约有 17.5% 是以这种形式运输的。

第四节　呼吸运动的调节

PPT

呼吸运动是由许多呼吸肌相互协调配合共同完成的节律性运动。随着内外环境的改变，呼吸运动的深度和频率可相应变化，使肺通气量与机体的代谢水平相适应，以维持内环境的稳定。例如，当人体劳动或运动时，机体代谢增强，呼吸运动变得加深加快，增加肺通气量，摄入更多的 O_2，排出更多的 CO_2，以满足代谢需要。呼吸运动是依赖机体神经调节和体液调节的共同作用：神经调节包括随意和非随意两个不同的中枢控制系统，主要调节呼吸运动的节律性；体液调节主要是维持动脉血的 PO_2 和 PCO_2。

一、呼吸中枢和呼吸节律的形成

呼吸中枢（respiratory center）是指在中枢神经系统内，产生和调节呼吸运动的神经细胞群，它们广泛分布于大脑皮质、间脑、脑桥、延髓和脊髓等部位。各级呼吸中枢在呼吸节律的产生和调节中起到不同的作用，正常节律性呼吸运动就是在各级呼吸中枢的共同作用下实现的，各级呼吸中枢相互协调制约对各种传入冲动进行整合加工。

（一）呼吸中枢

1. 脊髓　脊髓中支配呼吸肌的运动神经元位于第 3~5 颈段（支配膈肌）和胸段（支配肋间肌和腹肌等）前角。动物实验提示，若在脊髓与延髓之间横断，动物的呼吸运动立即停止且不能再恢复，说明脊髓并不能产生节律性呼吸运动，它只是联系呼吸肌和高位呼吸中枢的中继站和整合某些呼吸反射的初级中枢。

2. 延髓　动物实验中若横断延髓和脑桥之间的脑干，保留延髓和脊髓的联系，发现动物呼吸不会停止，只是呼吸运动的节律出现不规则现象，呈喘息样呼吸。这表明延髓是产生呼吸节律的基本中枢，但正常呼吸节律的形成还需要上位呼吸中枢的调节作用。

随呼吸运动同步放电的神经元（即呼吸神经元）在延髓的背内侧（孤束核的腹外侧部）和腹外侧区（疑核、后疑核和面神经后核）两个部位存在，分别称为背侧呼吸组（DGR）和腹侧呼吸组（VRG）。DGR 主要含有吸气神经元，与吸气神经元同步发射冲动，其主要作用是使吸气肌收缩而产生吸气动作。VRG 同时含有多种吸气神经元和呼气神经元，其主要作用是使呼气肌收缩而产生主动呼气，也可调节咽喉部辅助呼吸肌以及脊髓和延髓内呼吸神经元的活动。

3. 脑桥　脑桥的呼吸神经元主要位于臂旁内侧核和相邻的 Kölliker - Fuse（KF）核，两者合称为

PBKF 核群。主要含有控制呼吸运动的呼吸神经元，它们与延髓呼吸神经元之间具有广泛的双向联系，是呼吸调整中枢所在部位。动物实验证明，若在动物的中脑和脑桥之间横断，保留延髓与脑桥之间的正常联系，动物的呼吸无明显变化；若在脑桥的上、中部之间横断，动物的呼吸将会变深变慢，如果再切断双侧迷走神经，吸气运动将会大大延长。上述现象说明，脑桥的呼吸神经元作用是限制吸气，促使吸气转向呼气，防止吸气过长过深。因此，正常呼吸节律的产生和维持，有赖于延髓（呼吸的基本中枢）和脑桥（呼吸的调整中枢）这两个呼吸中枢的共同作用。

4. 高位脑 脑桥以上的高级中枢为高位脑，包括大脑皮质、边缘系统、下丘脑等，对呼吸运动有一定的调节作用，特别是大脑皮质。在一定程度上，大脑皮质可以随意控制脊髓呼吸神经元和低位脑干的活动，以保证与呼吸运动相关其他活动的正常完成。例如，日常生活中，人在清醒时在一定限度内随意屏气，或在说话、唱歌、吹奏乐器时做发生动作时需要有意识地改变呼吸的频率和深度，都属于行为性呼吸调节。此外，也可以在条件反射或情绪改变时引起呼吸运动的变化，这些都是在大脑皮质的控制和精细调节下完成的。例如，当运动员看见或听到竞赛信号时，呼吸运动即开始变得深而快。

需要指出的是，脑桥和延髓组成的低位脑干对呼吸运动的调节属于不随意的自主呼吸节律调节系统，而大脑皮质对呼吸运动的调节属于随意呼吸节律调节系统。上述两个系统的下行神经通路是完全分开的，故在临床上可出现自主呼吸和随意呼吸分离的现象。例如，位于脊髓前外侧索下行的自主呼吸通路受损的患者，虽自主呼吸运动障碍或消失，但仍可进行随意呼吸，但是该患者一旦入睡，呼吸运动就会立即停止，因此，常需人工的机械通气来维持肺通气。

此外，呼吸运动和心理活动也有着密切的联系，心理因素可以制约或调解呼吸运动。下丘脑和边缘系统既是内脏活动的重要中枢，兴奋时可导致呼吸时内脏功能的改变，同时，下丘脑和边缘系统又是心理活动的高级整合部位。例如，在紧张、哭泣、叹息或发怒等心理变化时，机体的呼吸频率和深度均会发生明显的变化。在临床上还观察到，哮喘患者越是恐惧、焦虑、紧张等，哮喘发作得就会越严重越频繁，这也反映出心理因素对呼吸运动的影响。

（二）呼吸节律的形成

关于正常呼吸节律的形成机制尚未明确，目前主要有起步细胞学说和神经元网络两种学说。

有关起步细胞学说的实验依据多来自新生动物，此学说认为节律性呼吸是由位于延髓具有起步样活动的神经元节律性兴奋引起的。起步细胞学说较好地解释了新生动物呼吸节律的形成，而神经元网络学说的依据主要来自成年动物实验，在阐述成年动物的呼吸节律形成中占主导地位，该学说认为呼吸节律的产生依赖于延髓内呼吸神经元复杂的相互联系和作用。至于两种学说正确与否或是均正确，至今尚不明确，有待于更深一步的研究。但值得肯定的是，假设呼吸节律的产生依赖于起步细胞的活动，神经元网络的作用也是维持完整机体正常节律性呼吸活动的样式和频率所必需的。

二、呼吸运动的反射性调节

中枢神经系统接受各种感受器的传入冲动，通过反射的方式来实现对呼吸运动的调节，称为呼吸的反射性调节。主要包括化学感受性反射调节和机械感受性反射调节两种。同时，呼吸的节律性活动虽然受中枢神经系统控制，但呼吸运动的深度和频率等也受来自呼吸器官本身、血液循环器官等其他系统感受器传入冲动的反射性调节。

（一）化学感受性反射

化学因素对呼吸运动的调节形成反射性活动，称为化学感受性反射。化学因素主要包括动脉血液、组织液或脑脊液中的 PO_2、PCO_2 和 H^+ 的浓度等，这些因素的变化通过化学感受器反射性调节呼吸运动，以维持机体正常的代谢活动。

1. 化学感受器 参与调节呼吸运动的化学感受器，按其所在部位的不同可分为外周化学感受器和中枢化学感受器两类。

（1）外周化学感受器 位于颈动脉体和主动脉体，可直接感受动脉血中 PCO_2、PO_2 和 H^+ 浓度的变化，反射性地调节呼吸。实验证明，动脉血液中 PO_2 降低、PCO_2 升高和 H^+ 浓度增高都可兴奋外周化学感受器，神经冲动分别沿窦神经（后并入舌咽神经）和迷走神经传入延髓呼吸中枢，反射性地调节呼吸和心血管活动。

（2）中枢化学感受器 位于延髓腹外侧的浅表部位，左右对称，对脑脊液和局部脑组织细胞外液的 H^+ 敏感。脑脊液中 H^+ 浓度升高时，刺激中枢化学感受器兴奋呼吸中枢。

2. CO_2、H^+ 和 O_2 对呼吸的调节作用

（1）CO_2 对呼吸的调节 CO_2 是最重要的调节呼吸的生理性体液因子，血中一定水平的 PCO_2 是维持呼吸和呼吸中枢兴奋性所必需的。如果发生了过度通气，可使呼吸减弱，甚至呼吸暂停，这是因为 CO_2 排出过多，动脉血中 PCO_2 过低导致，当吸入气中 CO_2 浓度适当增加又可加强呼吸，增加肺通气量。例如，当吸入气中的 CO_2 含量由正常的 0.04% 增加到 1% 时，呼吸开始加深，肺通气量开始增加；若吸入气中的 CO_2 增加到 4% 时，呼吸频率也增加，肺通气量可增加 1 倍。然而当吸入气中 CO_2 含量超过 7% 时，肺通气量不能再相应增加，不能完全及时清除 CO_2，致使动脉血中 PCO_2 直线上升，导致中枢神经系统包括呼吸中枢活动抑制，将会引起呼吸困难、头痛、头昏等症状；若超过 15%～20%，肺通气显著降低，可出现惊厥、昏迷，CO_2 麻醉现象甚至呼吸停止。

血液中 CO_2 对呼吸的刺激作用通过中枢化学感受器和外周化学感受器两条途径实现，以中枢化学感受器途径为主。这是引起血液中的 CO_2 极易通过血-脑屏障进入脑脊液，在碳酸酐酶作用下于脑组织内与 H_2O 生成 H_2CO_3，H_2CO_3 既而解离出 H^+，H^+ 作用于中枢化学感受器，兴奋呼吸运动。

（2）H^+ 对呼吸的调节 H^+ 对呼吸运动的作用机制与 CO_2 相似。中枢化学感受器对 H^+ 的敏感性比外周化学感受器高约 25 倍，而血液中的 H^+ 不易通过血-脑屏障，限制了 H^+ 对中枢化学感受器的刺激作用。所以 H^+ 对呼吸的调节虽然也是通过中枢化学感受器和外周化学感受器共同实现的，但是以外周化学感受器为主。当动脉血中 H^+ 浓度升高时，可反射性地引起呼吸加快，肺通气量增加，如糖尿病、肾衰竭或代谢性酸中毒患者的血液中 H^+ 浓度增加，可增强呼吸运动，出现库斯莫呼吸（Kussmaul's respiration）；血液中 H^+ 浓度降低时，呼吸运动受到抑制，如碱中毒的患者会发生呼吸缓慢。

（3）低 O_2 对呼吸的调节 当吸入气中 PO_2 降低时，动脉血中 PO_2 也随之降低，可导致呼吸加深加快，肺通气量增加。一般情况下，动脉血 PO_2 对正常呼吸的调节作用并不大，只有当动脉血中 PO_2 下降到 80mmHg 时，才可觉察到肺通气量的增加，此时对呼吸的调节作用才有重要意义；当动脉血中 PO_2 下降到 60mmHg 以下时，低 O_2 兴奋呼吸的作用才会出现明显效应。在高山或高空等特殊情况下，由于大气压降低，吸入气中的 PO_2 也明显降低，通过刺激化学感受器兴奋呼吸；严重的肺气肿或肺源性心脏病患者，由于肺换气功能障碍引发持续的低 O_2 和 CO_2 潴留，此时中枢化学感受器对 CO_2 的刺激已经产生适应，而外周化学感受器对低 O_2 的刺激适应很慢，这时低 O_2 刺激外周化学感受器是维持呼吸中枢兴奋的主要途径。对于这类患者，不宜快速大量给 O_2，应该采取低浓度持续给 O_2，否则将会解除低 O_2 对呼吸的刺激作用，导致呼吸抑制甚至停止。

在动物实验中发现，若摘除动物外周化学感受器，低 O_2 对呼吸的兴奋作用会完全消失，呼吸反而抑制，可见低 O_2 对呼吸的兴奋作用完全是通过刺激外周化学感受器来实现的。低 O_2 对呼吸中枢具有直接的抑制作用，而且这种抑制作用会随着低 O_2 程度的加重而逐渐加强。通常轻、中度低 O_2 时，由于低 O_2 兴奋外周化学感受器的效应比其对呼吸中枢的直接抑制作用更强，足以抵消低 O_2 对呼吸的直接抑制作用，所以一般表现为呼吸加强、通气量增加。但在严重低 O_2（动脉血 PO_2 降到 40mmHg 以下）时，来自外周化学感受器的兴奋作用不足以抵消低 O_2 对呼吸中枢的直接抑制作用，则表现为呼吸减弱甚至停止。

综上所述，上述三种体液因素单独起作用时，都可以兴奋呼吸运动，尤以 PCO_2 对呼吸的兴奋作用最强，H^+ 的浓度次之，低 O_2 作用最弱。但实际上，在机体内往往不会只有一个因素单独作用，而是以上三种因素之间相互影响，相互作用，共同发生变化。

（二）机械感受性反射

1. 肺牵张反射 由肺扩张或肺萎陷引起的呼吸反射称为肺牵张反射（pulmonary stretch reflex），也称黑 – 伯反射（Hering – Breuer reflex），它包括肺扩张反射和肺萎陷反射。

（1）肺扩张反射 肺扩张时抑制吸气活动的反射，称为肺扩张反射。其感受器主要分布在支气管和细支气管的平滑肌层内，阈值低，对牵拉刺激敏感，且适应慢，是牵张感受器。吸气时，肺扩张并牵拉呼吸道也扩张，牵张感受器受刺激而兴奋，冲动沿迷走神经传入延髓，通过一定的神经联系使吸气神经元的活动受到抑制，结果使吸气转为呼气。肺扩张反射的生理意义就在于促使吸气向呼气转换，防止吸气过深过长，使呼吸频率增加，与脑桥呼吸调整中枢共同调节呼吸的频率和深度。若切断动物双侧迷走神经，吸气过程明显延长，呼吸变得深而慢。

肺扩张反射的敏感性有明显的动物种属差异性。动物实验发现，家兔的敏感性最高，人类的敏感性最低。婴儿出生 4~5 天后肺扩张反射的敏感性明显减弱。但健康成人的平静呼吸时，肺扩张反射一般不参与呼吸运动的调节，只有潮气量超过 1.5L 时该反射才会发挥作用。但在肺炎、肺水肿、肺充血等病理情况下，由于肺顺应性降低，肺泡的可扩张程度减小，肺不易扩张，吸气时对支气管的牵张刺激较强，可以引起肺扩张反射，使呼吸变浅、变快。

（2）肺萎陷反射 肺缩小时引起吸气兴奋或促进呼气转换为吸气的反射，称为肺萎陷反射。其感受器同样位于呼吸道的平滑肌内，但性质尚不清楚。该反射只有在极度肺萎陷时才出现，对防止呼气过度和肺不张有一定的作用，但对平静呼吸的调节意义不大。临床上开放性气胸的患者呼吸运动会增强，部分原因就是来自于肺萎陷。

2. 呼吸肌本体感受性反射 由呼吸肌本体感受器传入冲动引起的呼吸变化的反射，称为呼吸肌本体感受性反射。该反射的本体感受器是肌梭和肌腱。当肌梭受到牵张刺激时，其冲动经背根传入脊髓中枢，可以反射性引起其所在骨骼肌的收缩。呼吸机通过本体感受性反射，增强呼吸，但人体在平静呼吸时这一反射作用并不明显，只有当运动或呼吸道阻力增大（如支气管痉挛）时，呼吸肌收缩负荷增加，肌梭受到较强刺激，反射性加强呼吸肌的收缩力量，克服气道阻力，以维持正常肺通气功能。

3. 防御性呼吸反射 呼吸道黏膜受刺激时，引起的一些对机体有保护作用的呼吸反射，称为防御性呼吸反射。主要有咳嗽反射和喷嚏反射两类。

（1）咳嗽反射 咳嗽反射是最常见的一种防御反射，感受器位于喉、气管和支气管的黏膜上皮中。位于大支气管以上部位的感受器对机械刺激敏感，而二级支气管以下部位的感受器则对化学刺激敏感。兴奋可经迷走神经传入到延髓呼吸中枢，咳嗽时可先引起短促的深吸气，继而声门紧闭，强烈收缩呼吸肌，使肺内压骤增，然后声门突然开放。在极大气压差的推动下，气流喷射而出，同时将喉以下呼吸道内的异物或分泌物排出。正常的咳嗽反射的生理意义是具有清洁、保护和维持呼吸道通畅的作用，但长期剧烈咳嗽会对人体造成不利的影响，应及时治疗。

（2）喷嚏反射 喷嚏反射类似于咳嗽反射，但其感受器位于鼻黏膜，传入神经为三叉神经，中枢为脑干。该反射与咳嗽效应不同的是腭垂下降，舌压向软腭，声门并不关闭，使肺内的气体从鼻腔喷出。其生理意义是及时清除鼻腔中的异物。

答案解析

目标检测

一、单选题

1. 正常情况下呼吸的方式是（ ）

    A. 腹式呼吸　　　　　　B. 胸式呼吸　　　　　　C. 混合式呼吸

    D. 主动呼吸　　　　　　E. 被动呼吸

2. 下列部位中，二氧化碳分压最高的部位是（ ）

    A. 空气　　　　　　　　B. 肺泡　　　　　　　　C. 动脉血

    D. 静脉血　　　　　　　E. 细胞内液

3. 呼吸机的原理是造成（ ）

    A. 呼吸运动　　　　　　B. 肺泡内压　　　　　　C. 大气压

    D. 肺内压与大气压之差　E. 胸内压与大气压的差

4. H^+ 对呼吸的刺激主要是通过（ ）

    A. 直接刺激中枢的呼吸神经元

    B. 刺激中枢的化学感受器

    C. 刺激颈动脉窦和主动脉弓感受器

    D. 刺激颈动脉体和主动脉体感受器

    E. 抑制颈动脉体和主动脉体感受器

5. 肺牵张反射的传入神经是（ ）

    A. 迷走神经　　　　　　B. 交感神经　　　　　　C. 窦神经

    D. 主动脉神经　　　　　E. 膈神经

6. 脑桥呼吸调整中枢的主要功能是（ ）

    A. 激活延髓长呼中枢　　B. 限制吸气的时程　　　C. 作为牵张反射的中枢

    D. 形成基本的呼吸节律　E. 抑制延髓长呼中枢

7. 肺的有效通气量是指（ ）

    A. 肺活量　　　　　　　B. 每分通气量　　　　　C. 每分肺泡通气量

    D. 潮气量　　　　　　　E. 最大通气量

8. 正常呼吸节律的形成依赖于（ ）

    A. 延髓和脑桥的活动　　B. 中脑和脑桥的活动　　C. 下丘脑和延髓的活动

    D. 大脑皮质的活动　　　E. 脊髓和延髓的活动

9. 可较好地评价肺通气功能的指标是（ ）

    A. 潮气量　　　　　　　B. 肺活量　　　　　　　C. 残气量

    D. 时间肺活量　　　　　E. 功能残气量

10. 肺牵张反射的生理意义是（ ）

    A. 减少肺弹性阻力　　　　　　　　　　B. 增加呼吸肌收缩力

    C. 防止肺泡回缩　　　　　　　　　　　D. 使吸气及时向呼气转化

    E. 使呼气及时向吸气转化

二、思考题

1. 胸膜腔负压有何生理意义？

2. 简述血液中 CO_2、低 O_2、H^+ 浓度对呼吸的影响及作用机制。

3. 简述呼吸的概念、环节及生理意义。

（杨艳梅）

书网融合……

本章小结

微课

题库

第六章　消化与吸收

◎ 学习目标

1. 通过本章学习，重点把握消化、吸收的概念；胃液、胰液、胆汁的主要成分及其生理作用；胃及小肠的运动形式；营养物质吸收的主要部位；三大营养物质吸收的形式、途径及机制。

2. 学会运用所学生理学知识，初步分析消化系统常见疾病的病因，具有良好的人文关怀精神和职业道德素养。

》 情境导入

情境描述　患者，男，40 岁。患者反复中上腹痛 10 年，近 1 周腹痛加剧，伴反复呕吐、腹胀。电子胃镜：胃幽门变形，胃镜不能通过。诊断为：十二指肠溃疡伴疤痕性幽门梗阻，采用胃大部分切除术进行治疗。

讨论　胃大部切除术后常见的并发症有哪些？简述其机制？

第一节　消化生理概述

PPT

人体在新陈代谢过程中不仅要从外界摄取足够的氧气，还必须摄入各种营养物质作为机体的物质原料和能量来源。这些营养物质包括蛋白质、脂肪、糖类、无机盐、维生素和水。其中无机盐、水和大多数维生素可以被消化道直接吸收利用，而蛋白质、脂肪和糖类属于结构复杂的大分子物质，必须先在消化道内分解成结构简单的小分子物质，才能通过消化道黏膜进入血液，被组织吸收利用。

食物在消化道内被分解为可吸收的小分子物质的过程，称为消化（digestion）。消化的方式有两种，一是机械性消化（mechanical digestion），通过消化道肌肉的运动，将食物磨碎，并与消化液充分混合，同时将食物向消化道远端推送的过程；二是化学性消化（chemical digestion），由消化液中的酶将食物中的大分子物质分解为可吸收的小分子物质的过程。上述两种消化方式同时进行，相互配合，为机体的新陈代谢源源不断地提供养料和能量。

经消化后的营养成分透过消化道黏膜进入血液或淋巴液的过程，称为吸收（absorption）。未被吸收的食物则以粪便的形式排出体外。消化和吸收是相辅相成、密切联系的两个过程。

一、消化道平滑肌的特性

（一）一般生理特性

在整个消化道中，除了口腔、咽、食管上段的肌肉和肛门外括约肌是骨骼肌外，其余部分的肌肉均由平滑肌组成。消化道平滑肌不仅具有肌组织的共性，如兴奋性、传导性和收缩性等，还具有其自身特点。

1. 兴奋性低，收缩缓慢　消化道平滑肌的兴奋性低于骨骼肌，其收缩的潜伏期、收缩期和舒张期所占的时间均比骨骼肌长且变异性大。

2. 伸展性 消化道平滑肌具有很大的伸展性，可容纳数倍于自己原初体积的食物而压力不发生明显变化。

3. 自律性 消化道平滑肌离体后，在适宜的环境中具有自动节律性兴奋的能力，但与心肌相比，收缩频率缓慢而节律不规则。

4. 紧张性 消化道平滑肌经常处于一种微弱持续的收缩状态，即具有一定的紧张性。其意义在于维持消化道内一定的压力及保持胃肠等消化器官的形态和位置。消化道平滑肌的各种收缩活动也是在此基础上完成的。

5. 对不同刺激的敏感性不同 消化道平滑肌对电刺激不敏感，对机械牵拉、化学、温度等刺激敏感。这一特性能促进消化液的分泌和消化道的运动，有利于食物的消化。

（二）电生理特性

消化道平滑肌与其他可兴奋组织一样，具有生物电活动。其电变化可分为三种形式，即静息电位、慢波电位和动作电位（图6－1）。

1. 静息电位 消化道平滑肌的静息电位不稳定，且幅值较低，波动较大，为－50～－60mV。其产生机制主要是 K^+ 由膜内向膜外扩散和生电性钠泵的活动所形成的。此外，少量的 Na^+、Ca^{2+} 内流和 Cl^- 外流也参与了静息电位的形成。

2. 慢波电位 消化道平滑肌细胞在静息电位基础上产生的自发性去极化和复极化的节律性电位波动，由于其发生频率较慢而被称为慢波电位（slow wave）。慢波可决定消化道平滑肌的收缩节律，又称基本电节律（basic electric rhythm，BER）。慢波波幅为 5～15mV，持续时间为数秒至十几秒，频率随不同的部位而异（如人胃的慢波频率为 3 次/分；十二指肠为 11～12 次/分），每分钟在 3～12 次之间波动。慢波起源于消化道纵形肌和环形肌之间的 Cajal 间质细胞（interstitial Cajal cell，ICC），以电紧张形式扩布到周围的平滑肌细胞。慢波产生的离子基础尚未完全阐明，可能与细胞膜上生电性钠泵活动的周期性减弱或停止有关。用哇巴因抑制钠泵活动后，消化道平滑肌的慢波随即消失。

3. 动作电位 当消化道平滑肌的慢波去极化达到阈电位时即可暴发动作电位。与慢波相比，动作电位的时程很短（10～20ms）。动作电位可单个或成簇出现，其去极相主要和 Ca^{2+} 内流有关，复极相与 K^+ 外流有关。每个慢波电位上叠加的动作电位数目越多，肌肉收缩的幅度和张力也就越大（图6－1）。

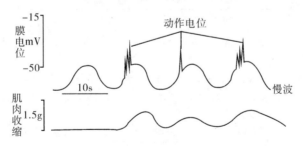

图6－1　消化管平滑肌的电活动与收缩之间的关系

二、消化腺的分泌功能

机体的消化腺每日分泌的消化液总量可达 6～8L。消化液的主要成分是有机物（消化酶、黏液、抗体等）、离子和水组成。消化液的主要功能有：①消化作用，消化液中的消化酶可将食物中的大分子物质分解为易吸收的小分子物质；②提供适宜的 pH 环境，以适应消化酶活性的需要；③稀释食物，有利于各种物质的吸收；④消化液中的黏液、抗体和大量液体能保护消化道黏膜免受物理性和化学性的损伤。

三、消化道的神经支配及其作用

消化道的功能受双重神经支配，即外来的自主神经和分布于消化道壁内的内在神经丛。两者相互协调，共同完成对消化道功能的调节。

（一）外来神经

1. 副交感神经 支配消化道的副交感神经主要来自迷走神经和盆神经。迷走神经起自延髓的迷走神经背核，支配横结肠及以上的消化道；盆神经起自脊髓骶段，支配降结肠及以下的消化道。副交感神经大部分的节后纤维末梢释放的递质是乙酰胆碱（ACh），通过激活 M 受体，促进消化道的运动和消化腺的分泌，但对消化道括约肌则起抑制作用，可使消化道括约肌舒张。

2. 交感神经 支配消化道的交感神经节前纤维来自脊髓胸 5～腰 2 段脊髓侧角，经腹腔神经节和肠系膜神经节内换元后，节后纤维分布至消化道各部，如胃、小肠、大肠等部位。节后纤维末梢释放的递质是去甲肾上腺素，可抑制消化道运动和腺体分泌。

（二）内在神经丛

壁内神经丛包括黏膜下神经丛和肌间神经丛。前者位于消化道黏膜下层，调节腺细胞和上皮细胞的功能；后者分布于消化道环行肌与纵行肌之间，主要支配平滑肌的活动。壁内神经丛中有感觉神经元、运动神经元和大量的中间神经元，它们通过释放不同的神经递质，构成一个完整的、相对独立的整合系统。在整体情况下，外来神经可调节壁内神经丛，但去除外来神经后，内在神经丛仍可在局部发挥调节作用，可独立地对胃肠功能发挥调节作用。

四、消化系统的内分泌功能

目前已知，消化道黏膜层存在 40 多种内分泌细胞，其数量远超过体内其他内分泌细胞的总和。因此消化道也是目前所知的体内最大的内分泌器官。由消化道合成和释放的激素，统称为胃肠激素（gastrointestinal hormone）。这些激素在化学结构上都属于肽类物质，故又称胃肠肽（gastrointestinal peptides）。机体主要的胃肠激素有促胃液素、促胰液素、缩胆囊素和抑胃肽等，具体见表 6-1。

表 6-1 四种主要胃肠激素概况

胃肠激素	分泌部位	引起释放因素	主要生理作用
促胃液素	胃窦、十二指肠	迷走神经、蛋白质消化产物、胃扩张	促进胃肠运动和胃液分泌；促进胰液、胆汁分泌；延缓胃排空
促胰液素	小肠上部	盐酸、脂肪酸	促进胰液和胆汁分泌；抑制胃液分泌及胃肠运动
缩胆囊素	小肠上部	蛋白质及脂肪的消化产物、盐酸	促进胰液分泌和胆囊收缩；增强小肠运动；抑制胃排空
抑胃肽	十二指肠、空肠	葡萄糖、氨基酸、脂肪酸	抑制胃液分泌及胃排空；促进胰岛素分泌

此外，一些在胃肠道发现的激素或肽类，也存在于中枢神经系统中；而原来认为只存在于中枢神经系统的肽类，也在消化道中被发现。这些双重分布的肽类物质统称为脑-肠肽（brain-gut peptide）。目前已知的脑-肠肽有促胃液素、缩胆囊素、P 物质、生长抑素和神经降压素等 20 多种。脑-肠肽概念的提出，揭示了神经系统和消化系统之间存在着密切的内在联系。

第二节　口腔内的消化和吞咽

PPT

食物的消化过程从口腔开始，食物在口腔内停留时间较短，一般为 15～20s，经过咀嚼，食物被磨碎，并与唾液混合形成食团，通过吞咽进入食管和胃。在口腔，食物中的淀粉可被唾液淀粉酶初步分解。

一、唾液

（一）唾液的性质、成分和作用

唾液（saliva）是口腔内三对大唾液腺（腮腺、颌下腺及舌下腺）和无数散在分布的小唾液腺分泌的混合液。

唾液是无色无味接近中性（pH6.6~7.1）的低渗液体。正常成人每日分泌量是 1.0~1.5L。唾液的成分主要是水、有机物和无机物。其中水约占 99%，有机物包括黏蛋白、免疫球蛋白、氨基酸、唾液淀粉酶和溶菌酶等，无机物包括 Na^+、K^+、Ca^{2+}、Cl^-、HCO_3^- 和一些气体分子。

唾液的生理作用有：①湿润和溶解食物，有利于说话和吞咽，并引起味觉。②消化作用，唾液淀粉酶可将食物中的淀粉水解为麦芽糖，该酶的最适 pH 为中性。③清洁和保护口腔，唾液可清除口腔内的食物残渣，冲洗和中和进入口腔内的有害物质。唾液中的溶菌酶和免疫球蛋白还具有杀灭细菌和病毒的作用。④排泄功能，进入体内的某些异物如铅、汞、氰化物和狂犬病毒等可随唾液排出，因此，唾液具有一定的传染性。

（二）唾液分泌的调节

唾液分泌的调节属于神经调节，包括条件反射和非条件反射。进食前，食物的形状、颜色、气味、进食环境及有关的语言描述等可反射性引起唾液分泌，属于条件反射。此外，进食时，食物对口腔产生机械性、化学性和温度的刺激，使口腔黏膜和舌的感受器兴奋，经第 V、Ⅶ、Ⅸ 和 X 对脑神经传入，再通过副交感和交感神经的传出纤维抵达唾液腺，引起唾液分泌，这一过程为非条件反射。唾液分泌的基本中枢在延髓，高位中枢在下丘脑、大脑皮质等处。支配唾液腺的传出神经包括副交感神经和交感神经，两者均可刺激唾液分泌，其中以副交感神经作用为主。

二、咀嚼与吞咽

（一）咀嚼

咀嚼（mastication）是由咀嚼肌按一定顺序收缩所形成的节律性动作，是一种受大脑皮层支配的复杂的反射性动作。咀嚼的作用是对食物进行机械性加工，将食物磨碎并与唾液充分混合形成食团有利于吞咽；同时使食物与唾液淀粉酶充分接触有利于消化；还能加强食物对口腔内各种感受器的刺激，反射性地引起胃肠、胰腺、肝脏和胆囊等消化器官的活动，为下一步的消化和吸收做准备。

（二）吞咽

吞咽（swallowing）是指食团由口腔经咽、食管进入胃的过程。根据食团所经过的部位不同，可将吞咽过程分为三期。

1. 口腔期 食团从口腔进入咽的时期。主要依靠舌的运动把食团由舌背推送至咽部，此期是受大脑皮质控制下的随意运动。

2. 咽期 食团由咽进入食管上段的时期。其基本过程是食团刺激咽部感受器，引起一系列反射性动作，即软腭上升，咽后壁向前突出，封闭鼻咽通路；声带内收，喉头上移并紧贴会厌，封闭咽与气管的通道，呼吸暂停，防止食物进入呼吸道；喉头前移，食管上括约肌舒张，使咽与食管的通道开放，食团由咽被推入食管。

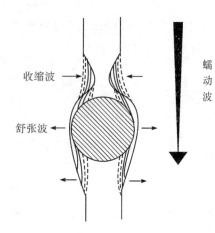

收缩波

舒张波

蠕动波

图6-2　食管的蠕动和食团前进示意图

3. 食管期　食团由食管上端下行至胃的时期。此期主要通过食管的蠕动实现。蠕动（peristalsis）是消化道平滑肌的一种基本运动形式，由平滑肌的顺序收缩引起，形成一种向前推进的波形运动。食管蠕动时，在食团前的食管出现舒张波，食团后的食管出现收缩波，从而挤压食团沿食管下行（图6-2）。同时，食团对食管壁的刺激，可反射性地引起食管下括约肌舒张，食团顺利进入胃内。

食管下端近贲门处，虽然在解剖上并不存在括约肌，但此处有一段长4～6cm的高压区，其内压比胃内压高5～10mmHg，可阻止胃内容物逆流入食管，起类似生理括约肌的作用，故通常将这一段食管称为食管下括约肌。当食物进入食管，刺激食管壁上的机械感受器，可反射性引起食管下括约肌舒张，使食物顺利入胃。食物入胃后，食管下括约肌收缩，防止胃内容物逆流入食管。

第三节　胃内的消化

PPT

胃具有暂时贮存和初步消化食物的功能。成人胃容量为1～2L，食物入胃后，在胃内经机械性和化学性消化使食物与胃液充分混合形成食糜，食糜借助胃的运动逐渐被排入十二指肠。

一、胃液

（一）胃液的性质、成分和作用

胃液是由贲门腺、泌酸腺、幽门腺和胃黏膜上皮细胞所共同分泌的。纯净的胃液为无色酸性液体，pH 0.9～1.5。正常成人每日分泌量为1.5～2.5L。胃液除含大量水外，其主要成分有：盐酸、胃蛋白酶原、黏液和碳酸氢盐、内因子。

1. 盐酸　胃液中的盐酸（hydrochloric acid，HCl）又称胃酸（gastric acid），由泌酸腺的壁细胞分泌。胃酸有游离酸和结合酸两种形式，两者的总和称为胃液的总酸度。正常成人空腹时盐酸排出量（基础酸排出量）为0～5mmol/h，在食物和某些药物的刺激下，盐酸的分泌量可明显增加，其最大酸排出量可高达20～25mmol/h。盐酸的分泌量的多少与壁细胞的数量和功能状态有直接关系。

盐酸的生理作用主要是：①激活胃蛋白酶原，并为胃蛋白酶提供适宜的酸性环境；②使食物中的蛋白质变性，更易于消化；③杀灭随食物进入胃内的细菌；④进入小肠后，可促进胰液、胆汁和小肠液的分泌；⑤盐酸在小肠所造成的酸性环境，有助于钙和铁的吸收。由于盐酸属强酸，具有腐蚀作用，如果盐酸分泌过多，将会侵蚀胃与十二指肠黏膜，引起或加重溃疡病；若分泌过少，则可引起食欲不振、腹胀、消化不良等症状。

2. 胃蛋白酶原（pepsinogen）　主要由泌酸腺的主细胞分泌，无活性，入胃后，在盐酸的作用下，激活成胃蛋白酶（pepsin）。已被激活的胃蛋白酶对胃蛋白酶原又有激活作用，即自身催化。胃蛋白酶的主要作用是将食物中的蛋白质水解为䏡、胨、少量多肽和氨基酸。其发挥作用的最适pH为1.8～3.5，随着pH的升高，胃蛋白酶的活性则逐渐降低，当pH超过5.0时，发生不可逆的变性，胃蛋白酶失活。

3. 黏液和碳酸氢盐　黏液由胃黏膜表面上皮细胞、泌酸腺的黏液颈细胞、贲门腺和幽门腺的黏液细胞共同分泌，其主要成分为糖蛋白。黏液具有较高的黏滞性，分泌后即覆盖于胃黏膜表面，形成一层厚约0.5mm的凝胶层。该凝胶层可在黏膜表面起到润滑作用，减少食物对胃黏膜的机械性损伤；HCO_3^-主要由胃黏膜的非泌酸细胞分泌。HCO_3^-可渗入到黏液的凝胶层中，与黏液共同构筑黏液-碳酸氢盐屏障（mucus-bicarbonate barrier）（图6-3）。该屏障能有效地阻挡胃内H^+与胃蛋白酶对胃黏膜的侵蚀作用。

此外，胃黏膜还拥有其他保护机制。如胃黏膜上皮细胞的顶端膜与相邻细胞间存在紧密连接，构成了一道生理屏障，称为胃黏膜屏障（gastric mucosal barrier）。可防止胃腔内的H^+向胃黏膜逆向扩散。

许多因素如乙醇、胆盐、阿司匹林类药物及幽门螺杆菌感染等均可破坏或减弱胃黏膜的自身保护功能，严重时造成胃黏膜的损伤，引起胃炎或胃溃疡。

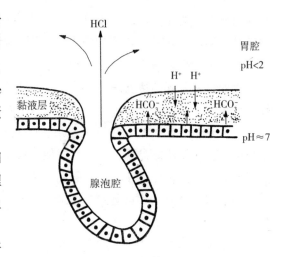

图6-3 黏液-碳酸氢盐屏障模式图

4. 内因子（intrinsic factor） 是由壁细胞分泌的一种糖蛋白。它有两个活性部位，一个与胃内的维生素B_{12}结合，形成内因子-维生素B_{12}复合物，保护维生素B_{12}免受肠内水解酶的破坏；另一活性部位与回肠黏膜上皮细胞特异性受体结合，促进维生素B_{12}的吸收。若体内缺乏内因子，将导致维生素B_{12}吸收障碍，从而影响红细胞生成，引起巨幼细胞贫血。

（二）胃液的分泌及调节

1. 调节胃液分泌的内源性物质

（1）刺激胃液分泌的内源性物质 ①乙酰胆碱（ACh）：可直接作用于壁细胞膜上的胆碱能M_3受体，引起胃酸分泌增加。Ach还可刺激G细胞和肠嗜铬样细胞（ECL）分别释放促胃液素和组胺，间接引起壁细胞分泌胃酸；②促胃液素：可作用于壁细胞上相应受体，引起胃液分泌，也可作用于ECL细胞，通过释放组胺间接刺激胃液分泌；③组胺：与壁细胞膜上的H_2受体结合，具有强烈刺激胃酸分泌的作用。H_2受体阻断剂如西咪替丁可阻断组胺这一作用，故临床上可用于治疗消化性溃疡。

（2）抑制胃液分泌的内源性物质 生长抑素、前列腺素、上皮生长因子可直接抑制胃酸分泌，生长抑素还可通过抑制G细胞和ECL细胞释放促胃液素和组胺，间接抑制壁细胞分泌HCl。

2. 消化期胃液分泌的调节 进食后，受神经和体液因素调节，胃液大量分泌，称为消化期胃液分泌。根据感受食物刺激的部位不同，将消化期胃液分泌分为头期、胃期和肠期。事实上，这三期是同时进行且相互重叠的，均受神经和体液双重因素的调节，但头期主要以神经调节为主，而肠期主要以体液调节为主。

（1）头期 食物在入胃前，刺激头面部感受器（如眼、鼻、耳、口、舌、咽、食管等）所引起的胃液分泌称为头期胃液分泌。头期胃液分泌的机制可用假饲的方法得到证明：即提前将狗的食管和胃部造瘘，当狗进食时，食物从食管切口处流出，并未进入胃内，故称为假饲。但假饲能引起胃液分泌。

头期胃液分泌的机制包括非条件反射和条件反射。前者由食物对口腔、咽等处的机械和化学刺激引起；后者由与食物有关的形象、声音、气味等对视、听、嗅觉器官的刺激引起。其传出神经均为迷走神经。

头期胃液分泌的特点是：分泌量多，其分泌量占整个消化期分泌总量的30%，酸度高，胃蛋白酶含量丰富。且头期分泌量的多少与食欲和进食时的精神状态有很大关系。

（2）胃期 食物入胃后，通过对胃的机械性和化学性刺激作用，引起的胃液分泌称为胃期胃液分泌。其主要途径为：①食物直接扩张胃，刺激胃底和胃体的机械性感受器，通过迷走-迷走神经长反射和壁内神经丛的短反射，直接或间接引起胃液分泌；②食糜扩张刺激幽门部的机械性感受器，通过壁内神经丛作用于 G 细胞释放促胃液素，进而引起胃液分泌；③食物中的化学成分可直接作用于 G 细胞释放促胃液素，引起胃液的分泌。

胃期胃液分泌的特点是：分泌量多，占整个消化期分泌总量的60%，酸度高，但胃蛋白酶原含量较头期少。

（3）肠期　食物进入小肠上段后，引起的胃液分泌，称为肠期胃液分泌。食糜可通过机械性和化学性刺激作用于小肠黏膜，使其释放促胃液素、肠泌酸素等胃肠激素，刺激胃液分泌。切断支配胃的神经后，胃液分泌仍然存在，说明肠期胃液分泌主要是通过体液调节实现的。

肠期胃液分泌的特点是：分泌量少，占整个消化期分泌总量的10%，酸度与胃蛋白酶原的含量均较低。

3. 胃液分泌的抑制性调节

（1）盐酸　对胃液的分泌具有负反馈调节作用。当胃窦内的 pH 降到1.2～1.5时，盐酸可直接抑制胃窦黏膜中的 G 细胞，减少促胃液素的释放，也可促进胃黏膜的 D 细胞释放生长抑素，间接地抑制促胃液素和胃液的分泌。

（2）脂肪　脂肪及其消化产物进入十二指肠后，可刺激小肠黏膜释放多种胃肠激素，如促胰液素、缩胆囊素、抑胃肽等，这些具有抑制胃液分泌及运动的激素统称为肠抑胃素。

（3）高渗溶液　十二指肠内，高渗溶液可刺激小肠内的渗透压感受器，通过肠－胃反射抑制胃酸分泌，也可通过刺激小肠黏膜分泌肠抑胃素抑制胃酸分泌。

二、胃的运动

根据胃壁肌层的结构和功能特点，可将胃分为头区和尾区两部分。头区包括胃底和胃体上 1/3，它的运动较弱，主要是容纳和贮存食物；尾区包括胃体的下 2/3 及胃窦，运动较强，主要功能是混合、研磨食物形成食糜，并将食糜逐步推入十二指肠。

（一）胃的运动形式

1. 紧张性收缩（tonic contraction）　是指胃壁平滑肌经常处于一定程度的缓慢持续收缩状态。是消化道平滑肌共有的运动形式，也是胃其他运动形式的基础。其生理意义在于使胃保持一定的形状和位置，维持一定的胃内压，有利于胃液渗入食团。

2. 容受性舒张　进食时，食物刺激咽、食管等处的感受器，通过迷走－迷走反射，引起胃底和胃体的平滑肌舒张，称为容受性舒张（receptive relaxation）。是胃所特有的运动形式。这一运动可使胃容积由空腹时的 50ml 左右增大至进食后的 1.5L 左右，胃内压却无明显升高。其生理意义是使胃能更好地容纳和贮存食物。

3. 蠕动　食物入胃后约 5 分钟，胃便开始有节律地向幽门方向蠕动，其频率约每分钟 3 次。每次约需 1 分钟到达幽门，通常是一波未平，一波又起。胃蠕动波初时较弱，在向幽门推进的过程中，逐渐增强，速度也越来越快，在接近幽门时两者达到最大值，有利于食糜（1～2ml）排入十二指肠。当蠕动波超越胃内容物到达胃窦终末部时，由于该部位平滑肌收缩增强，部分食糜将被反推回胃体部，这将有利于食物和胃液的混合，同时还可磨碎固体食物。胃蠕动的生理意义在于磨碎进入胃内的食物，并使其与胃液充分混合，形成食糜，有利于化学性消化，同时还将食糜推入十二指肠。

（二）胃排空

1. 胃排空　食糜由胃排入十二指肠的过程称为胃排空（gastric emptying）。胃排空一般在食物入胃后约 5 分钟开始。排空的速度与食物的物理性状、化学组成等因素有关。一般来说，稀薄的、颗粒小的、等渗的物质比黏稠的、颗粒大的、非等渗的物质排空快。三大营养物质中，糖类食物排空速度最快，其次是蛋白质，最后是脂肪类食物。混合食物通常需要 4~6h 完全排空。

2. 胃排空的控制 胃排空主要受胃内容物和十二指肠内容物两方面的影响。①胃内容物促进胃排空，食物入胃后，使胃扩张，通过迷走 – 迷走反射和壁内神经丛反射，引起胃运动增强，胃排空加快。此外，食物的扩张刺激和食物中某些化学成分（主要是蛋白质消化产物）可引起促胃液素的释放，促胃液素能增强胃的运动，但同时也能增强幽门括约肌的收缩，因此其总效应不是促进而是延缓胃排空。②十二指肠内容物延缓胃排空，当食糜进入十二指肠后，食糜中的酸、脂肪、高渗性和机械性扩张刺激，可兴奋十二指肠壁上的相应感受器，反射性地抑制胃运动，延缓胃排空，此反射称为肠 – 胃反射（entero – gastric reflex）。肠 – 胃反射对酸的刺激特别敏感，当 pH 低于 3.5~4.0 时，即可引起该反射。此外，食糜中的酸和脂肪还可刺激十二指肠黏膜释放多种激素如促胰液素、抑胃肽、缩胆囊素等，这些激素通过血液循环到达胃后，抑制胃的运动，延缓胃的排空。

当进入十二指肠的酸性食糜被中和，渗透压降低以及消化产物被吸收后，上述抑制胃运动的作用逐渐减弱或消除后，胃运动又开始增强，胃又推送一部分食糜进入十二指肠。如此反复。由此可见，胃排空是间断性的，且与小肠内的消化、吸收过程相适应。

（三）呕吐

呕吐（vomiting）是将胃及部分肠内容物从口腔强力驱出的动作。当机械或化学性刺激作用于舌根、咽部、胃、肠、胆总管、视觉和前庭器官、泌尿生殖器官等部位的感受器时，均可引起呕吐。呕吐前常伴有恶心、流涎、呼吸急促及心跳加快等症状。呕吐时，胃上部和食管下端舒张，胃窦部、膈肌和腹肌强烈收缩，使胃内容物经食管从口腔驱出。剧烈呕吐时，十二指肠和空肠上段也强烈收缩，使肠内容物流入胃内，故呕吐物中有时混有胆汁和小肠液。

呕吐是一种具有保护意义的防御性反射，其中枢在延髓。呕吐可将胃内有害物质排出，以避免对人体造成伤害。因此，临床上遇到食物中毒的患者，可借用催吐的方法将毒物排出。但长期剧烈呕吐会丢失大量消化液，造成体内水、电解质和酸碱平衡紊乱。

第四节　小肠内消化

食糜进入十二指肠后，即开始小肠内的消化。食糜在小肠一般停留 3~8h。小肠是食物消化和吸收的主要场所。在小肠内，食糜通过胰液、胆汁和小肠液的化学性消化和小肠运动的机械性消化作用，被分解为可吸收的小分子物质。

一、胰液

胰腺具有外分泌和内分泌双重功能。胰腺的内分泌功能主要参与机体的物质代谢，将在内分泌章节讨论；胰腺的外分泌腺（包括腺泡细胞和小导管上皮细胞）分泌胰液，胰液具有很强的消化脂肪、蛋白质和碳水化合物等营养物质的作用，是消化能力最强的消化液。

（一）胰液的性质、成分和作用

胰液（pancreatic juice）是一种无色无味的碱性液体，pH7.8~8.4。成人每日分泌量为 1~2L。胰液的成分包括无机物和有机物。无机物主要由胰腺小导管上皮细胞分泌，主要有水、碳酸氢盐和多种离子（Na^+、K^+、Cl^- 等），其中水占的比例最大，其次 HCO_3^- 的含量也很高；有机物由胰腺腺泡细胞分泌，主要是消化酶，包括淀粉酶、脂肪酶、蛋白水解酶等。

1. 碳酸氢盐 可中和进入十二指肠的胃酸,使肠黏膜免受强酸侵蚀;同时也为小肠内多种消化酶的活动提供一个适宜的 pH 环境。

2. 胰淀粉酶(pancreatic amylase) 不需激活就有活性,最适 pH 为 6.7~7.0。可将淀粉、糖原和大多数其他碳水化合物水解为糊精、麦芽糖和麦芽寡糖,但不能水解纤维素。对淀粉的水解效率高,小肠内淀粉与胰淀粉酶接触约 10 分钟就能全部水解。

3. 胰脂肪酶(pancreatic lipase) 可将脂肪水解为脂肪酸、甘油一酯及甘油。其最适 pH 为 7.5~8.5,但需在辅酯酶(胰腺分泌的另一种酶)的存在下才能发挥作用。此外,胰液中还含有胆固醇酯酶和磷脂酶 A_2,可分别水解胆固醇和磷脂。

4. 胰蛋白酶原和糜蛋白酶原 这两种酶均以无活性的形式存在于胰液中。进入小肠后,在肠激酶(enterokinase)的作用下,胰蛋白酶原转变为有活性的胰蛋白酶。此外,胰蛋白酶也能激活胰蛋白酶原,即自身催化。胰蛋白酶还能激活糜蛋白酶原。胰蛋白酶和糜蛋白酶都能分解蛋白质为䏡和胨,当两者同时作用于蛋白质时,又可将蛋白质水解为小分子多肽和游离氨基酸。

综上所述,胰液中含有水解三大营养物质的消化酶,因而是最全面、最重要的消化液。当胰液分泌障碍时,即使其他消化液分泌正常,食物中脂肪和蛋白质的消化和吸收仍会受到影响,出现消化不良等症状。

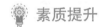 素质提升

急性胰腺炎

急性胰腺炎病因复杂多样,其发病机制主要是胰腺腺泡内胰酶异常激活,引起胰腺组织自身消化。临床表现主要有腹痛、腹胀、恶心、呕吐、血胰酶升高等,严重者在腰腹部周围呈现大片青紫色瘀斑。临床最常用的诊断方法是检测血清、尿淀粉酶的含量。其病理分型可分为急性水肿性胰腺炎和急性出血坏死性胰腺炎,前者病情轻,有自限性,预后好;后者病情险恶,常涉及多个脏器,病死率高。

急性胰腺炎的诱发往往与暴饮暴食、饮酒过量有关,因此在生活中,应尽量规律、适当饮食饮酒。

(二)胰液分泌的调节

空腹时,胰液基本不分泌。进食后,胰液即开始分泌。胰液的分泌受神经和体液因素双重调节,但以体液调节为主。

1. 神经调节 食物的形象、气味以及食物对消化道的刺激,均可通过神经反射引起胰液分泌。反射的传出神经主要是迷走神经。迷走神经可通过末梢释放乙酰胆碱直接作用于胰腺,也可通过释放促胃液素,间接引起胰液分泌。迷走神经主要作用于胰腺的腺泡细胞,因此迷走神经兴奋时,引起胰液分泌的特点是:酶的含量丰富,而水和碳酸氢盐的含量较少。

2. 体液调节 调节胰液分泌的体液因素主要是促胰液素和缩胆囊素两种。当酸性食糜进入小肠后,小肠上段黏膜的 S 细胞分泌促胰液素。促胰液素通过作用于胰腺小导管的上皮细胞,引起水和碳酸氢盐的大量分泌,而酶的含量却很低,这样可保护小肠黏膜不受盐酸侵蚀,同时也为胰酶提供一个适宜的pH 环境。缩胆囊素由小肠上段黏膜的 I 细胞分泌。引起缩胆囊素分泌的因素由强至弱分别是:蛋白质分解产物、脂肪酸、盐酸和脂肪,糖类没有作用。缩胆囊素通过作用于胰腺的腺泡细胞,分泌含酶多而水和碳酸氢盐少的胰液。缩胆囊素还有另一重要作用是促进胆囊强烈收缩,排出胆汁。此外,缩胆囊素还可促进胰腺组织蛋白质和核糖核酸的合成,对胰腺组织还有营养作用。

二、胆汁

肝细胞能持续分泌胆汁（bile）。在消化期，胆汁经肝管、胆总管直接进入十二指肠（肝胆汁）；在非消化期，胆汁经胆囊管进入胆囊储存（胆囊胆汁），待需要时再排入十二指肠。胆汁对脂肪的消化和吸收具有重要作用。

（一）胆汁的性质、成分和作用

胆汁是一种有色、味苦、黏稠的液体，正常成人每日分泌胆汁 800~1000ml。肝胆汁呈金黄色，弱碱性，pH 约为 7.4；胆囊胆汁因浓缩而颜色变深，呈深棕色，因碳酸氢盐被胆囊吸收而成弱酸性，pH 约为 6.8。胆汁的成分除水外，还包括 Na^+、K^+、Cl^-、Ca^{2+} 和 HCO_3^- 等无机物和胆盐、胆色素、脂肪酸、胆固醇、卵磷脂等有机物。胆汁是唯一不含消化酶的消化液。胆汁中的主要成分是胆盐（bile salt），是肝细胞合成分泌的胆汁酸和甘氨酸或牛磺酸结合形成的钠盐或钾盐，占胆汁固体成分的 50%。其主要作用是促进脂肪的消化和吸收。胆汁中的胆色素是血红蛋白的降解产物，是决定胆汁颜色的主要成分。

胆汁的主要作用包括以下方面：①促进脂肪的消化：胆汁中的胆盐、胆固醇和卵磷脂等都可降低脂肪的表面张力，使脂肪乳化成微滴，从而增加与胰脂肪酶的接触面积，加速脂肪的分解。②促进脂肪及脂溶性维生素（A、D、E、K）的吸收：肠腔中的脂肪分解产物及脂溶性维生素可渗入由胆盐聚合形成的微胶粒中，形成混合微胶粒，从而运送不溶于水的脂肪分解产物及脂溶性维生素通过肠黏膜表面的静水层到达肠黏膜上皮细胞，促进它们的吸收。③防止胆固醇沉积：胆汁中的卵磷脂是胆固醇的有效溶剂。当胆固醇分泌过多或卵磷脂合成减少时，胆固醇容易沉积下来，这也是形成胆结石的原因之一。④中和胃酸及利胆作用：肝胆汁排入十二指肠后可中和胃酸，并为各种消化酶提供适宜的碱性环境；进入小肠的胆盐，绝大部分（90% 以上）在回肠末端被重吸收入血，经门静脉入肝脏，重新合成新的胆汁排入肠内，这一过程称为胆盐的肠 - 肝循环（enterohepatic circulation of bile salt）（图 6-4）。重新返回肝脏的胆盐有刺激肝胆汁分泌的作用，称为胆盐的利胆作用。

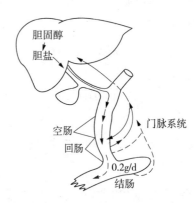

图 6-4　胆盐的肠 - 肝循环示意图

（二）胆汁分泌和排出的调节

食物是胆汁分泌和排放的自然刺激物。高蛋白质食物刺激作用最强，高脂肪和混合食物次之，糖类食物的作用最小。胆汁的分泌和排出受神经和体液因素双重调节，以体液调节为主。

1. 神经调节　进食动作或食物对胃、小肠的机械和化学性刺激均可通过神经反射引起胆汁分泌少量增加，胆囊收缩轻度增强。反射的传出途径是迷走神经。迷走神经还可通过促胃液素的释放，间接引起胆汁分泌增加。

2. 体液调节　参与胆汁分泌和排放的体液因素主要有以下几方面。①促胃液素：可引起肝胆汁的分泌和胆囊的收缩，作用较弱，也可先引起胃酸分泌，使之释放促胰液素，进而引起肝胆汁的分泌。②促胰液素：可刺激肝胆汁分泌，它主要作用于胆管系统，分泌的胆汁是以水和碳酸氢盐含量增加为主，胆盐的分泌并不增加。③缩胆囊素：可作用于胆囊平滑肌和壶腹括约肌，引起胆囊强烈收缩，Oddi 括约肌舒张，有利于胆囊胆汁向十二指肠排放；此外，也有较弱的促胆汁分泌的作用。④胆盐：通过肠 - 肝循环返回肝脏的胆盐具有很强的刺激肝胆汁分泌的功能。

三、小肠液

（一）小肠液的性质、成分和作用

小肠液是十二指肠腺和小肠腺分泌出来的碱性液体，pH 约为 7.6。成人每日分泌量为 1~3L。小肠液中除了水分外，还有无机物和有机物。无机物包括 Na^+、K^+、Cl^-、Ca^{2+} 等，有机物包括黏蛋白和肠激酶等。小肠液的主要作用包括以下三方面。①保护作用：小肠液可润滑肠道、中和胃酸，保护十二指肠黏膜免受胃酸的侵蚀；②消化作用：小肠液中的肠激酶可激活胰蛋白酶原，有利于蛋白质的消化，同时，小肠液为多种消化酶提供了适宜的 pH 环境；③稀释作用：大量的小肠液可以稀释肠腔中的消化产物，降低其渗透压，有利于小肠内水分及营养物质的吸收。

（二）小肠液分泌的调节

进入小肠的食糜对肠黏膜局部的机械性和化学性刺激通过肠壁内神经丛引起局部反射，而引起小肠液分泌增加。小肠黏膜对扩张刺激最为敏感，小肠内食糜越多，小肠液分泌也越多。刺激迷走神经可引起十二指肠腺分泌增加，但对其他部位的肠腺并不明显。交感神经兴奋则抑制十二指肠腺的分泌。此外，促胃液素、促胰液素、缩胆囊素和血管活性肠肽等胃肠激素也可刺激小肠液分泌。

四、小肠的运动

（一）小肠的运动形式

1. 紧张性收缩 是小肠其他运动形式有效进行的基础，可维持小肠的基本形态与位置。当紧张性收缩增强时，肠内容物的混合与推进速度加快；当紧张性收缩降低时，肠内容物的混合与推进速度减慢。

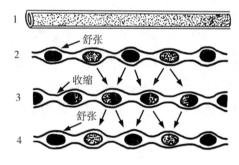

图 6-5 小肠分节运动示意图

2. 分节运动（segmentation contraction） 是一种以肠壁环行肌为主的节律性收缩和舒张交替进行的运动。是小肠所特有的运动形式。空腹时分节运动几乎不存在，食糜进入小肠后逐渐增强。当小肠被食糜充盈时，肠壁的牵张刺激使环形肌以一定的间隔在许多点同时收缩和舒张，把肠管及其食糜分割成许多节段；数秒钟后，原收缩处舒张，原舒张处收缩，使原来节段的食糜分为两半，邻近的两半又混合成一个新的节段；如此反复进行（图 6-5）。小肠各段分节运动的频率不同，由上至下存在着一个频率梯度，即小肠上部频率较快，向小肠远端频率逐渐降低。分节运动的生理意义在于：①使食糜与消化液充分混合，有利于化学性消化；②使食糜与肠壁紧密接触，不断挤压肠壁促进血液和淋巴液的回流，有助于吸收；③由于分节运动存在由上而下的频率梯度，因此对食糜有一定的推进作用，但作用很小。

3. 蠕动 是一种环行肌和纵行肌相互协调作用的推进性收缩运动，可发生在小肠的任何部位，速率为 0.5~2.0cm/s，运行数厘米后消失。其作用是将食糜向前推进一段后，在新的肠段进行分节运动。小肠在蠕动时，用听诊器可在腹部听到咕噜声（或气过水声），称为肠鸣音，可作为临床手术后肠运动功能恢复与否的一个客观指标。此外，小肠还有一种推进速度很快，传播较远的蠕动，称为蠕动冲（peristaltic rush）。可一次把食糜从小肠上段推送至末端，有时可至大肠。在回肠末端还可见一种与蠕动方向相反的逆蠕动，其作用是防止食糜过早进入大肠，使食糜在小肠停留较长时间，有利于对食糜进行充分的消化和吸收。

（二）回盲括约肌的功能

回肠末端与盲肠交界处的环行肌明显增厚，具有括约肌的作用，称为回盲括约肌。该括约肌在平时保持轻微的收缩状态，当食物入胃后，可通过胃－回肠反射，使回肠蠕动加强，当蠕动波到达回肠末端时，回盲括约肌舒张，约4ml食糜被推入结肠。此后，盲肠的充盈刺激可通过壁内神经丛的局部反射，使回盲括约肌收缩。回盲括约肌的功能主要是：防止食糜过快排入结肠，延长食糜在小肠的停留时间，有利于食糜的消化和吸收；还可阻止结肠内容物反流入小肠。

第五节　大肠的功能

PPT

大肠没有重要的消化功能。其主要功能是：吸收水分、无机盐以及合成维生素 B、K 等物质；贮存食物残渣，使之形成粪便并最终将其排出体外。

一、大肠液

大肠液是由大肠黏膜表面的柱状上皮细胞和杯状细胞分泌的碱性液体，pH 为 8.3～8.4，富含黏液和碳酸氢盐。大肠液的主要作用是通过黏液蛋白保护肠黏膜和润滑粪便。大肠液的分泌主要由食物残渣对肠壁的机械性刺激引起，副交感神经兴奋可使其分泌增加，交感神经兴奋则使其分泌减少。

二、大肠的运动

（一）袋状往返运动

袋状往返运动是空腹和安静时最常见的一种运动形式，由环行肌无规律地收缩引起。该运动使结肠内压力升高，出现一串结肠袋，结肠袋中的内容物向前、后两个方向做短距离往返移动，但并不向前推进。其作用是使肠内容物与肠黏膜充分接触，有利于水和电解质的吸收。

（二）分节推进及多袋推进运动

分节推进运动是指环行肌规律收缩时，将一个结肠袋的内容物推入邻近肠段，而收缩结束后，内容物不返回原处的运动。其作用是将肠内容物推向远处。如果一段结肠上同时发生多个结肠袋收缩，并使其内容物向前推进，则称为多袋推进运动。进食后或副交感神经兴奋时，此类运动增多。

（三）蠕动

大肠的蠕动是由一些稳定向前推进的收缩波组成，其意义在于将肠内容物向前端推进。大肠还有一种行进速度快，推行距离远的蠕动，称为集团蠕动（mass peristalsis）。它通常起始于横结肠，可将一部分大肠内容物推送至降结肠或乙状结肠。集团蠕动常见于进食后，最常在早餐后 1 小时内出现，可能是由于食糜扩张胃或十二指肠，引起胃－结肠反射或十二指肠－结肠反射的缘故。

三、大肠内细菌的活动

大肠内有大量细菌，主要来自食物和空气。大肠的碱性环境、温度及内容物长时间的停留有利于细菌繁殖。据统计，粪便中的细菌占粪便固体重量的20%～30%。细菌中含有能分解食物残渣的酶。糖和脂肪被细菌分解称为发酵，其产物为乳酸、二氧化碳、脂肪酸等，蛋白质被细菌分解称为腐败，其产物为硫化氢、胨、氨和吲哚等。其中，有些成分由肠壁吸收后到肝脏进行解毒。此外，大肠内的一些细菌还可利用肠内较为简单的物质合成维生素 B 和维生素 K，对人体有营养作用。若长期使用肠道抗菌药，可破坏肠道内正常菌群，则会引起维生素 B 和维生素 K 的缺乏。

四、排便

食物残渣在大肠内停留时间较长，在这一过程中，一部分水和无机盐被大肠黏膜吸收，剩余部分经大肠内细菌发酵和腐败作用以及大肠黏液的粘结作用，形成粪便。粪便中除食物残渣外，还包括脱落的上皮细胞、大量的细菌、机体的代谢产物和某些金属盐类等。

人体直肠内一般没有粪便。当粪便被推入直肠后，可刺激直肠壁感受器，发出冲动经盆神经和腹下神经传至脊髓腰骶段的初级排便中枢，同时还将上传到大脑皮质，引起便意。如果条件允许，大脑皮质发出下行冲动兴奋脊髓初级排便中枢，传出冲动经盆神经引起降结肠、乙状结肠和直肠收缩，肛门内括约肌舒张，同时，阴部神经传出冲动减少，肛门外括约肌舒张，粪便被排出体外，这一过程称为排便反射（defecation reflex）（图6-6）。当条件不允许，大脑皮质可向脊髓初级排便中枢发出抑制性冲动，同时，阴部传出神经兴奋，肛门外括约肌仍维持收缩，几分钟后，排便反射消失。若机体经常抑制便意，可降低直肠压力感受器对粪便的敏感性，粪便在结肠停留过久，水分吸收过多而变得干硬，不易排出，可引起便秘。

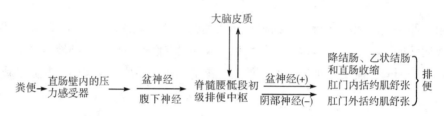

图6-6 排便反射示意图

第六节 吸 收

一、吸收的部位及机制

消化道不同部位其吸收的物质和吸收速度各不相同。这主要取决于消化道的组织结构、各部位食物的消化程度和停留时间等因素。在口腔和食管内，食物几乎不被吸收，但某些药物除外，如硝酸甘油；胃内仅能吸收少量水分和乙醇等；小肠是吸收的主要部位，三大营养物质的消化产物大部分在十二指肠和空肠被吸收；回肠能主动吸收胆盐和维生素 B_{12}；大肠主要吸收水分和无机盐（图6-7）。

小肠之所以是物质吸收的主要部位，主要是因为：①小肠的吸收面积大，成人小肠全长为4~5m。小肠内面黏膜具有许多环形皱褶，皱褶上有许多绒毛，绒毛的柱状上皮细胞顶端又有许多微绒毛，这些结构使小肠的吸收面积增加约600倍，可达到 $200~250m^2$；②食物在小肠已被消化成可被吸收的小分子物质；③小肠绒毛内有丰富的毛细血管、淋巴管、平滑肌纤维及神经纤维网，绒毛的伸缩与摆动，可加速绒毛内血液和淋巴的流动，有

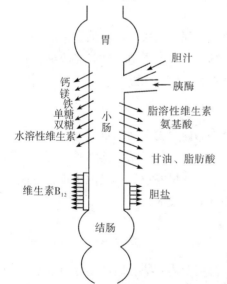

图6-7 各种营养物质在小肠的吸收部位示意图

利于吸收；④食物在小肠停留的时间较长，一般为3~8小时，使营养物质有充分的时间被吸收。

营养物质在小肠的吸收主要通过跨细胞途径和细胞旁途径来实现。前者是指肠腔内的营养物质通过小肠绒毛上皮细胞的顶端膜进入细胞内，再通过细胞基底侧膜进入血液或淋巴的过程；后者是指肠腔内的营养物质通过相邻上皮细胞间的紧密连接进入细胞间隙，再进入血液或淋巴的过程。营养物质的吸收机制有主动转运和被动转运等。

二、主要营养物质的吸收

（一）糖的吸收

食物中的糖类一般需分解为单糖后才能被小肠上皮细胞所吸收。肠腔中的单糖主要是葡萄糖，约占总量的80%。其余是半乳糖、果糖和甘露糖等。各种单糖的吸收速率均不同，其中以半乳糖和葡萄糖的吸收最快，果糖次之，甘露糖最慢。

葡萄糖的吸收是通过继发性主动转运的方式进行的。在肠黏膜上皮细胞的侧面膜上有钠泵，不断将细胞内的 Na^+ 泵入细胞间液，维持细胞内的低 Na^+ 浓度；在其腔面膜上还存在 Na^+ - 葡萄糖同向转运体，可与 Na^+、葡萄糖结合。由于钠泵的转运，Na^+ 依靠细胞内外的浓度差进入细胞，释放的势能可将葡萄糖一并转运至细胞内，进入细胞的葡萄糖在基底侧膜以易化扩散的方式扩散至细胞间液，再进入血液。

（二）蛋白质的吸收

蛋白质的分解产物氨基酸、二肽和三肽的吸收方式与葡萄糖的相似。也是与钠离子耦联进行的继发性主动转运过程。在小肠黏膜上皮细胞的腔面膜上，存在多种 Na^+ - 氨基酸和 Na^+ - 肽同向转运体，它们分别将中性、酸性、碱性氨基酸与亚氨基酸以及二肽、三肽转运进细胞内。进入细胞的二肽和三肽在二肽酶和三肽酶的作用下进一步水解为氨基酸，再与细胞内的氨基酸一同经基底侧膜上的氨基酸转运体转运至细胞间液，之后进入血液。

新生儿的肠上皮细胞可通过入胞和出胞的方式吸收适量未经消化的蛋白质，如母体初乳中的免疫球蛋白 A（IgA）便以这种方式吸收入婴儿血液，可提高婴儿对病原体的免疫力。但随着年龄的增长，小肠吸收完整蛋白质的能力降低。由于吸收量少，并无多大营养价值，还可作为抗原引起过敏反应或中毒反应，对人体是不利的。

（三）脂肪的吸收

肠腔内，三酰甘油被胰脂肪酶水解为甘油一酯、脂肪酸、甘油和胆固醇等。长链的脂肪酸、甘油一酯等不是水溶性的，因此不能直接入血，而是先与胆汁中的胆盐形成混合微胶粒。混合微胶粒可穿越肠黏膜上皮细胞表面的非流动水层到达细胞膜表面。之后，脂类消化产物从混合微胶粒中释放出来，经脂质膜进入肠上皮细胞，胆盐则留在肠腔内，重新形成新的混合微胶粒，反复转运脂类消化产物，最终在回肠被吸收。进入肠上皮细胞的长链脂肪酸和甘油一酯，在内质网中大部分重新合成三酰甘油，并与细胞内的载脂蛋白和磷脂结合成乳糜微粒。乳糜微粒形成后即进入高尔基复合体中，被质膜结构包裹成囊泡，之后移行到细胞的基底侧膜，最终以出胞的方式离开上皮细胞，进入组织间液，再扩散至淋巴管道。

中、短链脂肪酸及其组成的甘油一酯是水溶性的，可直接经肠上皮细胞扩散进入血液循环。

由上可知，脂肪的吸收包括血液和淋巴两种途径。由于膳食中长链脂肪酸较多，故脂肪的吸收以淋巴途径为主。

（四）胆固醇的吸收

肠道内的胆固醇主要来自胆汁和食物。胆汁中的胆固醇是游离状的，而食物中的胆固醇部分是酯化的。酯化的胆固醇需被消化液中的胆固醇酯酶水解成游离胆固醇后才能被吸收。游离胆固醇的吸收方式与脂肪相似。通过形成混合微胶粒被肠上皮细胞所吸收，吸收后的胆固醇在肠上皮细胞内又重新酯化，生成胆固醇酯，最后与载脂蛋白一起组成乳糜微粒，经淋巴系统进入血液循环。

（五）水的吸收

水吸收的主要部位在小肠，水的吸收都是跟随溶质分子的吸收而被动吸收的，其吸收方式属被动扩散。当肠内容物低渗时，水可从肠腔经跨细胞途径和细胞旁途径进入血液；当高渗性内容物从胃流入十二指肠时，水可从血浆转运至肠腔内。各种溶质，特别是 NaCl 的主动吸收所形成的渗透压梯度是水吸收的主要动力。

（六）无机盐的吸收

无机盐只有在溶解的状态下才能被吸收。一般来说，单价碱性盐类如钠、钾、铵盐等吸收很快，多价碱性盐类则吸收很慢。而与钙结合形成沉淀的盐，如硫酸盐、磷酸盐等，则不能被吸收。

1. 钠的吸收 成人每日从外界摄入的钠为 5 ~ 8g，每日分泌入消化液的钠约 30g，而每日吸收的钠是 25 ~ 30g，由此可见，肠内容物中，95% ~ 99% 的钠已被小肠黏膜重吸收。

Na^+ 在肠黏膜上皮细胞上的腔面膜以继发性主动转运的方式进入细胞内（往往与葡萄糖、氨基酸等物质同向转运），再通过细胞基底侧膜上的钠泵主动转运至组织间液，进而进入血液。

2. 铁的吸收 吸收部位主要在十二指肠和空肠上段。成人每日吸收铁约为 1mg，铁的吸收与机体的需求量有关，当机体缺铁时，铁的吸收也增加。食物中的铁绝大部分是 Fe^{3+}，不易被吸收，需被还原成 Fe^{2+} 后，方能被吸收。维生素 C 能将 Fe^{3+} 还原成 Fe^{2+}，胃酸可促进铁的溶解，因此，维生素 C 和胃酸能促进铁的吸收。胃大部切除或胃酸分泌减少的患者，由于铁的吸收受影响，因此可伴发缺铁性贫血。

3. 钙的吸收 食物中的钙只有 20% ~ 30% 被吸收。钙吸收的部位主要在十二指肠，钙的吸收主要是通过主动转运完成的。影响钙吸收的因素有：①维生素 D，能促进小肠对钙的吸收，是影响钙吸收最主要的因素；②机体对钙的需求，儿童、孕妇和乳母因对钙的需求量增加，而使钙吸收增多；③酸性环境有助于钙的吸收；④草酸盐、磷酸盐等由于与钙结合成不溶性复合物而抑制钙的吸收。

（七）维生素的吸收

大多数维生素在小肠上段被吸收，只有维生素 B_{12} 在回肠吸收。水溶性维生素如维生素 B_1、B_2、B_6、PP、C 以及生物素和叶酸，主要通过依赖 Na^+ 的同向转运体被吸收，而维生素 B_{12} 必须先与内因子结合形成复合物后，才能在回肠被吸收；脂溶性维生素如维生素 A、D、E、K 等的吸收机制与脂类消化产物类似。

答案解析

目标检测

一、单选题

1. 下列不属于唾液生理作用的是 （　　）

    A. 部分消化淀粉　　　　B. 部分消化蛋白质　　　　C. 润湿与溶解食物

    D. 清洁和保护口腔　　　E. 杀菌

2. 胃液中与红细胞成熟有关联的物质是 （　　）

    A. 胃酸　　　　　　　　B. 胃蛋白酶　　　　　　　C. 内因子

    D. 黏液　　　　　　　　E. 盐酸

3. 胃特有的运动形式是（　　　）

    A. 蠕动   B. 袋状往返运动   C. 分节运动

    D. 紧张性收缩   E. 容受性舒张

4. 三大营养物质的排空速度由快至慢依次是（　　　）

    A. 糖类，蛋白质，脂肪   B. 蛋白质，脂肪，糖类

    C. 蛋白质，糖类，脂肪   D. 糖类，脂肪，蛋白质

    E. 脂肪，糖类，蛋白质

5. 消化力最强的消化液是（　　　）

    A. 唾液   B. 胃液   C. 胆汁

    D. 胰液   E. 小肠液

6. 下列消化液中没有消化酶的是（　　　）

    A. 唾液   B. 胃液   C. 胆汁

    D. 胰液   E. 小肠液

7. 小肠特有的运动形式是（　　　）

    A. 容受性舒张   B. 紧张性收缩   C. 分节运动

    D. 蠕动   E. 移行性复合运动

8. 吸收的主要部位是（　　　）

    A. 小肠   B. 胃   C. 口腔

    D. 大肠   E. 食管

9. 蛋白质吸收的主要形式是（　　　）

    A. 蛋白质   B. 多肽   C. 氨基酸

    D. 二肽和三肽   E. 胨

10. 脂肪的吸收需要依靠的物质是（　　　）

    A. 内因子   B. 碳酸氢根离子   C. 蛋白水解酶

    D. 胆盐   E. 胆固醇

二、思考题

    患者，男，43 岁。常在餐后出现上腹部疼痛，伴反酸、嗳气等症状，服用阿司匹林等药物后症状加重，服用抗酸药物后可减轻症状。胃镜检查诊断为胃溃疡。

    1. 胃黏液及碳酸氢盐对胃黏膜有何保护作用？

    2. 胃液中，可能导致胃溃疡的主要成分是什么？

（赵　青）

书网融合……

      本章小结   微课   题库

第七章 物质代谢

1. 通过本章学习重点把握糖、脂类、蛋白质代谢各途径的基本概念，代谢过程、特点及生理意义；血糖及血氨的来源与去路；血浆脂蛋白的概念、分类、组成特点和生理功能；熟悉糖的生理功能；激素对血糖浓度的调节；了解糖代谢异常的常见原因；常见脂类代谢异常疾病。

2. 学会运用物质代谢方面的知识，具备分析理解糖代谢异常、脂代谢紊乱的原理的能力；通过对物质代谢过程的学习，培养良好的科学思维，建立物质之间联系与发展的观点，探索生命奥秘。

≫ 情境导入

情境描述 患者，男，60岁，因"多食、多饮、体重下降1年余"入院。患者近1年来，无明显诱因下，自觉饮食量增多、易饥饿，烦渴、多饮。发病以来睡眠可，小便量和次数增加，体重下降5kg左右。既往体健，无特殊药物服用史。其父亲有糖尿病病史。实验室检查：空腹血糖浓度8.9mmol/L，餐后2小时血糖18.3mmol/L；血胰岛素水平低于正常值下限。

讨论 1. 本病的诊断依据是什么？
      2. 结合糖代谢的知识，分析糖尿病高血糖的原因。

人体各种功能的实现离不开新陈代谢，新陈代谢是生命活动的基本特征。新陈代谢包括合成代谢和分解代谢两个方面，在物质合成和分解过程中，既有物质代谢又有能量代谢。其中，物质进行分解代谢过程中，常伴有三磷酸腺苷（ATP）的生成，合成代谢过程中，常伴有ATP的消耗。ATP被称作能量货币，是人体内的主要能源物质，糖类、脂类、蛋白质三大营养物质在分解代谢过程中伴有ATP的生成。

本章重点讨论正常人体的糖代谢、脂类代谢、蛋白质代谢的过程与生理意义。

 素质提升

糖化学之父——埃米尔·费歇尔

1872～1874年，费歇尔攻读博士学位，他的研究方向是糖类的分子结构。当时已知的单糖只有四种，葡萄糖、半乳糖、果糖和山梨糖，他们具有相同的分子式 $C_6H_{12}O_6$，但分子结构尚未确定。要确定糖的分子结构，需要先找出能够将糖分子分离出的办法，他发现了研究糖的有力武器——液体苯肼，苯肼可以与糖类分子结合形成糖脎。葡萄糖、果糖和甘露糖与苯肼生成相同的糖脎，因此他推断，这三种糖在第二个碳原子以下具有相同的构型。最终于1892年，确定了葡萄糖的链状结构及其立体异构体。费歇尔热爱研究工作，曾以企业任职不利于他的自由研究，谢绝化工企业的高薪聘请。当时根据理论推断，己醛糖有16种可能的构型，其中12种由费歇尔通过人工合成得到，他是当之无愧的"糖化学之父"。

PPT

第一节 糖代谢

糖类是化学本质为多羟基醛或多羟基酮及其衍生物或聚合物的一类化合物。常见的醛糖有葡萄糖和麦芽糖，常见的酮糖有果糖，糖原和纤维素是葡萄糖的多聚体。食物中的糖类主要有植物淀粉、动物糖原以及麦芽糖、蔗糖等，需经消化道消化后转变为单糖才可以被吸收在体内氧化供能。

一、糖的生理功能

1. 供能 人体所需能量的50%～70%来源于糖，糖是体内主要的能源物质，机体中的糖类通过氧化分解，为机体供能。

2. 碳源 糖代谢的某些中间产物可转变为其他含碳化合物，作为某些物质的合成原料。例如，糖代谢的中间产物可以合成脂肪、核苷酸和一些非必需氨基酸。

3. 参与构成人体组织成分 糖蛋白、蛋白多糖、糖脂是糖与蛋白质、脂质结合形成的，可参与构成生物膜等重要细胞结构。如蛋白多糖可参与构成结缔组织、软骨和骨基质；糖蛋白参与神经组织的构成等。

4. 维持血糖稳定 糖原是葡萄糖在体内的重要储存形式。进餐后，葡萄糖可以以肝糖原和肌糖原的形式储存于肝脏和肌肉中，需要能量时，肝糖原快速分解维持血糖水平的稳定。长期饥饿时，某些非糖物质如甘油、生糖氨基酸可转变为葡萄糖，补充血糖。

5. 其他 糖类可以参与构成一些具有特殊生理功能的糖蛋白，如激素、免疫球蛋白、血型物质等，参与分子间的信息传递与分子识别。另外，还可以形成糖的磷酸衍生物，如核苷酸、多种辅酶等。

二、糖的分解代谢

糖在体内的分解代谢途径有三条，包括糖的无氧氧化、糖的有氧氧化和磷酸戊糖途径。

（一）糖的无氧氧化

在无氧或缺氧条件下，机体将葡萄糖分解生成乳酸并产生少量ATP的过程称为糖的无氧氧化。其中，葡萄糖分解生成丙酮酸的过程为糖酵解。糖酵解生成的丙酮酸还原生成乳酸的过程称为乳酸发酵。糖的无氧氧化主要在细胞质中进行，可发生于全身各组织细胞。

1. 糖无氧氧化反应过程 糖的无氧氧化的反应过程分为两个阶段：第一阶段是葡萄糖分解成丙酮酸的过程，即糖酵解；第二个阶段是将丙酮酸还原为乳酸的过程，即乳酸生成。

（1）葡萄糖分解生成丙酮酸

1）葡萄糖磷酸化成葡糖-6-磷酸 葡萄糖进入细胞后磷酸化生成葡糖-6-磷酸，催化该反应的酶是己糖激酶，该酶需要Mg^{2+}作为激活剂，是糖无氧氧化过程中的第一个关键酶。该步反应是由关键酶催化的不可逆反应，需要消耗1分子ATP，是糖的无氧氧化的第一个限速步骤。

己糖激酶 Mg^{2+} ATP ADP

葡萄糖 葡糖-6-磷酸

2）葡糖-6-磷酸转变为果糖-6-磷酸 该步反应由磷酸己糖异构酶催化，是醛糖与酮糖之间的异构体互变，反应可逆。

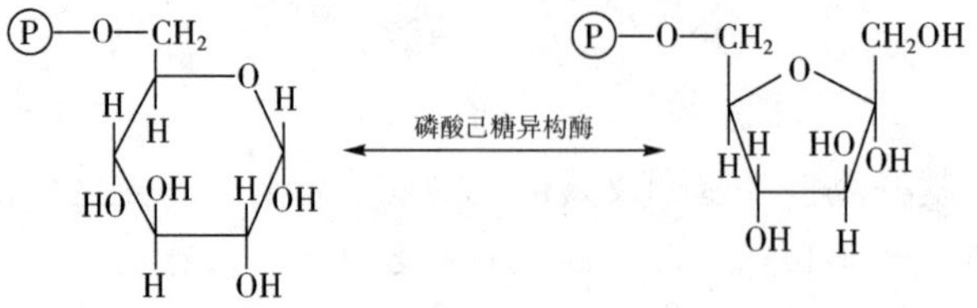

葡糖-6-磷酸　　　　　　　　果糖-6-磷酸

3）果糖-6-磷酸转变为果糖-1，6-双磷酸　该反应由磷酸果糖激酶-1催化，需要ATP和Mg^{2+}参与，反应过程不可逆，需要消耗1分子ATP。磷酸果糖激酶-1是糖无氧氧化过程中第二个关键酶，也是整个无氧氧化过程中的最主要的限速酶。

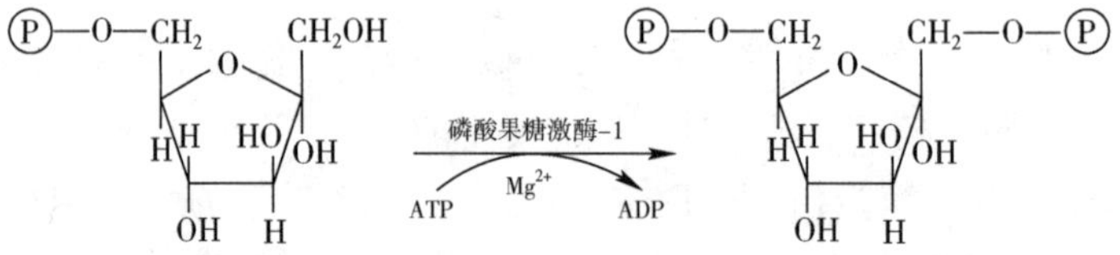

果糖-6-磷酸　　　　　　　　果糖-1,6-双磷酸

4）果糖-1，6-双磷酸裂解成3-磷酸甘油醛和磷酸二羟丙酮　在醛缩酶的催化作用下，含有6个碳原子的果糖-1，6-双磷酸裂解生成2分子含有3个碳原子的磷酸丙糖，即3-磷酸甘油醛和磷酸二羟丙酮。其中，3-磷酸甘油醛和磷酸二羟丙酮属于同分异构体，两者之间可以发生互变。当3-磷酸甘油醛在下一步反应被消耗后，磷酸二羟丙酮会迅速转变为3-磷酸甘油醛，继续进行反应。

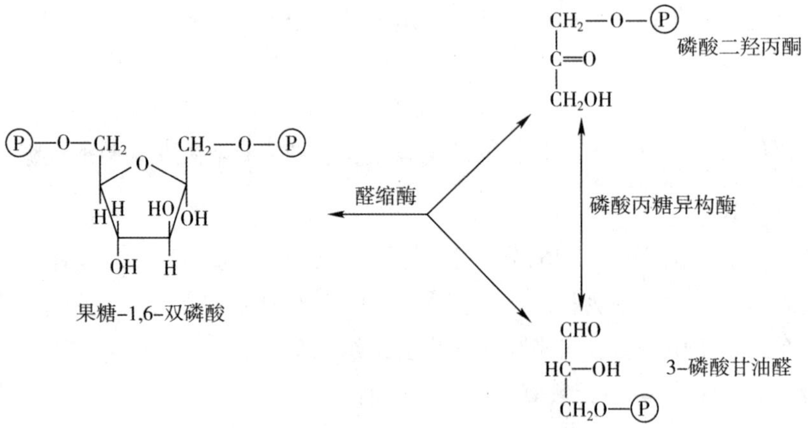

果糖-1,6-双磷酸

以上四步反应为糖的无氧氧化途径中的耗能阶段，1分子葡萄糖分解生成了2分子的3-磷酸甘油醛，消耗2分子ATP。从第五步开始的各步反应都有2分子物质参与进行。

5）3-磷酸甘油醛氧化为1，3-双磷酸甘油酸　该反应由3-磷酸甘油醛脱氢酶催化，该酶的辅酶是NAD$^+$，可接受氢离子和电子。这是一步可逆反应，反应生成了高能磷酸化合物，产物1，3-双磷酸甘油酸中含有高能磷酸键。

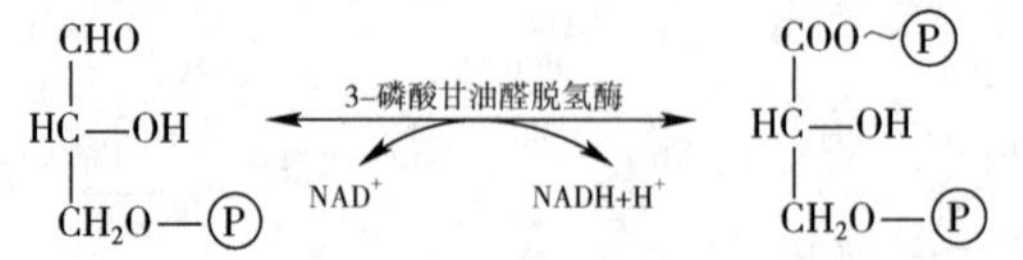

3-磷酸甘油醛　　　　　　　　1,3-双磷酸甘油酸

6）1,3-双磷酸甘油酸转变成3-磷酸甘油酸 磷酸甘油酸激酶催化1,3-双磷酸甘油酸生成3-磷酸甘油酸，反应过程中需要 Mg^{2+} 参与，是可逆反应。高能磷酸化合物1,3-双磷酸甘油酸将高能磷酸键直接转移给ADP生成ATP，这是一步底物水平磷酸化的反应，2分子的1,3-双磷酸甘油酸参与反应，共生成2分子的ATP。

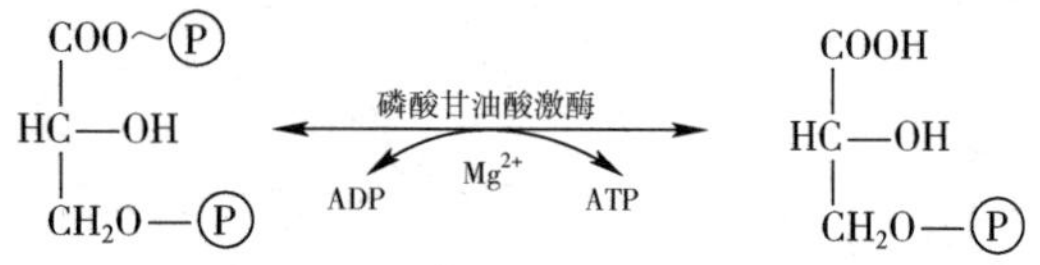

1,3-双磷酸甘油酸　　　　　　　　　　3-磷酸甘油醛

7）3-磷酸甘油酸转变为2-磷酸甘油酸 由磷酸甘油酸变位酶催化，反应可逆反应。

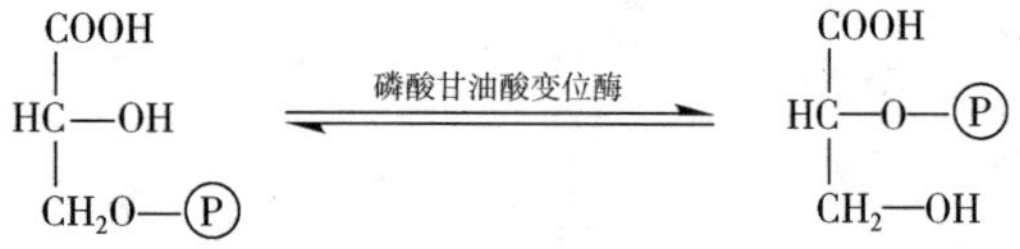

3-磷酸甘油酸　　　　　　　　　　2-磷酸甘油酸

8）2-磷酸甘油酸转变为磷酸烯醇丙酮酸 该步反应由烯醇化酶催化，是可逆反应。反应引起分子内部的电子重排和能量重新分布，形成一个高能磷酸键，产物磷酸烯醇丙酮酸属于高能磷酸化合物。

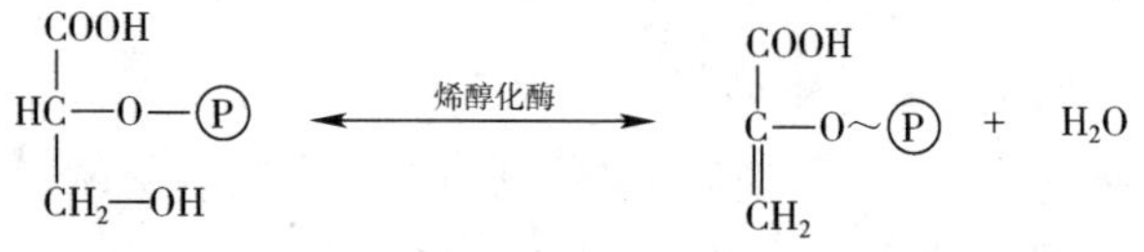

2-磷酸甘油酸　　　　　　　　　　磷酸烯醇丙酮酸

9）磷酸烯醇丙酮酸转化成丙酮酸 在丙酮酸激酶催化下，磷酸烯醇丙酮酸将高能磷酸键转移给ADP生成ATP，这是糖的无氧氧化过程中第二个底物水平磷酸化反应。该步反应属于关键酶催化的不可逆反应，丙酮酸激酶是糖无氧氧化过程中的第三个关键酶。

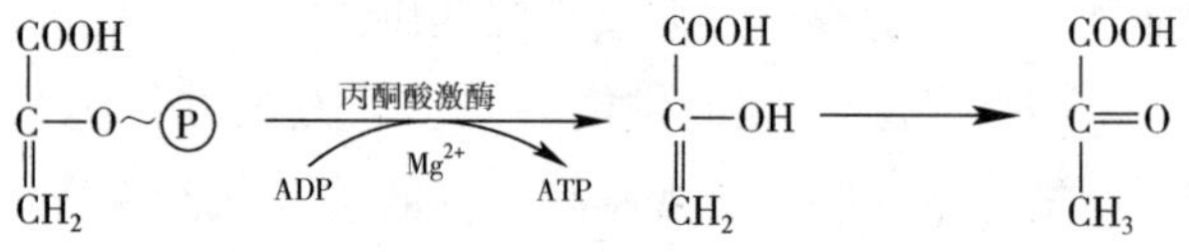

磷酸烯醇丙酮酸　　　　　　烯醇丙酮酸　　　　　　丙酮酸

（2）丙酮酸还原成乳酸 该步反应是由乳酸脱氢酶催化的可逆反应，反应过程中需要的氢原子由第5步反应中3-磷酸甘油醛脱氢生成的 $NADH+H^+$ 来提供。在无氧或缺氧条件下，参与反应的 $NADH+H^+$ 重新生成 NAD^+，糖酵解过程持续进行。

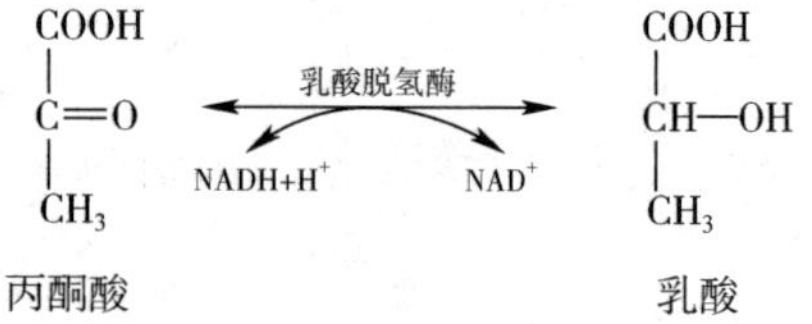

丙酮酸　　　　　　　　　　乳酸

糖的无氧氧化的全过程如图7-1所示。

2. 糖无氧氧化反应特点

（1）糖无氧氧化是一个不需氧的产能过程，在细胞液中进行，反应过程中共发生了2次底物水平磷

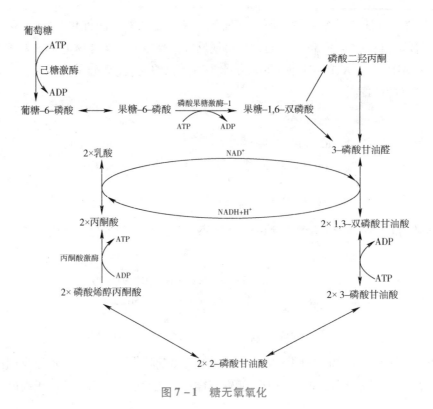

图 7 – 1 糖无氧氧化

酸化。1 分子的葡萄糖经无氧氧化途径净生成了 2 分子 ATP。

（2）糖无氧氧化过程中存在 3 步不可逆反应，分别由己糖激酶、磷酸果糖激酶 – 1 和丙酮酸激酶催化，这 3 个酶是调节糖的无氧氧化速率的关键酶，其中磷酸果糖激酶 – 1 对调节速率最为重要。

（3）糖无氧氧化的终产物是乳酸，乳酸由丙酮酸加氢还原生成，生成的乳酸可释放入血进一步代谢。

3. 糖无氧氧化生理意义

（1）最主要的生理意义是在机体缺氧时迅速供能，这对肌肉收缩更为重要。比如剧烈运动时，骨骼肌强烈收缩，耗氧量增加，能量主要通过糖无氧氧化提供。

（2）在正常生理状况下，某些组织细胞的供能方式。成熟的红细胞没有线粒体，只能通过糖的无氧氧化供能。另外，个别组织细胞如白细胞、视网膜、皮肤等，即使不缺氧，也依然需要糖无氧氧化提供部分能量。

（二）糖的有氧氧化

葡萄糖在有氧条件下，彻底氧化生成 CO_2 和 H_2O，并释放能量的过程，称为糖的有氧氧化。有氧氧化是糖氧化供能的主要方式，机体绝大多数组织细胞都通过此途径获得能量。在肌组织中葡萄糖通过无氧氧化所生成的乳酸，最终在有氧条件下可彻底氧化生成 CO_2 和 H_2O 并释放充足的能量。

1. 糖有氧氧化反应过程　糖有氧氧化过程分三个阶段：第一阶段，葡萄糖经糖酵解在细胞质中生成丙酮酸；第二阶段，丙酮酸进入线粒体，氧化脱羧生成乙酰辅酶 A；第三阶段，乙酰辅酶 A 进入三羧酸循环彻底氧化分解生成 CO_2 和 H_2O。

（1）葡萄糖在细胞质中生成丙酮酸　该过程同糖无氧氧化的第一阶段反应。

（2）丙酮酸进入线粒体氧化脱羧生成乙酰辅酶 A　1 分子的葡萄糖在第一阶段生成了 2 分子丙酮酸，丙酮酸进入线粒体后，在丙酮酸脱氢酶复合物的催化作用下，与辅酶 A 结合生成乙酰辅酶 A。乙酰辅酶 A 分子中含有高能键，属于高能化合物，可参加体内的多种代谢反应。

$$\underset{\text{丙酮酸}}{\overset{\overset{\displaystyle COOH}{|}}{\underset{\underset{\displaystyle CH_3}{|}}{C=O}}} + HSCoA \xrightleftharpoons[NAD^+ \quad NADH+H^+]{\text{丙酮酸脱氢酶复合物}} \underset{\text{乙酰辅酶A}}{\overset{\overset{\displaystyle CH_3}{|}}{CO\sim SCoA}} + CO_2$$

丙酮酸脱氢酶复合物是糖有氧氧化的第一个关键酶，由三种酶和五种辅助因子组成（表7-1）。三种酶分别是丙酮酸脱氢酶（E_1）、二氢硫辛酸乙酰转移酶（E_2）、二氢硫辛酸脱氢酶（E_3），五种辅助因子分别是TPP、二氢硫辛酸、辅酶A、FAD和NAD^+。由于五种辅酶中含有不同的维生素，因此某些维生素缺乏可影响丙酮酸脱氢酶复合物的活性，进而影响糖代谢过程。如维生素B_1缺乏，导致TPP不足，影响丙酮酸脱羧酶复合体的活性，糖代谢的中间产物丙酮酸脱羧受到抑制，丙酮酸在体内堆积累及末梢神经，可引起多发性周围神经炎。

表7-1 丙酮酸脱氢酶复合体的组成

酶	辅酶	所含维生素
丙酮酸脱羧酶（E_1）	TPP	维生素B_1
二氢硫辛酸乙酰转移酶（E_2）	二氢硫辛酸、辅酶A	硫辛酸、泛酸
二氢硫辛酸脱氢酶（E_3）	FAD、NAD^+	维生素B_2、维生素PP

（3）三羧酸循环 乙酰辅酶A在线粒体进入三羧酸循环，彻底氧化分解生成CO_2和H_2O。三羧酸循环（TAC）是指从乙酰辅酶A和草酰乙酸缩合生成含有三个羧基的柠檬酸开始，经四次脱氢、两次脱羧，又重新合成草酰乙酸，再重复循环反应的过程。该过程中第一个中间代谢物是含有三个羧基的柠檬酸，又被称为柠檬酸循环。该循环最早是由Krebs在1937年提出，故又称为Krebs循环。

1）三羧酸循环的反应过程

①柠檬酸的生成：乙酰辅酶A与草酰乙酸在柠檬酸合酶的催化作用下缩合形成柠檬酸。反应所需的能量来自乙酰辅酶A中的高能硫酯键，该步反应是关键酶催化的不可逆反应。柠檬酸合酶是三羧酸循环的第一个关键酶，也是糖有氧氧化过程中的第二个关键酶。

$$\underset{\text{乙酰辅酶A}}{\overset{\overset{\displaystyle CH_3}{|}}{CO\sim SCoA}} + H_2O + \underset{\text{草酰乙酸}}{\overset{\overset{\displaystyle COOH}{|}}{\underset{\underset{\displaystyle COOH}{|}}{\underset{\displaystyle CH_2}{\overset{\displaystyle C=O}{|}}}}} \xrightarrow[HSCoA]{\text{柠檬酸合酶}} \underset{\text{柠檬酸}}{\overset{\overset{\displaystyle CH_2-COOH}{|}}{\underset{\underset{\displaystyle CH_2-COOH}{|}}{HO-C-COOH}}}$$

②异柠檬酸的生成：柠檬酸在顺乌头酸酶的催化下先脱水生成顺乌头酸，然后再加水生成异柠檬酸。

$$\underset{\text{柠檬酸}}{\overset{\overset{\displaystyle CH_2-COOH}{|}}{\underset{\underset{\displaystyle CH_2-COOH}{|}}{HO-C-COOH}}} \underset{H_2O}{\rightleftharpoons} \underset{\text{顺乌头酸}}{\overset{\overset{\displaystyle CH_2-COOH}{|}}{\underset{\underset{\displaystyle CH-COOH}{|}}{C-COOH}}} \underset{H_2O}{\rightleftharpoons} \underset{\text{异柠檬酸}}{\overset{\overset{\displaystyle CH_2-COOH}{|}}{\underset{\underset{\displaystyle HO-CH-COOH}{|}}{CH-COOH}}}$$

③异柠檬酸氧化脱羧生成α-酮戊二酸：异柠檬酸在异柠檬酸脱氢酶的催化下发生氧化脱羧生成α-酮戊二酸，释放CO_2。脱下的氢被NAD^+接受生成$NADH+H^+$，进入呼吸链。该步反应是关键酶催化的不可逆反应，异柠檬酸脱氢酶是三羧酸循环的第二个关键酶，也是糖有氧氧化过程中的第三个关

键酶。

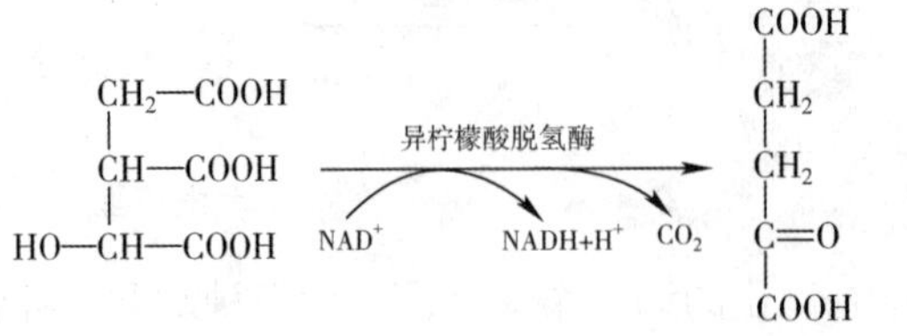

异柠檬酸　　　　　　　　　　　　α-酮戊二酸

④α-酮戊二酸氧化脱羧生成琥珀酰辅酶 A：这是柠檬酸循环中的第二次氧化脱羧反应，生成琥珀酰辅酶 A，释放 CO_2。脱下的氢被 NAD^+ 接受生成 $NADH + H^+$，进入呼吸链。该步反应是关键酶催化的不可逆反应，催化此反应的酶是 α-酮戊二酸脱氢酶复合物，是三羧酸循环的第三个关键酶，也是糖有氧氧化过程中的第四个关键酶。

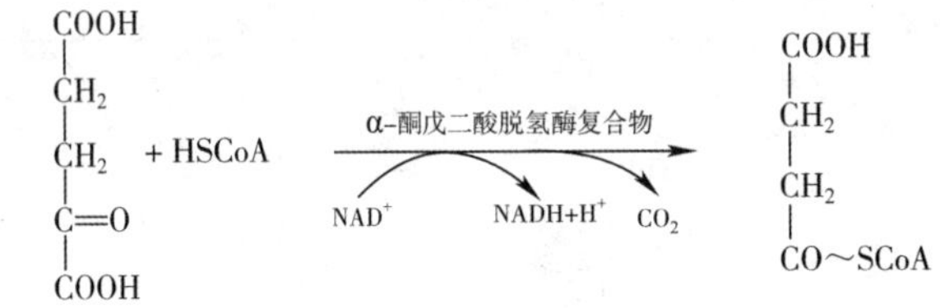

α-酮戊二酸　　　　　　　　　　　　琥珀酰辅酶A

⑤琥珀酸的生成：琥珀酰辅酶 A 含有高能硫酯键，是高能化合物，在琥珀酰辅酶 A 合成酶的催化下，琥珀酰辅酶 A 转变成琥珀酸，反应过程可逆。此过程中发生了底物水平磷酸化，琥珀酰辅酶 A 将能量直接转移给 GDP 生成 GTP，这是三羧酸循环中唯一的底物水平磷酸化反应。

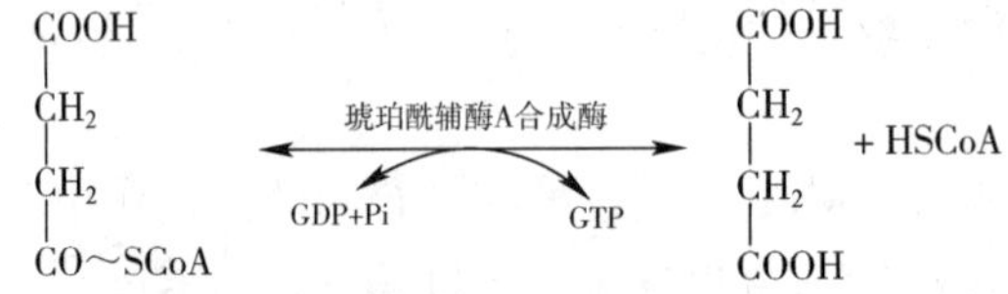

琥珀酰辅酶A　　　　　　　　　　　琥珀酸

⑥琥珀酸脱氢生成延胡索酸：琥珀酸在琥珀酸脱氢酶催化下脱氢生成延胡索酸，脱下的氢由 FAD 接受生成 $FADH_2$，可进入呼吸链。

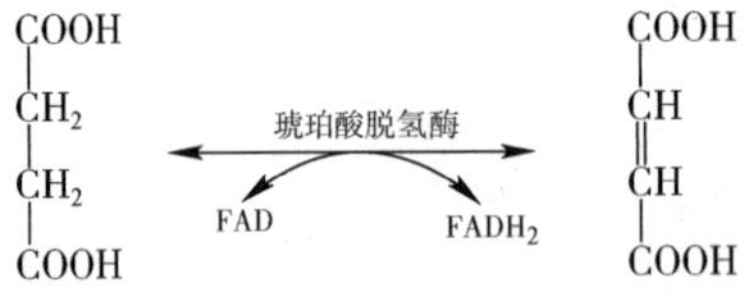

琥珀酸　　　　　　　　　　　　延胡索酸

⑦延胡索酸加水生成苹果酸：该反应是由延胡索酸酶催化，是可逆反应。

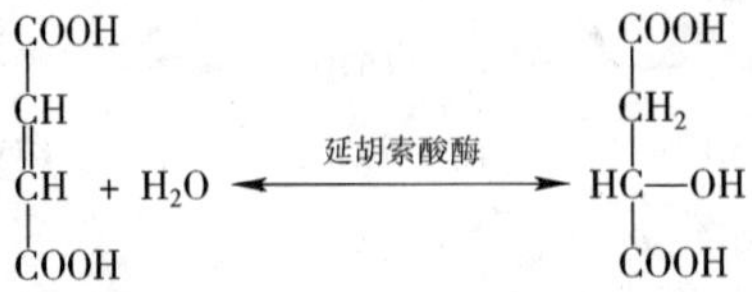

延胡索酸　　　　　　　　　　　　苹果酸

⑧苹果酸脱氢生成草酰乙酸：苹果酸在苹果酸脱氢酶催化下脱氢生成草酰乙酸，脱下的氢被 NAD^+ 接受生成 $NADH + H^+$，进入呼吸链。

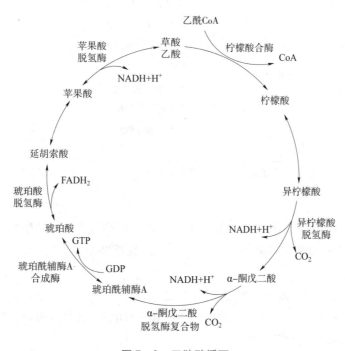

苹果酸脱氢酶
NAD^+ $NADH+H^+$
苹果酸 草酰乙酸

三羧酸循环过程如图 7 - 2 所示。

图 7 - 2　三羧酸循环

2）三羧酸循环的特点

①三羧酸循环的反应部位是线粒体。

②每经过一次三羧酸循环，消耗一分子的乙酰辅酶 A，经 4 次脱氢、2 次脱羧、1 次底物水平磷酸化。4 次脱氢生成 1 分子 $FADH_2$ 和 3 分子 $NADH + H^+$，2 次脱羧生成 2 分子 CO_2，1 次底物水平磷酸化生成 1 分子 GTP。

③整个循环为单向循环反应，三羧酸循环中有 3 个关键酶，分别为柠檬酸合酶、异柠檬酸脱氢酶、α - 酮戊二酸脱氢酶复合物。

④三羧酸循环的中间产物会向其他物质转变，比如草酰乙酸可以转变为天冬氨酸，α - 酮戊二酸可以转变为谷氨酸。

3）三羧酸循环的生理意义

①三羧酸循环是糖、脂质、蛋白质三大营养物质共同的代谢通路，生成乙酰辅酶 A 进入三羧酸循环彻底氧化产生能量。

②三羧酸循环是糖、脂质、蛋白质三大营养物质代谢联系的枢纽。三羧酸循环的中间产物会向其他物质转变，其他物质也可以转变为三羧酸循环的中间代谢产物，实现多种代谢途径相互联系。例如，三羧酸循环中的一些酮酸可转变为氨基酸，草酰乙酸可以转变为天冬氨酸。某些氨基酸可转变为三羧酸循环的中代谢产物并异生成糖。

2. 糖有氧氧化的生理意义　糖有氧氧化是机体产生能量最主要的途径。产能效率高，1 分子葡萄糖经有氧氧化生成 30 或 32 分子的 ATP（表 7 - 2）。

表 7 – 2　葡萄糖有氧氧化的能量计算

反应过程	ATP 生成方式	ATP 数量
葡萄糖→葡糖 – 6 – 磷酸		– 1
果糖 – 6 – 磷酸→果糖 – 1，6 – 双磷酸		– 1
（3 – 磷酸甘油醛→1，3 – 双磷酸甘油酸）×2	NADH（$FADH_2$）氧化磷酸化	2.5（1.5）×2[*]
（1，3 – 双磷酸甘油酸→3 – 磷酸甘油酸）×2	底物水平磷酸化	1×2
（磷酸烯醇丙酮酸→丙酮酸）×2	底物水平磷酸化	1×2
（丙酮酸→乙酰辅酶 A）×2	NADH 氧化磷酸化	2.5×2
（异柠檬酸→α – 酮戊二酸）×2	NADH 氧化磷酸化	2.5×2
（α – 酮戊二酸→琥珀酰辅酶 A）×2	NADH 氧化磷酸化	2.5×2
（琥珀酰辅酶 A→琥珀酸）×2	底物水平磷酸化	1×2
（琥珀酸→延胡索酸）×2	$FADH_2$ 氧化磷酸化	1.5×2
（苹果酸→草酰乙酸）×2	NADH 氧化磷酸化	2.5×2
合计		30 或 32

注：*NADH 进入线粒体的穿梭方式不同；1 分子的葡萄糖可生成 2 分子的 3 – 磷酸甘油醛，此后的反应步骤×2。

（三）磷酸戊糖途径

葡萄糖除了可以进行无氧氧化和有氧氧化产能外，还可以通过不产能的磷酸戊糖途径进行代谢。磷酸戊糖途径是指由葡萄糖生成磷酸戊糖及 $NADPH + H^+$，前者再进一步转变成 3 – 磷酸甘油醛和 6 – 磷酸果糖的反应过程。

1. 磷酸戊糖途径反应过程　磷酸戊糖途径发生在细胞质，全过程可分为两个阶段。第一阶段：氧化反应阶段，葡糖 – 6 – 磷酸经氧化脱羧生成磷酸核糖和 NADPH；第二阶段：基团转移阶段，将磷酸戊糖转变为果糖 – 6 – 磷酸和 3 – 磷酸甘油醛。

（1）第一阶段　葡糖 – 6 – 磷酸由葡糖 – 6 – 磷酸脱氢酶催化脱氢生成葡糖酸 – 6 – 磷酸，后者在葡糖 – 6 – 磷酸酸脱氢酶作用下再次脱氢并自发脱羧而转变为核酮糖 – 5 – 磷酸。以上两步反应为关键酶催化的不可逆反应，反应过程中脱下的氢均被 $NADP^+$ 接受生成 $NADPH + H^+$。生成的核酮糖 – 5 – 磷酸在核酮糖 – 5 – 磷酸异构酶作用下转变为核糖 – 5 – 磷酸。总之，在第一阶段的反应中，1 分子的葡糖 – 6 – 磷酸反应生成 1 分子核糖 – 5 – 磷酸、2 分子 NADPH 和 1 分子 CO_2。

（2）第二阶段　包括一系列基团转移，这些基团转移反应均为可逆反应。核酮糖 – 5 – 磷酸经过一系列转酮基和转醛基反应，最终转变为果糖 – 6 – 磷酸和 3 – 磷酸甘油醛。

2. 磷酸戊糖途径生理意义

（1）提供磷酸核糖参与核酸的生物合成　核酸的合成需要核糖作为原料，体内的核糖并不依赖从食物摄取，磷酸戊糖途径生成的核糖 – 5 – 磷酸是机体获取核糖的主要方式。但肌肉组织中因缺乏葡糖 – 6 – 磷酸脱氢酶，可通过糖酵解的中间产物果糖 – 6 – 磷酸和 3 – 磷酸甘油醛经基团转移而生成磷酸核糖。

（2）提供 NADPH 作为供氢体参与多种代谢反应　NADPH 不能进入呼吸链氧化释放能量，但 NADPH 携带的氢可参与机体的多种代谢反应。

①NADPH 作为供氢体，参与体内许多合成代谢。比如在乙酰辅酶 A 合成脂肪酸或胆固醇的过程中，NADPH 提供还原性的氢参与反应。

②NADPH 参与羟化反应。有些羟化反应与生物合成有关，如从胆固醇合成胆汁酸、从血红素合成胆红素等；有些羟化反应与生物转化有关。

③NADPH 用于维持谷胱甘肽（GSH）的还原状态。谷胱甘肽是体内重要的抗氧化剂，还原型的谷胱甘肽（GSH）脱氢氧化可生成氧化型的谷胱甘肽（GSSG），以保护一些含巯基的蛋白质或酶，避免它们受到氧化剂的损害。氧化型的谷胱甘肽（GSSG）又可被 NADPH 重新还原为还原型的谷胱甘肽（GSH）。

先天性葡糖 - 6 - 磷酸脱氢酶缺陷人群，体内磷酸戊糖途径不能正常进行，NADPH 生成减少，GSH 不足，导致这类人群的红细胞膜容易被氧化剂破坏，而形成溶血性贫血，如蚕豆病。

三、糖原的合成与分解

糖原是以葡萄糖为基本单位聚合而成的多糖，是人体内糖的主要储存形式。糖原分子中既有直链，又有分枝，整体呈树枝状，除分支点处以 $\alpha - 1, 6 -$ 糖苷键相连，其余部位以 $\alpha - 1, 4 -$ 糖苷键连接。肝和肌肉是储存糖原的主要组织器官，但肝糖原和肌糖原的生理意义有很大不同，肝糖原是机体血糖的重要来源，对脑组织、红细胞这类依赖葡萄糖供能的组织具有重要意义；肌糖原主要为肌肉收缩提供能量。

（一）糖原的合成

由葡萄糖生成糖原的过程称为糖原合成，主要在肝和骨骼肌的细胞质中进行。

1. 糖原合成过程

（1）葡萄糖生成葡糖 - 6 - 磷酸　葡萄糖在己糖激酶（肝脏中为葡萄糖激酶）的催化作用下形成葡糖 - 6 - 磷酸，此过程与糖无氧氧化的第 1 步反应相同，不可逆反应，消耗 1 分子 ATP。

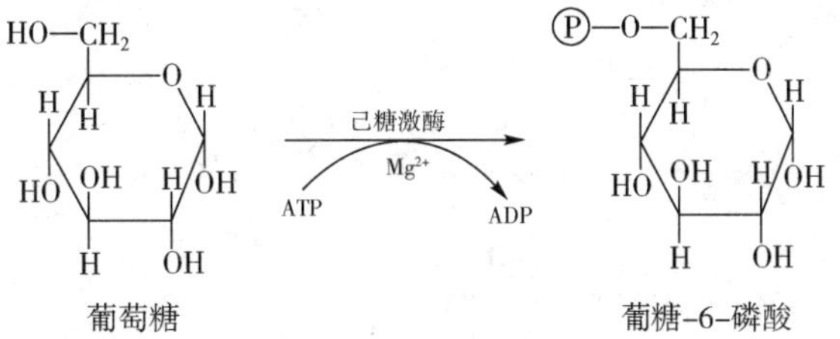

葡萄糖　　　　　　　葡糖 - 6 - 磷酸

（2）葡糖 - 6 - 磷酸转变为葡糖 - 1 - 磷酸　在葡糖磷酸变位酶的催化下，磷酸从第 6 位碳转移至第 1 位碳，生成葡糖 - 1 - 磷酸。该步反应为可逆反应。

葡糖 - 6 - 磷酸　　　　　　　葡糖 - 1 - 磷酸

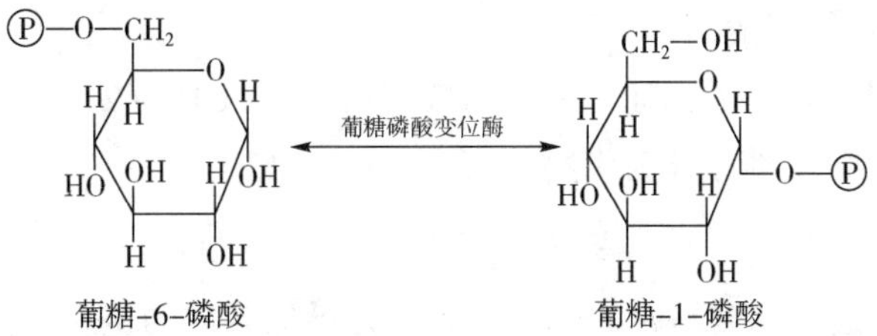

（3）形成尿苷二磷酸葡糖　在尿苷二磷酸葡糖焦磷酸化酶的催化下，UTP 与葡糖 - 1 - 磷酸生成尿苷二磷酸葡糖（UDPG）和焦磷酸，该步反应为可逆反应。UDPG 又称"活性葡萄糖"，是糖原合成过程

中的葡萄糖供体。

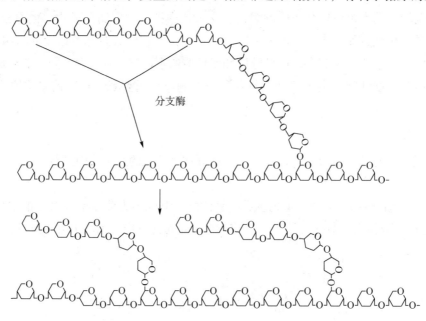

（4）糖原合成　以糖原引物为基础，在糖原合酶作用下，UDPG 中的葡萄糖基转移到糖原引物上，形成 α-1，4-糖苷键，原来的糖原引物增加一个葡萄糖基形成新的糖原分子。如此反复进行，糖原的直链不断延长。该反应为不可逆反应，糖原合酶为催化该反应的关键酶。

$$UDPG + 糖原（G_n）\xrightarrow{\text{糖原合酶}} 糖原（G_{n+1}）+ UDP$$

（5）糖原分支的形成　当糖原分子中直链连接达到 11 个以上葡萄糖单位时，在分支酶作用下，可将一段糖链（6~7 个葡萄糖单位）转移至邻近的糖链上，以 α-1，6-糖苷键连接形成分支（图 7-3）。分支的形成不仅可增加糖原的水溶性，更重要的是可增加非还原端数目，有利于糖原的迅速分解。

图 7-3　分支酶的作用

2. 糖原合成的特点

（1）糖原合成的部位在肝脏和肌肉的细胞质。

（2）UDPG 是葡萄糖的直接供体；直链中 α-1，4-糖苷键的形成由糖原合酶催化，分支节点的 α-1，6-糖苷键由分支酶催化形成。

（3）每增加一个葡萄糖单位，需消耗 1 分子 ATP 和 1 分子 UTP（2 个高能磷酸键）。

（4）糖原的合成需要小分子糖原作为引物。

（二）糖原的分解

肝糖原分解成葡萄糖的过程称为糖原的分解，它不是糖原合成的逆反应。具体过程如下。

1. 糖原分解成葡糖-1-磷酸　糖原非还原端末端的 α-1，4-糖苷键在糖原磷酸化酶催化下水解断裂，生成 1 分子葡糖-1-磷酸。糖原磷酸化酶是糖原分解过程中的关键酶，但是它只能作用于 α-1，4-糖苷键，分支处的 α-1，6-糖苷键需要脱支酶催化（图 7-4）。

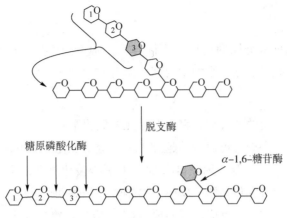

图 7－4　脱支酶的作用

2. 葡糖－1－磷酸转变为葡糖－6－磷酸　葡糖磷酸变位酶催化葡糖－1－磷酸转变为葡糖－6－磷酸。

3. 葡糖－6－磷酸转化为葡萄糖　葡糖－6－磷酸在葡糖－6－磷酸酶作用下水解成葡萄糖，肝脏中存在葡糖－6－磷酸酶，可生成葡萄糖释放入血，补充血糖。而肌肉中，缺乏葡糖－6－磷酸酶，葡糖－6－磷酸只能进入糖酵解进行代谢，为肌肉收缩供能。

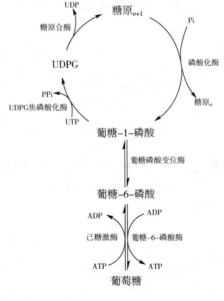

糖原合成与分解的过程如图 7－5 所示。

图 7－5　糖原合成与分解

四、糖异生

由非糖物质转变为葡萄糖或糖原的过程称为糖异生。常见的可进行糖异生的非糖物质主要有丙酮酸、乳酸、甘油及生糖氨基酸等。糖异生的主要部位是肝脏，其次是肾。

（一）糖异生的过程

糖异生不完全是糖无氧氧化的逆过程，因为在糖无氧氧化中有 3 步不可逆反应。糖异生作用要利用糖无氧氧化中可逆反应步骤，必须绕道而行，越过 3 种关键酶催化的不可逆反应。

1. 丙酮酸转变为磷酸烯醇丙酮酸 丙酮酸分别在丙酮酸羧化酶和磷酸烯醇丙酮酸羧化激酶的催化下生成磷酸烯醇丙酮酸，整个过程包括两个反应。丙酮酸羧化酶催化反应一，是糖异生过程中的第一个关键酶，该酶的辅助因子是生物素，反应过程需要 ATP 供能；磷酸烯醇式丙酮酸羧化激酶催化反应二，这是糖异生过程中的第二个关键酶，反应过程中消耗一个高能磷酸键。

2. 果糖 –1，6 – 双磷酸转变为果糖 –6 – 磷酸 果糖 –1，6 – 双磷酸在果糖二磷酸酶的催化下生成果糖 –6 – 磷酸，这是一步不可逆反应，果糖二磷酸酶是催化该反应的关键酶，也是糖异生的第三个关键酶。

3. 葡糖 –6 – 磷酸转变为葡萄糖 葡糖 –6 – 磷酸在葡糖 –6 – 磷酸酶的催化下水解为葡萄糖，此反应与肝糖原分解成葡萄糖的最后一步反应相同，是关键酶催化的不可逆反应，葡糖 –6 – 磷酸酶是催化该反应的关键酶，也是糖异生的第四个关键酶。

（二）糖异生生理意义

1. 维持血糖浓度的恒定　这是糖异生最主要的生理意义。在空腹或短期饥饿状态下，机体首先依靠肝糖原分解成葡萄糖来补充血糖，但长期饥饿，肝糖原被消耗殆尽，机体就会利用乳酸、甘油等物质异生成葡萄糖，来维持血糖水平恒定。

2. 可参与形成乳酸循环　肌肉收缩通过糖无氧氧化产生大量乳酸，大部分随血液运输到肝，经糖异生作用异生为葡萄糖，补充血糖；血液中的葡萄糖可再经血液循环到达肌肉，被肌肉摄取利用，如此形成一个循环过程，称为乳酸循环。乳酸循环有利于乳酸的再利用，防止因乳酸堆积而导致的代谢性酸中毒。

3. 补充肝糖原储备　糖异生的终产物是葡萄糖或糖原，因此糖异生是补充肝糖原的重要来源。实验证明，向肝脏中输注可以异生成糖的原料如甘油、丙酮酸和乳酸等，可观察到肝糖原迅速增多。

4. 有利于维持酸碱平衡　长期饥饿时，酮体这类酸性物质生成增多，H^+增多，促进肾小管上皮细胞中磷酸烯醇式丙酮酸羧化激酶活性增强，肾糖异生作用增强。肾中 α-酮戊二酸因参与糖异生作用而减少，促进谷氨酰胺和谷氨酸脱氨基生成 α-酮戊二酸进行补充。脱氨基作用生成的氨分泌入肾小管管腔中，与原尿中 H^+ 结合生成 NH_4^+ 排出体外，而降低体内 H^+ 浓度。这对防止酸中毒、维持酸碱平衡有重要作用。

五、血糖

血糖指血液中的葡萄糖。机体的血糖水平保持相对恒定，正常成人空腹血糖浓度为 3.89～6.11mmol/L，这是血糖的来源和去路相协调的结果。进食后血糖水平有所升高，正常人一般在 2 小时左右恢复正常水平。

（一）血糖的来源和去路

1. 血糖的来源

（1）食物的消化吸收　食物中的糖经肠道消化吸收是血糖的主要来源。

（2）肝糖原的分解　空腹或短期饥饿时，肝糖原分解成葡萄糖释放入血，以维持血糖浓度的恒定。肝糖原的分解是空腹血糖的主要来源。

（3）糖异生作用　长期饥饿时，肝糖原消耗殆尽，糖异生作用增强，将体内大量非糖物质异生成葡萄糖，补充血糖。

2. 血糖的去路

（1）氧化供能　糖在体内氧化分解，提供能量，是血糖的主要去路。

（2）合成糖原　当血糖浓度较高时，葡萄糖在肝和肌肉中合成糖原贮存。

（3）转变为其他物质　葡萄糖在体内可转化为脂肪、部分氨基酸，也可通过磷酸戊糖途径生成磷酸核糖，进而转变成核苷酸。

（4）随尿液排出　当血糖浓度超过肾糖阈（8.89～10.0mmol/L）时，肾小管液中的葡萄糖不能被全部被重吸收，未能重吸收的部分葡萄糖随尿排出，形成糖尿。

血糖的来源和去路如图 7-6 所示。

（二）血糖水平的调节

血糖浓度能维持相对恒定，是血糖的来源和去路相协调的结果，机体在器官、激素、神经水平有一整套高效率的调节机制。具体调节机制如下。

1. 器官水平的调节　肝脏是调节血糖浓度的主要器官，主要通过调节肝糖原的合成与分解、糖异

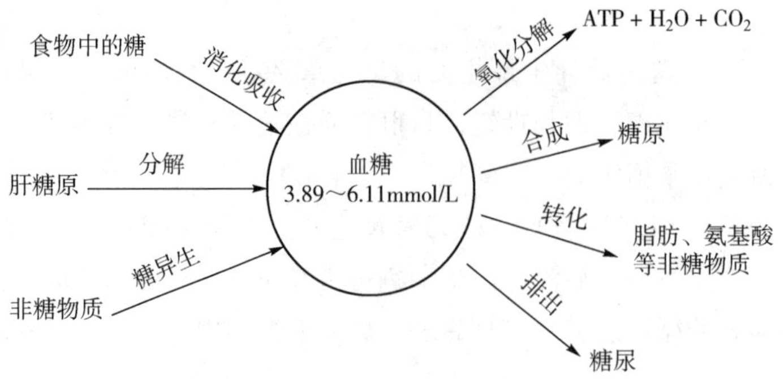

图7-6 血糖的来源和去路

生等途径来实现。进食后血糖升高，肝脏通过促进肝糖原合成来降低血糖浓度；饥饿时，肝脏通过促进肝糖原分解以及增强糖异生作用，以增高血糖浓度。

2. 激素的调节 血糖来源和去路的平衡主要受激素调控。胰岛素是体内唯一的降血糖激素。升血糖的激素有胰高血糖素、肾上腺素和糖皮质激素等。这些激素通过调节糖代谢途径中的关键酶，共同维持血糖的相对稳定。

常见的激素对血糖的调节作用见表7-3。

表7-3 激素对血糖水平的调节

激素	作 用
胰岛素	促进肌肉、脂肪细胞摄取葡萄糖
	加快葡萄糖的有氧氧化
	加速糖原合成，抑制糖原分解
	抑制肝内糖异生
	促进葡萄糖转变为脂肪，并抑制脂肪动员
胰高血糖素	抑制肝糖原合成，加速肝糖原分解
	促进糖异生
	促进脂肪动员
肾上腺素	加速糖原分解
糖皮质激素	促进蛋白质分解，加速糖异生

3. 神经系统的调节 交感神经兴奋时，肾上腺素分泌增加，血糖升高。迷走神经兴奋时，胰岛素分泌增多，血糖浓度降低。

（三）糖代谢异常

正常人体血糖受到体内调节血糖机制的精细调控，维持血糖水平的相对恒定。糖代谢异常可导致血糖水平紊乱，形成高血糖或低血糖。

1. 高血糖 指空腹血糖高于7.0mmol/L。如若血糖水平超过肾糖阈，高于肾小管对葡萄糖重吸收的最大能力就会出现糖尿。持续性高血糖和糖尿，主要见于糖尿病。某些慢性肾炎、肾病综合征可引起肾脏对糖的重吸收障碍，出现糖尿，但血糖水平正常。一次性输注过多的葡萄糖，也可使血糖水平迅速升高而出现糖尿。生理性的高血糖常见于情绪激动时，交感神经兴奋，肾上腺素分泌增多。

2. 低血糖 指空腹血糖浓度低于3.3mmol/L。脑组织主要以葡萄糖供能，低血糖可影响脑的正常功能，出现头晕、心悸、倦怠乏力等表现，严重时出现昏迷，形成低血糖休克。这种情况下，若不及时纠正低血糖，会导致死亡。引起低血糖的常见的原因有：①胰腺B细胞增生或肿瘤等病变，使胰岛素分泌过多；②胰岛素或降血糖药物使用过量；③内分泌异常，如腺垂体或肾上腺皮质功能减退，升血糖的激素分泌减少；④肝脏严重受损，对血糖的调节能力减弱；⑤长期饥饿或不能进食者，血糖来源不足。

PPT

第二节 脂质代谢

一、脂质的构成及生理功能

（一）脂质的构成

脂质是脂肪和类脂的总称，是一类难溶于水，易溶于有机溶剂的化合物。脂肪又称三酰甘油（TAG）或甘油三酯（TG），是甘油的脂肪酯，由 3 分子的脂肪酸酯化甘油形成，约占体内脂质总量的95%，主要发挥储脂供能的作用；类脂主要包括磷脂、糖脂、胆固醇及其酯，约占体内脂质总量 5%，是细胞膜结构重要组成成分。

（二）脂质的生理功能

1. 脂肪的生理功能

（1）储存能量和氧化供能 脂肪是体内储存和提供能量的重要来源，脂肪组织内储存大量脂肪，人体活动所需要的能量 20%～30% 由三酰甘油提供，1g 三酰甘油彻底氧化分解可产生 38.94kJ 的能量，而 1g 蛋白质或 1g 碳水化合物只能产生 17kJ 能量。

（2）机械性保护和保温作用 人体组织器官周围的的脂肪组织，可以固定内脏器官，缓冲外界的机械冲击，从而发挥保护内脏器官的作用。另外，皮下脂肪不易导热，可防止机体热量散失而维持体温。

2. 类脂的生理功能

（1）构成生物膜的结构 类脂特别是磷脂和胆固醇是构成生物膜的重要成分，不同类脂在不同类型细胞膜中的比例不同，比如细胞膜中主要是卵磷脂，线粒体膜上主要是心磷脂。

（2）构成第二信使的前体 细胞膜上的磷脂酰肌醇裂解生成的甘油二酯和三磷酸肌醇，是细胞内传递信息的第二信使。

（3）转变成其他重要的活性物质 胆固醇在体内可转变成类固醇激素、维生素 D_3、胆汁酸等。

二、三酰甘油的代谢

（一）三酰甘油的分解代谢

1. 脂肪动员 脂肪组织中储存的三酰甘油，在脂肪酶的催化下逐步水解为游离脂肪酸和甘油，并释放入血，供全身组织细胞氧化利用的过程称为脂肪动员。

脂肪动员由脂肪酶催化，包括三步反应：第一步反应由脂肪组织三酰甘油脂肪酶（ATGL）催化，生成甘油二酯和脂肪酸；第二步反应主要由激素敏感性三酰甘油脂肪酶（HSL）催化，生成甘油一酯和脂肪酸；最后，甘油一酯在甘油一酯脂肪酶（MGL）的催化下，生成甘油和脂肪酸。其中，激素敏感性三酰甘油脂肪酶（HSL）受到多种激素调节，肾上腺素、去甲肾上腺素、胰高血糖素可刺激 HSL 的活性，促进脂肪动员，被称作脂解激素。胰岛素、前列腺素 E_2 对抗脂解激素的作用，抑制脂肪动员，被称作抗脂解激素。

2. 脂肪酸的 β-氧化 β-氧化是脂肪酸分解的核心过程，在氧充足的条件下，脂肪酸在体内可彻底氧化生成 CO_2 和 H_2O 并释放大量能量，大多数组织都能利用脂肪酸氧化供能，以肝和肌肉最为活跃。脂肪酸 β-氧化的亚细胞部位在细胞质和线粒体，包括四个阶段：脂肪酸活化、脂酰辅 A 进入线粒体、β-氧化生成乙酰辅酶 A 和乙酰辅酶 A 进入三羧酸循环。

（1）脂肪酸的活化 脂肪酸转变为脂酰辅酶 A 的过程称为脂肪酸的活化，在细胞质中进行，由脂酰辅酶 A 合成酶，需要 ATP、HSCoA 和 Mg^{2+} 参与。生成的脂酰辅酶 A 含量高能硫酯键，属于高能化合物，此过程中 ATP 转变成 AMP 消耗 2 个高能磷酸键。

（2）脂酰辅酶 A 进入线粒体　催化脂肪酸氧化的酶系存在于线粒体的基质内，活化的脂酰辅酶 A 必须进入线粒体才能进一步氧化。脂酰辅酶 A 不能直接穿过线粒体内膜，需要借异转性载体肉碱的协助才能通过内膜进入线粒体基质。

脂酰辅酶 A 在线粒体外膜的肉碱脂酰转移酶I（CAT I）催化下形成脂酰肉碱，后者再经线粒体内膜的肉碱脂酰转移酶II（CAT II）作用进入线粒体基质，并转变为脂酰辅酶 A，释放肉碱（图 7-7）。

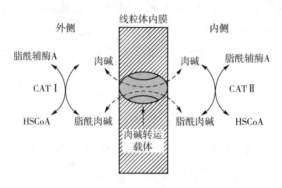

图 7-7　酯酰辅酶 A 进入线粒体示意图

（3）脂酰辅酶 A 的 β-氧化　线粒体基质内存在脂肪酸 β-氧化酶系，在该多酶系的催化作用下，从脂酰基 β-碳原子开始，经脱氢、加水、再脱氢和硫解 4 步连续反应，完成一次 β-氧化，生成 1 分子乙酰辅酶 A 和比原料少 2 个碳原子的脂酰辅酶 A。具体过程如下（图 7-8）。

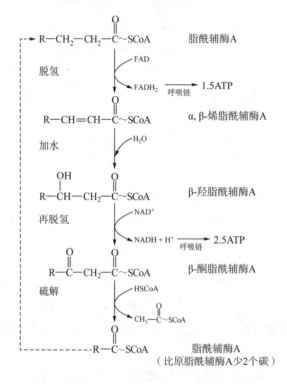

图 7-8　脂肪酸 β-氧化过程

1）脱氢　脂酰辅酶 A 在脂酰辅酶 A 脱氢酶的催化下，α、β 碳原子上各脱下 1 个氢原子，生成 α，β-烯脂酰辅酶 A。脱下的 2 个氢原子由 FAD 接受生成 $FADH_2$，进入呼吸链氧化生成 1.5 分子 ATP。

2）加水　α，β-烯脂酰辅酶 A 在 α，β-烯脂酰水化酶的催化下，加水生成 β-羟脂酰辅酶 A。

3）再脱氢　β-羟脂酰辅酶 A 在 β-羟脂酰辅酶 A 脱氢酶的催化下，脱去 β-碳原子上的 2 个氢原子，生成 β-酮脂酰辅酶 A。脱下的 2 个氢原子由 NAD$^+$ 接受生成 NADH + H$^+$，进入呼吸链氧化生成 2.5 分子 ATP。

4）硫解　β-酮脂酰辅酶 A 在 β-酮脂酰辅酶 A 硫解酶的催化下，加 HSCoA 使碳链在 β 位断裂，生成 1 分子乙酰辅酶 A 和比原来少 2 个碳原子的脂酰辅酶 A。

上述 4 步反应反复进行，最终完成脂肪酸的 β-氧化，含有偶数碳的饱和脂肪酸可全部转变成乙酰辅酶 A。

（4）乙酰辅酶 A 的氧化　脂肪酸 β-氧化生成的乙酰辅酶 A 主要进入三羧酸循环彻底氧化分解，可产生大量 ATP。

以 16 碳的软脂酸为例：1 分子软脂酸需要进行 7 次 β-氧化，生成 7 分子 FADH$_2$、7 分子 NADH + H$^+$ 及 8 分子乙酰辅酶 A。因此，1 分子软脂酸彻底氧化共生成 $7 \times 1.5 + 7 \times 2.5 + 8 \times 10 = 108$ 分子 ATP。其中，脂肪酸活化时消耗的 2 个高能磷酸键，相当于 2 分子 ATP，所以，软脂酸 β-氧化净生成 106 分子 ATP。

3. 甘油的代谢　脂肪动员产生的甘油被运输到肝、肾、肠等组织利用。甘油可在甘油激酶的作用下转变成 3-磷酸甘油，后者可转变为磷酸二羟丙酮。磷酸二羟丙酮可循糖异生途径转变为葡萄糖或糖原，也可进入糖分解代谢的途径产能。

4. 酮体的生成和利用　脂肪酸在肝内不完全氧化分解，可生成酮体，这是肝脏输出能源的一种形式。酮体包括乙酰乙酸、β-羟丁酸和丙酮，其中 β-羟丁酸含量最多，约占酮体总量的 70%，乙酰乙酸约占 30%，丙酮微量。

（1）酮体的生成　合成的原料为脂肪酸 β 氧化生成的乙酰辅酶 A，合成部位是肝细胞的线粒体，过程如图 7-9 所示。

1）2 分子乙酰辅酶 A 在乙酰乙酰辅酶 A 硫解酶的催化下，缩合生成乙酰乙酰辅酶 A。

2）乙酰乙酰辅酶 A 在羟甲基戊二酸单酰辅酶 A 合酶（HMG-CoA 合酶）的催化下与 1 分子乙酰辅酶 A 缩合生成羟甲基戊二酸单酰辅酶 A（HMG-CoA）。

3）羟甲基戊二酸单酰辅酶 A 在 HMG-CoA 裂解酶的催化下，裂解生成乙酰乙酸和乙酰辅酶 A。

4）乙酰乙酸在 β-羟丁酸脱氢酶的催化下，被还原成 β-羟丁酸；由 NADH + H$^+$ 供氢，微量的乙酰乙酸可在酶的催化下生成丙酮。

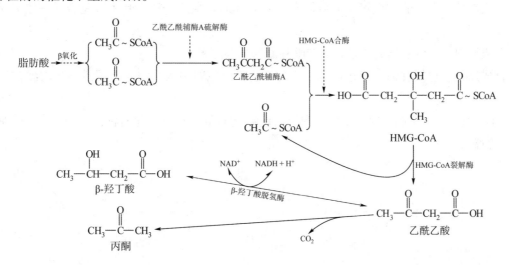

图 7-9　酮体的生成

（2）酮体的利用　肝脏可以合成酮体，但因缺乏酮体利用的酶类，不能利用酮体。酮体主要在肝外组织氧化利用，其代谢的特点可概括为：肝内生成，肝外利用。主要过程如图 7-10 所示。

1）乙酰乙酸的活化　有两条途径：一是乙酰乙酸在乙酰乙酸硫激酶催化作用下，直接活化生成乙酰乙酰辅酶 A；二是乙酰乙酸在琥珀酰辅酶 A 转硫酶的作用下，生成乙酰乙酰辅酶 A。两条途径主要发生在心、肾、脑的线粒体，后者还可发生在骨骼肌线粒体。

2）乙酰辅酶 A 的生成　乙酰乙酰辅酶硫解生成乙酰辅酶 A，该反应由乙酰乙酰辅酶 A 硫解酶催化。生成的 2 分子乙酰辅酶 A，进入三羧酸循环彻底氧化。

β-羟丁酸经 β-羟丁酸脱氢酶的作用生成乙酰乙酸进行代谢。丙酮生成量少、挥发性强，可随呼吸排出。

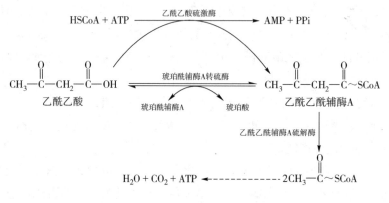

图 7-10　酮体的利用

（3）酮体生成的生理意义　酮体肝脏向肝外组织输出能源的一种形式，并且酮体分子量小，可通过血-脑屏障，是肌肉、尤其是脑组织的重要能源。饥饿、高脂低糖膳食、糖尿病时，脂肪动员加强，酮体生成增多，超出了肝外组织利用能力，致血中酮体含量升高，称为酮血症；若尿液中酮体增多则称为酮尿症。过多的酮体还可以随呼吸排出，使呼出的气体具有特殊的"烂苹果"味，该现象可见于糖尿病酮症酸中毒的患者。

（二）三酰甘油的合成代谢

1. 不同组织器官以不同的途径合成三酰甘油

（1）合成部位　肝、脂肪组织、小肠是合成三酰甘油的主要场所，其中肝是合成三酰甘油的主要场所。

（2）合成原料　甘油和脂肪酸是合成三酰甘油的主要原料。

（3）合成途径　包括甘油一酯和甘油二酯两条途径，原料中的脂肪酸必须活化成脂酰辅酶 A 才能参与合成代谢途径。

1）甘油一酯途径　小肠黏膜上皮细胞利用消化吸收的单酰甘油为起始物，再加上 2 分子脂酰辅酶 A，合成三酰甘油。

2）甘油二酯途径　肝和脂肪组织主要由此途径合成三酰甘油，以 α-磷酸甘油作为起始物，在 α-磷酸甘油脂酰转移酶的催化下，生成磷脂酸；磷脂酸在磷脂酸磷酸酶的作用下脱水生成甘油二酯，后者在酯酰转移酶的作用下，加上 1 分子脂酰辅酶 A，生成三酰甘油。

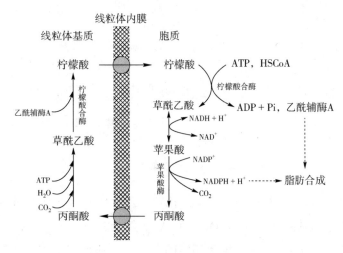

2. α-磷酸甘油的生成 三酰甘油的合成原料甘油的活化形式是 α-磷酸甘油，来自于两条途径：一是由糖酵解产生的中间产物磷酸二羟丙酮在 α-磷酸甘油脱氢酶的催化下生成，这是 α-磷酸甘油的主要来源；二是由甘油在甘油激酶的催化下生成。

3. 脂肪酸的合成

（1）合成部位 脂肪酸合成可发生在肝、肾、脑、肺、乳腺及脂肪组织的细胞质，其中肝脏是合成的主要部位。

（2）合成原料 三酰甘油的合成原料之一是脂肪酸，脂肪酸合成的原料主要是乙酰辅酶 A，另外还需要 NADPH 和 ATP。乙酰辅酶 A 主要来自糖有氧氧化的第二阶段，某些氨基酸的分解代谢也可提供部分乙酰辅酶 A；NADPH 主要来自糖代谢的磷酸戊糖途径。

乙酰辅酶 A 主要在线粒体内产生，而合成脂肪酸的酶系位于细胞质，乙酰辅酶 A 不能自由穿过线粒体膜，需通过柠檬酸-丙酮酸循环转运入细胞质去合成脂肪酸。

具体过程：在线粒体内，乙酰辅酶 A 与草酰乙酸缩合生成柠檬酸，后者通过线粒体内膜上特异载体的转运进入细胞质。在细胞质中，柠檬酸被柠檬酸裂解酶催化生成草酰乙酸和乙酰辅酶 A，乙酰辅酶 A 则用于脂肪酸的合成。而草酰乙酸可在细胞质中进一步代谢生成丙酮酸，后进入线粒体内重复参与循环（图 7-11）。

图 7-11 柠檬酸-丙酮酸循环

（3）脂肪酸的合成过程

1）丙二酸单酰辅酶 A 的合成 乙酰辅酶 A 在细胞质，经乙酰辅酶 A 羧化酶的催化生成丙二酸单酰辅酶 A。其中，乙酰辅酶 A 羧化酶是软脂酸合成的关键酶。

2）软脂酸的合成 软脂酸是 16 碳的饱和脂肪酸，由 1 分子乙酰辅酶 A 和 7 分子丙二酸单酰辅酶 A 在脂肪酸合酶系的催化下生成，该反应由 NADPH 提供氢。其总反应式为：

$$CH_3CO\sim SCoA + 7HOOCCH_2CO\sim SCoA + 14NADPH + 14H^+ \xrightarrow{\text{脂肪酸合酶系}} CH_3(CH_2)_{14}CO\sim SCoA + H_2O + 7CO_2 + 8HSCoA + 14NADP^+$$

内源性脂肪酸的合成需要先合成软酸，更长碳链的脂肪酸是对软脂酸进行加工、延长后形成的。

三、胆固醇代谢 🅔微课

胆固醇的共同结构是环戊烷多氢菲，是类脂的重要组成之一。胆固醇包括游离胆固醇和胆固醇酯两类，广泛分布于全身各组织，在脑和神经组织、肾上腺、卵巢、肝、肾、肠、肌肉等均有分布，其中以脑和神经组织含量最多，约占胆固醇总量的 1/4。人体内的胆固醇一部分来自动物性食物，称为外源性胆固醇，另一部分由体内各组织细胞合成，称为内源性胆固醇。

（一）胆固醇的生物合成

1. 合成部位 成人除脑及成熟红细胞，其他组织均可合成胆固醇，肝脏是合成胆固醇的主要场所（占 70%~80%），其次为小肠（约占 10%）。胆固醇合成的亚细胞部位是细胞质和内质网。

2. 合成原料 基本原料是乙酰辅酶 A，还需要 NADPH 和 ATP。乙酰辅酶 A 主要来自糖有氧氧化，NADPH 主要来自磷酸戊糖途径。

3. 合成过程 包括三个阶段：甲基二羟戊酸的生成、鲨烯的合成、胆固醇的合成（图 7 – 12）。

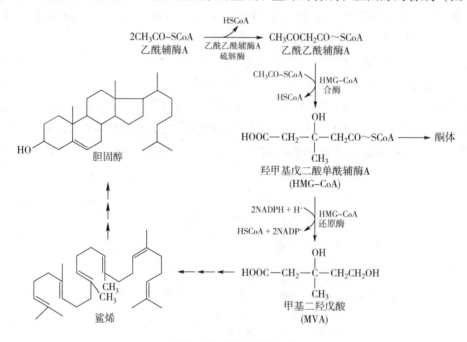

图 7 – 12 胆固醇的合成

（1）甲基二羟戊酸的生成 2 分子乙酰辅酶 A 在乙酰乙酰辅酶 A 硫解酶作用下生成乙酰乙酰辅酶 A，后者在羟甲基戊二酸单酰辅酶 A 合酶（HMG – CoA 合酶）的催化下，生成羟甲基戊二酸单酰辅酶 A（HMG – CoA）。在线粒体中，HMG – CoA 参与酮体的合成，而在细胞质中，HMG – CoA 参与胆固醇的合成，由 HMG – CoA 还原酶催化形成甲基二羟戊酸。

（2）鲨烯的合成 甲基二羟戊酸经脱羧、磷酸化等多步反应，生成含 30 碳的多烯烃鲨烯。

（3）胆固醇的合成 鲨烯经氧化、脱羧、还原等多步反应，最终生成胆固醇。

4. 影响胆固醇合成的因素 HMG – CoA 还原酶是胆固醇合成的限速酶，胆固醇合成受到该酶的调节。

（1）胆固醇含量的影响 在肝脏，机体摄入过多胆固醇，可反馈性地降低 HMG – CoA 还原酶的活性，使胆固醇的合成减少，但小肠黏膜缺乏这种反馈机制。

（2）激素的调节 胰岛素能促进 HMG – CoA 还原酶的合成，使胆固醇生成增多；胰高血糖素和糖皮质激素能抑制 HMG – CoA 还原酶的活性，使胆固醇的生成减少；甲状腺素既提高 HMG – CoA 还原酶的活性，增加胆固醇的合成，又促进胆固醇的代谢转化，降低胆固醇，以后者作用更强，因此甲状腺功能亢进的患者，血清胆固醇水平降低。

（3）饮食状况的影响 饥饿使 HMG – CoA 还原酶的合成减少、活性降低，同时可引起胆固醇合成原料如乙酰辅酶 A 和 NADPH 不足，使胆固醇的合成减少。机体长期过多摄入糖或脂肪后，会使 HMG – CoA 还原酶的活性升高，胆固醇的合成增多。

（4）药物作用 降脂药物如洛伐他汀或辛伐他汀等，与 HMG – CoA 结构相似，可竞争性抑制 HMG – CoA 还原酶的活性，减少胆固醇的合成。

（二）胆固醇在体内的转变

1. 转变成胆汁酸 这是胆固醇代谢的主要去路，人体每天合成的胆固醇约有2/5可以在肝中转变为胆汁酸。胆汁酸以钠盐或钾盐的形式存在，形成胆汁酸盐，对脂类的消化和吸收起重要作用。

2. 转变成类固醇激素 胆固醇是类固醇激素的合成原料，在肾上腺皮质的球状带、束状带及网状带细胞内胆固醇可以合成醛固酮、皮质醇和雄激素；在睾丸间质细胞合成睾酮；在卵巢的卵泡内膜细胞及黄体中合成雌二醇及孕酮。

3. 转变为维生素 D₃ 在皮肤，胆固醇可被脱氢氧化为 7 – 脱氢胆固醇，经紫外线照射后转变为维生素 D_3。

（三）胆固醇的排泄

有一部分胆固醇可以直接随胆汁排入肠道，在肠道细菌的作用下，部分胆固醇被还原为粪固醇，随粪便排出。

四、血脂及血浆脂蛋白

（一）血脂

1. 血脂的组成与含量 血脂是指血浆所含的脂质，包括：三酰甘油、磷脂、胆固醇及其酯、游离脂肪酸等。血脂受膳食、年龄、性别、职业及代谢等因素影响，波动范围大。正常成年人12～14小时空腹血脂的组成及含量见表7–4。

表7–4 正常人空腹血脂的组成及含量

脂质物质	血浆含量 （mmol/L）
三酰甘油	0.11～1.69
总胆固醇	2.59～6.47
胆固醇酯	1.81～5.17
游离胆固醇	1.03～1.81
总磷脂	48.44～80.73
游离脂肪酸	0.50～0.70

2. 血脂的来源和去路 血脂的来源可分为外源性和内源性两种，外源性是从食物摄取的脂质，内源性指由肝、脂肪细胞及其他组织合成后释放入血的脂质。

血脂的去路包括进入组织细胞氧化供能、进入脂库储存、构成生物膜、转变成其他物质。

（二）血浆脂蛋白

脂质不溶于水，需要与血浆中水溶性很强的蛋白质结合形成脂蛋白，才能在血液中运输，血浆脂蛋白是血脂的运输和代谢形式。

1. 血浆脂蛋白的分类 根据不同脂蛋白所含的脂质及蛋白质种类和含量不同，可用电泳法和超速离心法将血浆脂蛋白进行分类。

（1）电泳法分类 电泳法主要根据不同脂蛋白的质量和所带电荷的不同，在电场中迁移的速度不同进行分类，共分为四类。电泳后由于正极到正极的血浆脂蛋白依次是（图7-13）：α-脂蛋白、前β-脂蛋白、β-脂蛋白、乳糜颗粒（CM）。

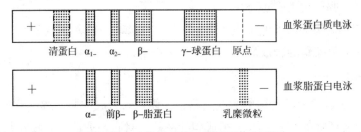

图7-13 电泳法分离血浆脂蛋白示意图

（2）超速离心法分类 又称为密度法，各种脂蛋白含脂质及蛋白质量和种类各不相同，密度不相同。血浆在一定的盐溶液中进行超速离心时，根据密度的大小将脂蛋白分为四类。离心后密度由小到大依次为：乳糜颗粒（CM）、极低密度脂蛋白（VLDL）、低密度脂蛋白（LDL）和高密度脂蛋白（HDL），分别对应电泳法中的CM、前β-脂蛋白、β-脂蛋白和α-脂蛋白。

2. 血浆脂蛋白的组成 由蛋白质和脂质两大部分组成血浆脂蛋白，血浆脂蛋白中的蛋白质部分称作载脂蛋白（Apo）；脂质部分主要包括三酰甘油、磷脂、胆固醇及其酯，各种血浆脂蛋白中的脂质的组成比例和含量也不相同，见表7-5。

表7-5 血浆脂蛋白的分类、性质、组成及生理功能

分类	密度法	CM	VLDL	LDL	HDL
	电泳法	CM	前β-脂蛋白	β-脂蛋白	α-脂蛋白
组成（%）	蛋白质	0.5~2	5~10	20~25	50
	三酰甘油	80~95	50~70	10	5
	磷脂	5~7	15	20	25
	总胆固醇	4~5	15~19	40~50	20~23
合成部位		小肠	肝	血浆	肝、小肠
功能		转运外源性三酰甘油	转运内源性三酰甘油	转运内源性胆固醇到肝外组织	逆向转运胆固醇到肝内组织

3. 血浆脂蛋白的结构 不同血浆脂蛋白具有大致相同的基本结构，脂蛋白的内核为疏水性较强的三酰甘油和胆固醇酯，脂蛋白表面主要覆盖载脂蛋白（Apo）（图7-14）。血浆脂蛋白呈球形，CM和VLDL主要以三酰甘油为内核，LDL及HDL主要以胆固醇酯为内核。载脂蛋白是血浆脂蛋白的蛋白质部分，它的非极性面通过疏水键与脂蛋白疏水内核的三酰甘油和胆固醇酯相连，极性面向外，能溶于血浆中。

目前分离出的20多种载脂蛋白主要分五类，分别为Apo A、Apo B、Apo C、Apo D、Apo E。其中，有些种类的载脂蛋白还存在不同亚类，如Apo A又可以分出AⅠ、AⅡ、AⅣ，Apo B可分出B100、B48，Apo C可分出CⅠ、CⅡ、CⅢ。

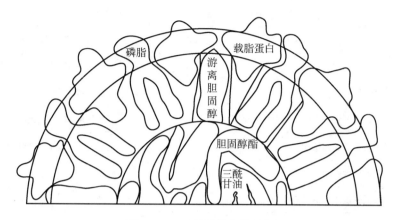

图 7 – 14 血浆脂蛋白的结构

4. 血浆脂蛋白的代谢与功能

（1）乳糜微粒 乳糜微粒（CM）由小肠黏膜上皮细胞合成，主要转运外源性三酰甘油。食物中的脂肪消化吸收后，小肠黏膜细胞利用食物中摄取的三酰甘油、磷脂和胆固醇，加上对应的载脂蛋白形成新生的 CM。CM 经淋巴管入血，脱去部分载脂蛋白，并接受部分新的载脂蛋白，形成成熟的 CM。其中，成熟 CM 中的载脂蛋白 Apo C II 可激活心肌、骨骼肌及脂肪组织中的毛细血管内皮细胞表面的脂蛋白脂肪酶，该酶可使 CM 中的三酰甘油逐步水解，致 CM 不断变小。变小的 CM 不断脱去其表面多余的载脂蛋白、磷脂及胆固醇，形成 CM 残粒，最终被肝细胞摄取后彻底降解。正常人 CM 在血浆中代谢的半衰期仅为 5 ~ 15 分钟，因此，空腹 12 ~ 14 小时后血浆中不含 CM。

（2）极低密度脂蛋白 极低密度脂蛋白（VLDL）主要由肝细胞合成，小肠黏膜也有少量合成，主要转运内源性三酰甘油。肝细胞合成的三酰甘油加上对应的载脂蛋白 Apo B100 和 Apo E、磷脂和胆固醇等形成 VLDL，VLDL 分泌入血，接受部分新的载脂蛋白 Apo C，Apo C II 激活心肌、骨骼肌及脂肪组织中的毛细血管内皮细胞表面的脂蛋白脂肪酶，该酶使 VLDL 逐步水解，VLDL 颗粒变小，密度逐渐增加，形成中间密度脂蛋白（IDL）。一部分 IDL 被肝细胞摄取利用，另一部分变为 LDL。VLDL 在血浆中的半衰期为 6 ~ 12 小时。

（3）低密度脂蛋白 低密度脂蛋白（LDL）由 VLDL 在血浆中转变而来，主要转运内源性胆固醇。正常人空腹时的血浆脂蛋白主要是 LDL，占到血浆脂蛋白总量的 2/3。LDL 在体内的代谢途径有两条：一条是 LDL 受体途径，另一条是单核 - 吞噬细胞系统，其中以 LDL 受体途径为主，约占 2/3。LDL 与 LDL 受体结合后，形成配体 - 受体复合物进入细胞与溶酶体融合，最终被溶酶体蛋白水解酶降解。LDL 在血浆中的半寿期为 2 ~ 4 天。

（4）高密度脂蛋白 高密度脂蛋白（HDL）主要由肝细胞合成，小肠黏膜细胞也可合成部分，主要发挥逆向转运胆固醇的作用。新生的 HDL 代谢的过程，就是胆固醇逆向转运的过程。胆固醇从肝外细胞转移到 HDL，新生的 HDL 接受游离胆固醇并分布其表面，在血浆卵磷脂胆固醇脂酰转移酶（LCAT）的催化作用下，HDL 表面的卵磷脂转变为溶血卵磷脂和胆固醇酯，胆固醇酯再经 LCAT 作用移到 HDL 的内核，这个过程反复进行，形成成熟的 HDL，成熟的 HDL 在肝脏转化代谢。

（三）脂质代谢紊乱

1. 高脂蛋白血症 血浆中三酰甘油、胆固醇或 LDL 水平升高，伴或不伴 HDL 水平降低，称作高脂血症。由于血浆中的脂质以脂蛋白的形式存在，高脂血症又被称作高脂蛋白血症。1970 年世界卫生组织建议，将高脂蛋白血症分为五型，各型高脂蛋白血症的血脂与脂蛋白的特点见表 7 - 6。

表 7-6　高脂蛋白血症分型

分型	血浆脂蛋白变化	血脂变化
Ⅰ	乳糜微粒增高	三酰甘油 ↑↑↑，总胆固醇 ↑
Ⅱa	低密度脂蛋白增加	总胆固醇 ↑↑
Ⅱb	低密度及极低密度脂蛋白同时增加	总胆固醇 ↑↑，三酰甘油 ↑↑
Ⅲ	中密度脂蛋白增加	总胆固醇 ↑↑，三酰甘油 ↑↑
Ⅳ	极低密度脂蛋白增加	三酰甘油 ↑↑
Ⅴ	极低密度脂蛋白及乳糜微粒同时增加	三酰甘油 ↑↑↑，总胆固醇 ↑

高脂蛋白血症的病因有原发性和继发性两大类。原发性高脂蛋白血症占大多数，多由基因缺陷或环境因素引起。继发性高脂蛋白血症，主要由其他一些疾病或药物引起，如甲状腺功能减退症、库欣综合征、肾病综合征等，利尿药、糖皮质激素也可引起血脂异常。

2. 动脉粥样硬化　动脉粥样硬化主要由于积聚在动脉内膜的脂质外观呈黄色粥样而得名，其病理变化是指动脉内膜受损，出现脂质积聚、纤维组织增生和钙质沉着，伴中膜退变钙化，最终导致血管壁纤维化增厚、管腔变狭窄。低密度脂蛋白胆固醇（LDL-C）发生氧化形成氧化型的低密度脂蛋白胆固醇（ox LDL-C）是引起动脉粥样硬化的重要原因，而血液中的 HDL 具有抗动脉粥样硬化的作用。

第三节　蛋白质的营养价值与氨基酸代谢

PPT

蛋白质是生命活动的物质基础，具有重要的生理功能。蛋白质可以维持组织细胞的生长、更新和修复；可作为酶、激素、抗体或免疫物质等参与体内多种重要的生理活动；还可以氧化供能。氨基酸是蛋白质的基本组成单位，氨基酸在机体的物质代谢和能量代谢中，也发挥着重要作用。

一、蛋白质的营养价值

（一）氮平衡

人体可以从食物中摄取蛋白质补充氮，同时体内不断进行蛋白质的分解代谢排出氮，每日摄入氮的量和排出氮的量可以用氮平衡进行描述，反映体内蛋白质的代谢概况。

1. 总氮平衡　摄入氮 = 排出氮，多见于正常成年人。表明蛋白质的合成与分解处于平衡状态。

2. 正氮平衡　摄入氮 > 排出氮，多见于儿童、孕妇和恢复期的患者。表明摄入的蛋白质用于更新和合成组织蛋白质，分解代谢相对减少。

3. 负氮平衡　摄入氮 < 排出氮，见于饥饿、组织创伤和慢性消耗性疾病患者。表明蛋白质摄入量不足，或蛋白质分解过多排出体外。

根据氮平衡实验，成人每公斤体重每日排出氮的量约为 53mg，所以 60kg 的成年人每日最少分解 20g 蛋白质。但食物中的蛋白质和人体蛋白质存在差异，为了维持氮平衡，成人每日最低蛋白质生理需要量为 30~50g，为了维持长期氮总平衡，我国营养学会推荐正常成人每日蛋白质摄入量为 80g。

（二）蛋白质的营养价值

蛋白质的营养价值是指食物蛋白质在人体的利用效率，取决于蛋白质所含必需氨基酸的数量、种类的比例。参与人体蛋白质合成的氨基酸有 20 种，其中有 8 种氨基酸，人体不能合成，必须从食物中供给，称为营养必需氨基酸。分别为：缬氨酸、异亮氨酸、亮氨酸、苏氨酸、甲硫氨酸、赖氨酸、苯丙氨酸和色氨酸。蛋白质所含必需氨基酸数量越多、比例越高，蛋白质的营养价值高。动物蛋白中所含必需氨基酸的种类和比例与人体接近，营养价值较高，常被称为优质蛋白。

蛋白质的互补作用是指营养价值较低的蛋白质混合食用，其必需氨基酸可以互相补充而提高营养价值的作用。比如，谷类食物中的蛋白质含赖氨酸较少、色氨酸较多；而豆类食物中的蛋白质含赖氨酸较多、色氨酸较少；将两类食物混合食用可以提高它们的营养价值。因此，在日常饮食中，我们需要注意食物种类的多样化以及食物的合理搭配，充分发挥蛋白质的互补作用。

二、氨基酸的一般代谢

食物中蛋白质消化吸收形成的氨基酸、组织蛋白质分解产生的氨基酸以及人体内合成的氨基酸，被称为氨基酸代谢库。氨基酸代谢库中的氨基酸最主要的代谢去路是合成多肽、蛋白质和其他一些含氮化合物。氨基酸分解代谢最主要方式是脱氨基作用，氨基酸的脱氨基作用指氨基酸脱去 α - 氨基生成对应 α - 酮酸的过程。脱氨基的方式有：转氨基作用、氧化脱氨基作用、联合脱氨基作用、嘌呤核苷酸循环，其中以联合脱氨基作用最重要。

（一）氨基酸的脱氨基作用

1. 转氨基作用　转氨基作用是指在氨基转移酶的催化下，某一氨基酸的 α - 氨基转移到另一种 α - 酮酸的酮基上，生成相应的氨基酸；原来的氨基酸则转变成 α - 酮酸的过程。转氨基反应过程中，只发生氨基转移，不产生游离的氨（NH_3），该反应是可逆反应。

$$\underset{\alpha-\text{氨基酸}_1}{\overset{R_1}{\underset{COOH}{H-C-NH_2}}} + \underset{\alpha-\text{酮酸}_1}{\overset{R_2}{\underset{COOH}{C=O}}} \xrightleftharpoons{\text{氨基转移酶}} \underset{\alpha-\text{酮酸}_2}{\overset{R_1}{\underset{COOH}{C=O}}} + \underset{\alpha-\text{氨基酸}_2}{\overset{R_2}{\underset{COOH}{H-C-NH_2}}}$$

氨基转移酶又称转氨酶，是催化转氨基作用的酶，该酶种类较多，分布广，活性高。氨基转移酶的辅酶是维生素 B_6 的活性形式磷酸吡哆醛，反应过程中发挥传递氨基的作用。在氨基转移酶中，最为重要的是丙氨酸氨基转移酶（ALT）和天冬氨酸氨基转移酶（AST），存在广泛，在各组织中含量不同，ALT 在肝组织中活性最高，AST 在心肌中活性最高（表7-7）。

表7-7　正常人体各组织中 ALT 和 AST 活性（U/g 湿组织）

组织	AST	ALT	组织	AST	ALT
心	156000	7100	胰腺	28000	2000
肝	142000	44000	脾	14000	1200
骨骼肌	99000	4800	肺	10000	700
肾	91000	19000	血清	20	16

正常情况下，氨基转移酶主要存在细胞内，血清中含量很低。当肝脏或心肌细胞受损伤时，细胞膜通透性增加，细胞内的氨基转移酶可释放入血，导致血清中酶含量明显升高。如急性肝炎，血清 ALT 含量明显升高；心肌梗死，血清 AST 含量明显升高。临床上通过测定血清中 ALT 与 AST 的活性，作为疾病诊断和判断预后的指标之一。

2. 氧化脱氨基作用　以 L - 谷氨酸氧化脱氨基作用最为常见，L - 谷氨酸是哺乳动物体内唯一能高速率进行氧化脱氨基作用的氨基酸，由 L - 谷氨酸脱氢酶催化，该酶在肝、肾、脑组织中广泛存在，是一种不需氧脱氢酶，其辅酶为 NAD^+。L - 谷氨酸在 L - 谷氨酸脱氢酶的作用下生成 α - 酮戊二酸，并释放游离的氨，该反应是可逆反应。

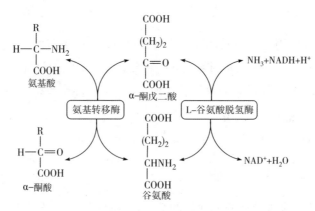

L-谷氨酸脱氢酶具有较强的特异性，催化的底物只能为谷氨酸，对其他氨基酸无作用，具有一定的局限性。

3. 联合脱氨基作用　体内多种氨基酸可经氨基转移酶的作用，将氨基转移给 α-酮戊二酸生成谷氨酸，谷氨酸经氧化脱氨基作用，再次生成 α-酮戊二酸，并释放游离的氨，这种将两种脱氨基方式的联合作用，使氨基酸脱下 α-氨基生成 α-酮酸和氨的过程，被称作联合脱氨基作用。联合脱氨基作用主要在肝、肾等组织内进行，是体内氨基酸脱氨基的主要反应途径，也是体内合成非必需氨基酸的主要途径（图 7-15）。

图 7-15　联合脱氨基作用

4. 嘌呤核苷酸循环　在骨骼肌和心肌组织中，L-谷氨酸脱氢酶的活性弱，联合脱氨基作用很难进行，氨基酸主要经嘌呤核苷酸循环脱氨基。

氨基酸首先在氨基转移酶的催化下将氨基转移给 α-酮戊二酸，生成谷氨酸；谷氨酸在天冬氨酸氨基转移酶的作用下将氨基转移给草酰乙酸，生成天冬氨酸；后者在腺苷酸基琥珀酸合成酶催化下与次黄嘌呤核苷酸（IMP）反应生成腺苷酸基琥珀酸（也称腺苷酸代琥珀酸）；后由腺苷酸基琥珀酸裂解酶催化腺苷酸基琥珀酸，裂解释放出延胡索酸，并生成腺苷酸（AMP）；腺苷酸在腺苷酸脱氨酶的催化下脱去氨基生成次黄嘌呤核苷酸并释放游离的氨，完成氨基酸的脱氨基作用（图 7-16）。

（二）α-酮酸的代谢

1. 合成非必需氨基酸　α-酮酸可以与氨经氨基化作用生成非必需氨基酸，比如草酰乙酸经氨基化作用可形成天冬氨酸，丙酮酸经氨基化作用生成丙氨酸。

2. 转变为糖和酮体　能转变为糖的氨基酸称为生糖氨基酸；能转变为酮体的氨基酸称为生酮氨基酸；两者兼有者称为生糖兼生酮氨基酸。参加蛋白质合成的 20 种氨基酸中，生酮氨基酸有亮氨酸、赖氨酸；生糖兼生酮氨基酸有异亮氨酸、酪氨酸、苯丙氨酸、苏氨酸、色氨酸；其余属于生糖氨基酸（表 7-8）。以丙氨酸为例，丙氨酸脱去氨基生成丙酮酸，丙酮酸可糖异生作用转变为葡萄糖，所以丙氨酸属于生糖氨基酸。

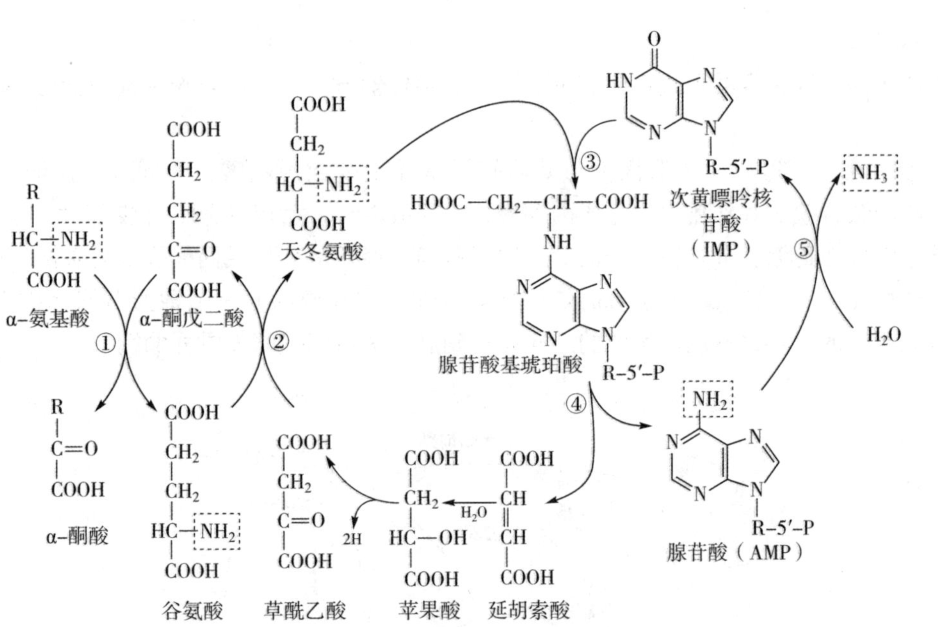

图7-16 嘌呤核苷酸循环

①氨基转移酶；②天冬氨酸氨基转移酶；③腺苷酸基琥珀酸合成酶；④腺苷酸基琥珀酸裂解酶；⑤腺苷酸脱氨酶

表7-8 生糖和生酮氨基酸分类

类别	氨基酸
生糖氨基酸	甘氨酸、丝氨酸、缬氨酸、组氨酸、精氨酸、半胱氨酸、脯氨酸、丙氨酸、羟脯氨酸、谷氨酸、谷氨酰胺、天冬氨酸、天冬酰胺、甲硫氨酸
生酮氨基酸	亮氨酸、赖氨酸
生糖兼生酮氨基酸	异亮氨酸、苯丙氨酸、酪氨酸、苏氨酸、色氨酸

3. 氧化功能 α-酮酸可通过三羧酸循环和氧化磷酸化彻底氧化成 CO_2 和 H_2O，同时释放能量。

三、氨的代谢

氨基酸脱氨基作用可以产生氨，氨是毒性物质，脑组织对氨的毒性作用尤其敏感。氨进入血液形成血氨，正常人血氨浓度很低，一般不超过 $60\mu mol/L$（$0.1mg/100ml$），血氨浓度过高可导致中枢神经系统功能紊乱。血氨浓度的恒定是体内氨的来源和去路保持动态平衡的结果。

（一）体内氨的来源

1. 氨基酸脱氨基作用产生的氨 体内氨的主要来源，另外，胺类物质氧化分解也可产生氨。

2. 肠道吸收的氨 正常情况下肠道可产生较多的氨，未被吸收的蛋白质和氨基酸在肠道细菌的作用下脱氨基可以产生氨，血液中的尿素渗入肠道被肠道细菌的尿素酶水解产生氨。肠道对氨的吸收，受肠腔 pH 及氨的存在状态的影响。pH 较低的条件下，NH_3 更易形成 NH_4^+ 排出体外，不易吸收；pH 较高的条件，NH_3 不易转变，吸收增多。因此，肠道环境偏碱时，NH_3 的吸收增多。据此原理，对高血氨患者进行结肠透析时，临床常采用弱酸性溶液，以减少肠道对氨的吸收，禁用弱碱性溶液。

3. 肾脏来源的氨 肾小管上皮细胞可以分泌氨，由谷氨酰胺在谷氨酰胺酶的催化作用下形成。谷氨酰胺酶催化谷氨酰胺生成谷氨酸和 NH_3，NH_3 分泌到小管液中与 H^+ 结合形成 NH_4^+，以铵盐的形式随尿排出，发挥调节机体酸碱平衡的作用。酸性尿促进 NH_4^+ 形成，NH_3 不易吸收；碱性尿促进 NH_3 吸收。临床上肝硬化腹水的患者，不宜使用碱性利尿剂，防止升高血氨。

（二）氨的转运

各组织产生的氨以无毒的形式在血液中运输，主要运输方式包括丙氨酸–葡萄糖循环、谷氨酰胺的运氨作用。

1. 丙氨酸–葡萄糖循环 在肌肉丙氨酸经转氨基作用生成丙酮酸，丙酮酸经血液循环到达肝脏；在肝脏丙氨酸经联合脱氨基作用再次生成丙酮酸，并释放 NH_3，生成的 NH_3 合成尿素代谢，生成的丙酮酸可经糖异生生成葡萄糖；葡萄糖可经血液运输到肌肉，经糖酵解生成丙酮酸，后者接受氨基可再次形成丙氨酸。这种在肌肉和肝脏之间进行的氨的转运方式被称作丙氨酸–葡萄糖循环（图 7–17）。经此途径肌肉组织产生的氨以无毒的丙氨酸的形式运输到肝，为肌肉组织提供葡萄糖。

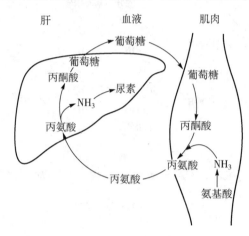

图 7–17 丙氨酸–葡萄糖循环

2. 谷氨酰胺的运氨作用 谷氨酰胺既是氨的运输形式，也是氨的贮存和利用形式。在脑和肌肉组织中，谷氨酸和氨经谷氨酰胺合成酶催化形成谷氨酰胺，经血液循环到达肝、肾组织后，经谷氨酰胺酶作用形成谷氨酸并释放游离的氨。谷氨酰胺是脑中解氨毒的重要方式，因此，临床上常用谷氨酸钠促进谷氨酰胺生成，治疗氨中毒。

（三）氨的去路

1. 尿素的生成 在肝脏合成尿素是氨最主要的代谢去路，合成尿素的主要部位是肝脏的细胞液和线粒体。尿素的合成过程最早是在 1932 年由 Hanks Krebs 及其同事提出，命名为鸟氨酸循环或尿素循环，主要包括以下四个步骤。

（1）氨基甲酰磷酸的合成 在肝细胞线粒体内，NH_3、CO_2、ATP 缩合形成氨基甲酰磷酸，这是一步关键酶催化的不可逆反应，由氨甲酰磷酸合成酶 I（CPS I）催化，消耗 2 分子 ATP，NH_3 提供尿素中的第一个氨基。

（2）瓜氨酸的合成 氨基甲酰磷酸在鸟氨酸氨甲酰基转移酶的催化下，与鸟氨酸缩合成瓜氨酸。该反应在肝脏线粒体基质中进行，生成的瓜氨酸被转运至线粒体外进行后续反应。

$$
\begin{array}{ccc}
\underset{\text{氨甲酰磷酸}}{\overset{\displaystyle NH_2}{\underset{\displaystyle O}{\overset{\displaystyle |}{\underset{\displaystyle \|}{CO\sim ℗}}}}} & + & \underset{\text{鸟氨酸}}{\overset{\displaystyle NH_2}{\underset{\displaystyle COOH}{\overset{\displaystyle |}{\underset{\displaystyle |}{\overset{\displaystyle (CH_2)_2}{\underset{\displaystyle CHNH_2}{|}}}}}}}
\end{array}
\xrightarrow{\text{鸟氨酸氨甲酰基转移酶}}
\underset{\text{瓜氨酸}}{\overset{\displaystyle NH_2}{\underset{\displaystyle COOH}{\overset{\displaystyle |}{\overset{\displaystyle C=O}{\overset{\displaystyle |}{\overset{\displaystyle NH}{\overset{\displaystyle |}{\overset{\displaystyle (CH_2)_3}{\overset{\displaystyle |}{CHNH_2}}}}}}}}} + \ Pi
$$

（3）精氨酸的合成 瓜氨酸经线粒体内膜上的载体转运到细胞液后，在精氨基琥珀酸合成酶的催化下，与天冬氨酸结合成精氨基琥珀酸（又称精氨酸代琥珀酸）。这是一步关键酶催化的不可逆反应，需要消耗 ATP 生成 AMP，天冬氨酸提供尿素中的第二个氨基。随后精氨基琥珀酸由精氨基琥珀酸裂解酶催化，生成精氨酸和延胡索酸。其中，生成的延胡索酸，将氨的代谢途径与三羧酸循环联系在一起。

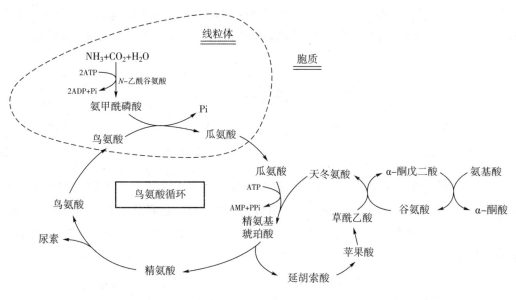

（4）精氨酸水解为尿素　精氨酸在精氨酸酶的催化下，水解生成尿素和鸟氨酸，该反应在细胞液中进行。

生成的尿素可经血液循环运到肾排出体外；生成的鸟氨酸经线粒体内膜上的载体运输到线粒体内，进入下一次循环（图 7-18）。

图 7-18　鸟氨酸循环

由此可见，尿素分子中的 2 个氮原子，一个来自于 NH_3，另一个来自于天冬氨酸。因此尿素分子中的两个氮都是直接或者间接来自体内的各种氨基酸。尿素的合成是不可逆的耗能反应，每合成 1 分子尿素需消耗 3 分子 ATP（含 4 个高能键）。将尿素合成的主要意义是解除氨毒，以维持体内低血氨水平。

2. 合成谷氨酰胺　在脑和肌肉组织中，氨可以使谷氨酸氨基化成谷氨酰胺。

3. 合成非必需氨基酸以及某些含氮化合物　氨可以使 α – 酮酸氨基化合成某些非必需氨基酸，如氨使 α – 酮戊二酸可以氨基化成谷氨酸。另外，氨还参与嘌呤和嘧啶的合成。

（四）高血氨和氨中毒

人体正常生理情况下，血氨的来源与去路保持动态平衡，以维持体内的低血氨水平。尿素的来源增多或去路减少都会导致血氨的升高，当尿素合成障碍时，可导致高血氨发生，血氨浓度过高可导致氨中毒。氨中毒的机制尚不确定，可能的原因是：肝功能受损，血氨浓度升高到氨中毒水平，脑中的 α – 酮戊二酸与氨结合生成谷氨酸，再形成谷氨酰胺进行运输，降低脑中氨的水平。这个过程导致 α – 酮戊二酸被大量消耗，引起三羧酸循环途径障碍，ATP 生成减少，影响脑的能量供应，严重时可发生昏迷，形成氨中毒脑昏迷症状。另外，谷氨酰胺增多导致细胞高渗透压，形成脑水肿；谷氨酸增多导致抑制性神经递质 γ – 氨基丁酸生成增多，都是导致氨中毒的可能机制。

四、个别氨基酸的代谢

除了氨基酸的一般分解代谢途径，某些氨基酸还有特殊的代谢途径，产生特殊的含氮化合物或化学基团，在人体内发挥重要的生理功能。

（一）氨基酸的脱羧基作用

除了脱氨基作用，氨基酸还可以进行脱羧基反应，催化氨基酸脱羧基的酶是氨基酸脱羧酶，其辅酶也是磷酸吡哆醛。氨基酸经脱羧基作用可生成胺类和 CO_2。人体广泛存在胺氧化酶，可将胺类氧化成醛，醛继续氧化成羧酸，羧酸可氧化分解为 CO_2 和水，或随尿排出，避免胺类物质在体内积聚。胺类物质本身可作为生物活性物质，或者经进一步转变生成生物活性物质。

1. γ – 氨基丁酸　谷氨酸在 L – 谷氨酸脱羧酶的催化下脱羧基生成 γ – 氨基丁酸（GABA），GABA在脑中浓度较高，属于抑制性神经递质。可抑制中枢的过度兴奋而具有镇静催眠、抗焦虑等作用。谷氨酸脱羧酶在脑、肾组织活性较高，维生素 B_6 活性形式磷酸吡哆醛是该酶的辅酶，因此维生素 B_6 可以促进谷氨酸脱羧，增加 GABA 的生成，临床上可用维生素 B_6 治疗妊娠呕吐、小儿抽搐惊厥等。

$$\begin{array}{c} \text{COOH} \\ | \\ \text{H}_2\text{N}-\text{CH} \\ | \\ (\text{CH}_2)_2 \\ | \\ \text{COOH} \end{array} \xrightarrow[\text{磷酸吡哆醛}]{\text{谷氨酸脱羧酶}} \begin{array}{c} \text{CH}_2\text{NH}_2 \\ | \\ (\text{CH}_2)_2 \\ | \\ \text{COOH} \end{array} + \text{CO}_2$$

　　　　谷氨酸　　　　　　　　　　　　　　　　　γ-氨基丁酸

2. 组胺　组氨酸经组氨酸脱羧酶催化脱羧基生成组胺。组胺主要存在于肥大细胞中，分布广泛，在乳腺、肺、肝脏、肌肉和胃黏膜中含量较高。组胺是一种强烈的血管舒张剂，能增加毛细血管的通透性，出现血压下降和局部水肿，过敏反应时出现的过敏性休克症状就与此相关。组胺还能刺激胃酸的分泌，促进平滑肌收缩。

$$\begin{array}{c} \text{HC}=\text{C}-\text{CH}_2\text{CHCOOH} \\ \quad | \quad\quad\quad | \\ \text{HN}\quad\text{N}\quad\quad \text{NH}_2 \\ \diagdown\text{C}\diagup \\ | \\ \text{H} \end{array} \xrightarrow[\quad CO_2\quad]{\text{组氨酸脱羧酶}} \begin{array}{c} \text{HC}=\text{C}-\text{CH}_2\text{CH}_2\text{NH}_2 \\ \quad | \quad\quad\quad | \\ \text{HN}\quad\text{N} \\ \diagdown\text{C}\diagup \\ | \\ \text{H} \end{array}$$

　　　　　组氨酸　　　　　　　　　　　　　　　　　组胺

3. 5 – 羟色胺　色氨酸在色氨酸羟化酶的催化作用下生成 5 – 羟色氨酸，后者经由 5 – 羟色氨酸脱羧酶催化脱羧生成 5 – 羟色胺（5 – HT）。5 – 羟色胺是一种抑制性神经递质，影响神经传导功能。

5－羟色胺还存在于外周组织，如胃肠、乳腺等处，具有收缩血管的功能。

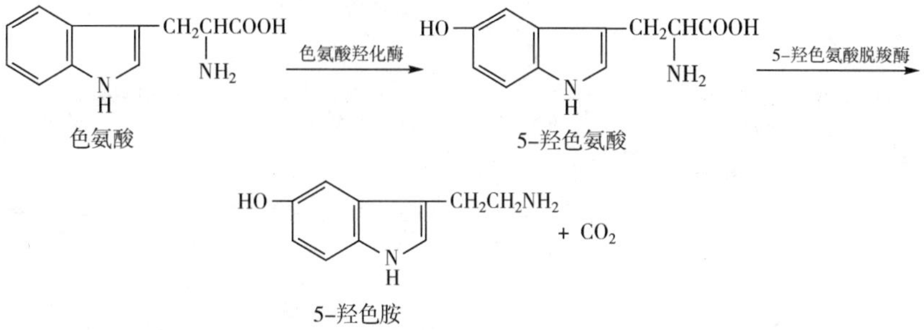

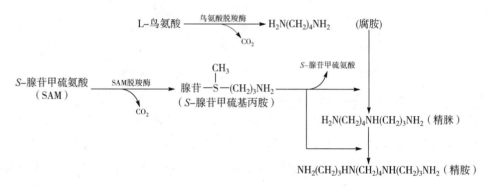

4. 多胺　多胺是促进细胞增殖、调节细胞生长的重要物质，主要包括精脒和精胺。精脒和精胺以鸟氨酸和甲硫氨酸为原料，经脱羧基作用合成。在生长旺盛的组织，如胚胎、肿瘤组织中多胺的含量增高，所以临床上可以通过测定肿瘤患者血和尿中多胺的水平，作为肿瘤诊断、判断病情变化的实验室指标之一。

（二）一碳单位代谢

某些氨基酸在分解代谢过程中可以产生含有一个碳原子的基团，称为一碳单位。体内的一碳单位主要有：甲基（—CH_3）、甲烯基（—CH_2—）、甲炔基（—CH—）、亚氨甲基（—CH—NH）、甲酰基（—CHO）等。一碳单位的主要功能是作为核苷酸的合成原料。

一碳单位不能游离存在，常与是四氢叶酸（FH_4）结合，四氢叶酸是一碳单位的载体，一碳单位常结合四氢叶酸的在 N^5、N^{10} 位上。叶酸在二氢叶酸还原酶的催化下先还原成二氢叶酸，再经过二氢叶酸还原酶催化还原成四氢叶酸，反应过程中所需要的氢由 NADPH 提供。当叶酸缺乏时，影响核酸的合成，可导致具有红细胞性贫血。

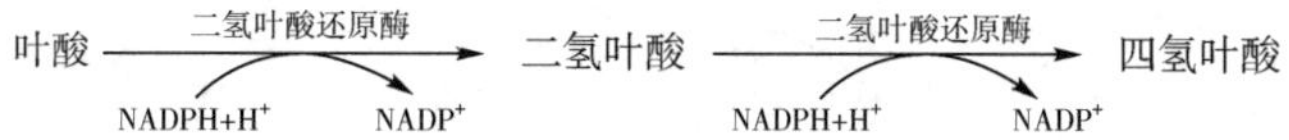

叶酸　$\xrightarrow[\text{NADPH+H}^+ \quad \text{NADP}^+]{\text{二氢叶酸还原酶}}$　二氢叶酸　$\xrightarrow[\text{NADPH+H}^+ \quad \text{NADP}^+]{\text{二氢叶酸还原酶}}$　四氢叶酸

一碳单位主要来源：甘氨酸、丝氨酸、组氨酸及色氨酸的分解代谢。不同的一碳单位间通过氧化还原反应可以相互转变，甲基除外。N^5－甲基四氢叶酸一旦形成，就不能再转变为其他的一碳单位。

不同一碳单位的相互转变，如图 7－19 所示。

（三）含硫氨基酸的代谢

含硫氨基酸包括半胱氨酸、胱氨酸和甲硫氨酸（又称蛋氨酸），这类氨基酸在代谢过程中可产生重要的化学修饰基团。

1. 甲硫氨酸的代谢　甲硫氨酸分子中含有 S－甲基，可在甲硫氨酸腺苷转移酶的催化下与 ATP 作用生成 S－腺苷甲硫氨酸（SAM），形成活性甲基。SAM 被称作活性甲硫氨酸，其提供的甲基可参与体内多种物质合成，如肌酸、肾上腺素、胆碱等的合成。

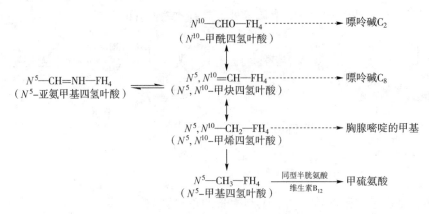

图 7 – 19　不同一碳单位的相互转变

$$N^{10}\text{—CHO—FH}_4 \cdots\cdots\cdots \longrightarrow \text{嘌呤碱}C_2$$
$$(N^{10}\text{-甲酰四氢叶酸})$$

$$N^5\text{—CH}=\text{NH—FH}_4 \rightleftharpoons N^5, N^{10}\text{=CH—FH}_4 \cdots\cdots\cdots \longrightarrow \text{嘌呤碱}C_8$$
$$(N^5\text{-亚氨甲基四氢叶酸}) \qquad (N^5, N^{10}\text{-甲炔四氢叶酸})$$

$$N^5, N^{10}\text{—CH}_2\text{—FH}_4 \cdots\cdots\cdots \longrightarrow \text{胸腺嘧啶的甲基}$$
$$(N^5, N^{10}\text{-甲烯四氢叶酸})$$

$$N^5\text{—CH}_3\text{—FH}_4 \xrightarrow[\text{维生素B}_{12}]{\text{同型半胱氨酸}} \text{甲硫氨酸}$$
$$(N^5\text{-甲基四氢叶酸})$$

甲硫氨酸转甲基后可通过甲硫氨酸循环再利用。SAM 去甲基后生成 S – 腺苷同型半胱氨酸，而后脱去腺苷形成同型半胱氨酸，同型半胱氨酸在 N^5 – CH_3 – FH_4 甲基转移酶的作用下加上甲基重新形成甲硫氨酸，这个过程被称作甲硫氨酸循环（图 7 – 20）。此循环的意义在于通过 SAM 为体内的甲基化反应提供甲基。N^5 – CH_3 – FH_4 甲基转移酶的辅酶是维生素 B_{12}，维生素 B_{12} 缺乏时，造成甲基转移酶活性低下，甲基转移反应受阻。这不仅影响甲硫氨酸的合成，也影响四氢叶酸再生，导致体内一碳单位合成减少，影响核苷酸的合成，引起巨幼细胞贫血。

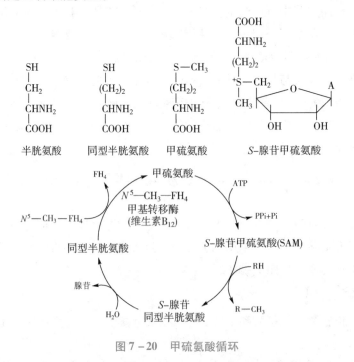

图 7 – 20　甲硫氨酸循环

2. 肌酸的合成　肌酸可以贮存能量，肝是合成肌酸的主要器官。肌酸是以氨基酸为原料合成的，甲硫氨酸为其合成提供甲基。在肌酸激酶的作用下，肌酸又可转化为磷酸肌酸，也可以贮存能量。肌酸和磷酸肌酸最终代谢成肌酐，随尿排出。

3. 半胱氨酸和胱氨酸的代谢 半胱氨酸和胱氨酸之间可以进行互变，半胱氨酸中含有巯基（—SH），2分子半胱氨酸的巯基可脱氢缩合二硫键（—S—S—），形成胱氨酸。

半胱氨酸可转变为牛磺酸。牛磺酸是结合胆汁酸的组成成分之一。半胱氨酸先氧化成磺酸丙氨酸，再经磺酸丙氨酸脱羧酶催化形成牛磺酸。

半胱氨酸可在体内代谢生成活性硫酸根。半胱氨酸脱去巯基和氨基生成丙酮酸、氨和 H_2S。H_2S 氧化成硫酸根，一部分硫酸根可以和 ATP 反应形成 3′－磷酸腺苷－5′－磷酸硫酸（PAPS），PAPS 又称活性硫酸根，是体内硫酸基的供体，比如，PAPS 可参与硫酸角质素、硫酸软骨素及硫酸皮肤素等分子中硫酸氨基糖的生成。另一部分硫酸根以无机盐的形式排出体外。

（四）芳香族氨基酸的代谢

芳香族氨基酸包括苯丙氨酸、酪氨酸和色氨酸。

1. 苯丙氨酸代谢 正常情况下，苯丙氨酸在苯丙氨酸羟化酶的催化下生成酪氨酸，这是苯丙氨酸代谢的主要途径。当苯丙氨酸羟化酶缺乏时，苯丙氨酸不能经此正常途径代谢，在体内积聚。过量积聚的苯丙氨酸经苯丙氨酸转氨酶作用生成苯丙酮酸、苯乙酸等，并随尿排出，形成苯丙酮尿症。苯丙酮酸影响大脑发育，所以苯丙酮尿症患者智力低下。此病患者需要食用低苯丙氨酸的饮食。

2. 酪氨酸代谢 酪氨酸可转变成儿茶酚胺和黑色素。酪氨酸在酪氨酸羟化酶催化生成 3，4－二羟苯丙氨酸（多巴），再经多巴脱羧酶的作用转变为多巴胺。多巴胺是一种神经递质，缺乏多巴胺可导致帕金森病。在肾上腺髓质，多巴胺可羟化成去甲肾上腺素，再甲基化成肾上腺素。多巴胺、去甲肾上腺素、肾上腺素统称儿茶酚胺。

在黑色素细胞中，酪氨酸在酪氨酸酶催化下羟化成多巴，多巴氧化成多巴醌，后者经连续反应转变为黑色素。白化病患者若酪氨酸酶缺乏，黑色素合成障碍，表现为皮肤及毛发等变白、眼睛畏光。

酪氨酸还可以在酪氨酸氨基转移酶的催化下生成对羟苯丙酮酸，再羟化成尿黑酸，尿黑酸在尿黑酸氧化酶的作用下，氧化成延胡索酸和乙酰乙酸。这两种产物分别进入糖代谢和脂代谢途径，可见苯丙氨酸、酪氨酸属于生糖兼生酮氨基酸。体内代谢尿黑酸的酶先天缺陷时，尿黑酸分解受阻，可出现尿黑酸尿症。

3. 色氨酸代谢 色氨酸可生成 5－羟色胺，还可以生成一碳单位，经分解代谢途径可生成丙酮酸和乙酰乙酰辅酶 A，属于生糖兼生酮氨基酸。少量色氨酸还可以转变为维生素 PP，但不能满足人体的需要。

目标检测

答案解析

一、单选题

1. 糖酵解所指的反应过程是（   ）

    A. 葡萄糖转变成磷酸二羟丙酮　　　　　　　B. 葡萄糖转变成丙酮酸

    C. 葡萄糖转变成乙酰 CoA　　　　　　　　　D. 葡萄糖转变成 CO_2 和 H_2O

    E. 葡萄糖转变成乳酸

2. 1 分子葡萄糖经糖酵解可净生成几分子 ATP（   ）

    A. 1　　　　　　　　　　B. 2　　　　　　　　　　C. 3

D. 4   E. 5

3. 下列参与糖代谢的酶中，哪种酶催化的反应是可逆的 （   ）

    A. 己糖激酶   B. 柠檬酸合酶   C. 丙酮酸激酶

    D. 磷酸甘油酸激酶   E. 糖原磷酸化酶

4. 关于磷酸戊糖途径，说法正确的是 （   ）

    A. 是体内产生 CO_2 的主要来源   B. 可生成 NADPH 供合成代谢需要

    C. 是体内生成糖醛酸的途径   D. 饥饿时葡萄糖经此途径代谢增加

    E. 可生成 NADPH，后者经电子传递链可生成 ATP

5. 长链脂酰 CoA 通过线粒体内膜的载体是 （   ）

    A. 载体蛋白   B. α－磷酸甘油   C. 柠檬酸

    D. 苹果酸   E. 肉碱

6. 脂酰 CoA 在肝进行 β－氧化，其酶促反应的顺序为 （   ）

    A. 脱氢、加水、再脱氢、疏解   B. 加水、脱氢、硫解、再脱氢

    C. 脱氢、再脱氢、加水、硫解   D. 脱氢、脱水、再脱氢、硫解

    E. 硫解、脱氢、加水、再脱氢

7. 能够逆向转运胆固醇到肝的脂蛋白是 （   ）

    A. CM   B. VLDL   C. LDL

    D. IDL   E. HDL

8. 下列氨基酸为必需氨基酸的是 （   ）

    A. 色氨酸   B. 酪氨酸   C. 半胱氨酸

    D. 谷氨酸   E. 丙氨酸

9. 血氨的主要来源是 （   ）

    A. 尿素在肠道尿素酶作用下产生的   B. 肾小管远端谷氨酰胺水解产生的氨

    C. 氨基酸脱氨基作用生成的氨   D. 体内胺类物质释放的氨

    E. 蛋白质腐败产生的氨

10. 氨基酸脱羧基的辅酶是 （   ）

    A. 磷酸吡哆胺   B. FAD   C. 磷酸吡哆醛

    D. 生物素   E. TPP

二、思考题

1. 糖的有氧氧化包括几个阶段？关键酶及其生理意义分别是什么？

2. 简述人体胆固醇的来源与去路。

3. 血氨的来源与去路有哪些？

（潘　艳）

书网融合……

本章小结   微课   题库

第八章　能量代谢与体温

情境导入

情境描述　患者，女，22 岁，2 天前开始出现发热、畏寒、伴有咳嗽、流涕等症状，遂来医院就诊。查体：体温 38.7℃、脉搏 105 次/分、血压 115/75mmHg。辅助检查：白细胞 8.8×10^9/L、红细胞 4.2×10^{12}/L、血小板 127×10^9/L。临床诊断为上呼吸道感染，经服用阿司匹林后出大汗，体温开始下降。

讨论　发热患者应该如何进行物理降温？

PPT

第一节　能量代谢

新陈代谢是生命活动的基本特征之一。新陈代谢实际上是机体与外界环境不断进行物质交换的过程，机体一方面从外界环境摄取营养物质以合成自身结构成分或更新衰老的组织，并储备能量（合成代谢）；另一方面也不断氧化分解体内能量储备物质和组织成分，并释放能量供给机体利用（分解代谢）。可见，在新陈代谢过程中，物质代谢与能量代谢是相伴发生、紧密联系不可分割的两个方面。通常将生物体内物质代谢过程中所伴随着的能量释放、转移、贮存和利用过程称之为能量代谢（energy metabolism）。

一、能量的来源

在自然界中，人体唯一能够利用的能量是摄入体内的食物中蕴藏的化学能，即蕴藏在糖、脂肪和蛋白质中的化学能。

（一）糖

糖是机体主要的供能物质。一般情况下，机体所需能量的 70% 以上是由食物中的糖提供。糖的消化产物葡萄糖被吸收入血后，可直接供全身细胞利用，或以肝糖原和肌糖原的形式贮存于肝脏和肌肉中。肝糖原的主要作用是维持血糖水平的相对稳定，肌糖原是骨骼肌活动时随时可以动用的能量储备。在氧供充足时，糖通过有氧氧化提供能量。当机体供氧不足时，糖也可经无氧酵解供能，但此时释放的能量约为糖有氧氧化的 1/19。在体内，脑组织所需的能量一般均来自糖的有氧氧化，而且氧化所消耗的糖只能从血糖中摄取。因此，维持一定的血糖水平，保持机体足够的氧供，对正常脑组织功能的维持至关重要。如果血糖水平低于正常值的 $1/3 \sim 1/2$，脑功能就会出现障碍，甚至出现低血糖性休克等。

（二）脂肪

脂肪作为能源物质，不仅按单位体重计算在体内含量最大，而且氧化时释放出的能量也比糖或蛋白质约高出一倍。故脂肪既是人体内重要的供能物质，也是体内能源物质贮存的主要形式。在一般情况下，人体所消耗的能源物质有 40% ~ 50% 来自体内的脂肪。饥饿时，机体主要利用体内脂肪的氧化来供能。

（三）蛋白质

蛋白质在体内主要是用作构成组织的原料，以实现组织的自我更新，并非主要的能源物质。只有在某些特殊情况下，如长期不能进食或能量消耗量极大，而体内的糖原、脂肪储备耗竭时，才依靠蛋白质分解供能，以维持必要的生理功能活动。

二、生物氧化

糖、脂肪、蛋白质等营养物质在生物体内彻底氧化分解，最终生成 CO_2 和 H_2O 并释放出能量的过程称为生物氧化。生物氧化释放的能量使 ADP 磷酸化生成 ATP，供生命活动的需要（图 8 – 1）。生物氧化的方式包括加氧、脱氢和脱电子反应。同一物质在体内和体外氧化时所消耗的氧量、产生的终产物（CO_2 和 H_2O）及释放的能量均相同，但两者所进行的方式、能量的生成形式等有较大差别。与物质在体外氧化相比，生物氧化发生在细胞内，是在恒温（体温）pH 近似中性环境中进行的，在一系列酶的催化下逐步释放能量的过程，能量有相当一部分以 ATP 的形式储存，作为机体各种生理活动需要的直接能源，生物氧化的速率受体内多种因素的调节。

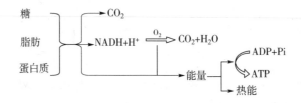

图 8 – 1 体内糖、脂肪、蛋白质的氧化分解

三、ATP 的生成

生物氧化过程中，物质代谢脱下的成对氢原子经过线粒体内膜上按一定顺序排列的多种酶和辅酶催化的连锁反应逐步传递，最终与氧结合生成水并释放能量，这个连锁反应体系称为氧化呼吸链。其中传递氢原子的酶和辅酶称为递氢体，传递电子的酶和辅酶称为递电子体，由于传递氢也需传递电子，所以氧化呼吸链又称电子传递链。

（一）氧化呼吸链的组成成分与作用

氧化呼吸链是由位于线粒体内膜上的 4 种蛋白酶复合体组成，分别称之为复合体 I、II、III 和 IV。每个复合体都是由多种酶蛋白和辅助因子组成的（表 8 –1），四种复合体按一定顺序排列在线粒体内膜上，其中复合体 I、III 和 IV 镶嵌在线粒体内膜上，复合体 II 镶嵌在内膜的基质侧。复合体中的蛋白质组分和辅助因子主要通过金属离子价键的变化、氢原子（$H^+ + e^-$）转移的方式共同完成电子的传递。电子传递过程本质上是由电势能转变为化学能的过程，传递过程所释放的能量驱动 H^+ 从线粒体基质移至膜间腔，形成跨线粒体膜的 H^+ 浓度差，用于驱动 ATP 的合成。

表 8 - 1　线粒体呼吸链复合体及其作用

复合体	酶名称	多肽链数	辅基	作用
复合体 I	NADH - 泛醌还原酶	39	FMN，Fe - S	将 NADH 的氢原子传递给泛醌
复合体 II	琥珀酸 - 泛醌还原酶	4	FAD，Fe - S	将琥珀酸中的氢原子传递给泛醌
复合体 III	泛醌 - 细胞色素 c 还原酶	11	铁卟啉，Fe - S	将电子从还原性泛醌传递给细胞色素 c
复合体 IV	细胞色素 c 氧化酶	13	Fe - S，Cu	将电子从细胞色素 c 传递给氧

（二）体内两条重要的呼吸链

线粒体内重要的氧化呼吸链：NADH 氧化呼吸链和 $FADH_2$ 氧化呼吸链（图 8 - 2）。

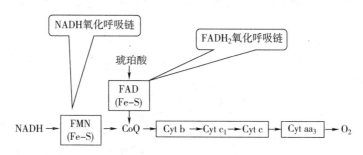

图 8 - 2　线粒体氧化呼吸链

1. NADH 氧化呼吸链　NADH 氧化呼吸链是线粒体最主要的呼吸链。大多数脱氢酶都以 NAD^+ 作辅酶，如乳酸脱氢酶、苹果酸脱氢酶等。在脱氢酶催化下底物脱下的氢交给 NAD^+ 生成 $NADH + H^+$，然后通过 NADH 氧化呼吸链将其携带的 2 个电子逐步传递给氧。在 NADH 脱氢酶作用下，$NADH + H^+$ 将两个氢原子经复合体 I 传给 CoQ，生成 $CoQH_2$，此时两个氢原子解离成 $2H^+ + 2e^-$，$2H^+$ 游离于介质中，$2e^-$ 再经复合体 III 传给 Cyt c，然后传至复合体 IV，最后将 $2e^-$ 传递给 O_2。其电子传递顺序是：

$$NADH \rightarrow 复合体 I \rightarrow CoQ \rightarrow 复合体 III \rightarrow Cyt\ c \rightarrow 复合体 IV \rightarrow O_2$$

2. $FADH_2$ 氧化呼吸链　$FADH_2$ 氧化呼吸链又称为琥珀酸氧化呼吸链。琥珀酸在琥珀酸脱氢酶作用下脱氢生成 $FADH_2$，经复合体 II 传给 CoQ，生成 $CoQH_2$，此后的传递和 NADH 氧化呼吸链相同。凡是以 FAD 为辅酶的脱氢酶类均通过此呼吸链氧化。其电子传递顺序是：

$$琥珀酸 \rightarrow 复合体 II \rightarrow CoQ \rightarrow 复合体 III \rightarrow Cyt\ c \rightarrow 复合体 IV \rightarrow O_2$$

（三）ATP 的生成方式

ATP 是一种高能磷酸化合物，在细胞中，它通过与 ADP 的相互转化实现贮能和放能，从而保证了细胞各项生命活动的能量供应。生成 ATP 的途径主要有两条。

1. 底物水平磷酸化　直接将高能代谢物分子中的能量转移到 ADP（GDP），生成 ATP（CTP）的过程，称为底物水平磷酸化。

2. 氧化磷酸化　代谢物脱下的氢，经线粒体氧化呼吸链电子传递给氧生成水，同时释放的能量使 ADP 磷酸化生成 ATP 的过程，称为氧化磷酸化。氧化磷酸化是代谢物脱下的氢生成水的氧化过程与 ADP 磷酸化生成 ATP 过程的偶联。

（1）氧化磷酸化偶联部位　氧化磷酸化是氧化与磷酸化的偶联，可根据下述两种方法确定其偶联的部位。①P/O 比值是指氧化磷酸化过程中，每消耗 1mol 氧原子所消耗无机磷的摩尔数（或 ADP 摩尔数），即生成 ATP 的摩尔数。实验证实 $NADH + H^+$ 通过 NADH 氧化呼吸链传递，P/O 比值接近 2.5，说明 NADH 氧化呼吸链可能存在 3 个 ATP 生成部位；琥珀酸脱氢测得 P/O 比值接近 1.5，说明 FADH 氧化呼吸链可能存在 2 个 ATP 生成部位。②测定呼吸链各组分间的电位差，根据电位差计算其自由能的大小，当自由能大于生成每摩尔 ATP 需能（30.5kJ）时，即可判断为氧化磷酸化的偶联部位。

（2）影响氧化磷酸化的因素　①ATP/ADP 的调节作用：当机体利用 ATP 增多 ADP 浓度增高，氧化磷酸化速度加快；反之氧化磷酸化速度减慢。②甲状腺激素：甲状腺激素诱导细胞膜上 Na^+，K^+-ATP 酶的生成，使 ATP 加速分解为 ADP 和 Pi，ADP 增多促进氧化磷酸化。另外甲状腺激素可诱导解偶联蛋白基因的表达，使物质氧化放能和产热比例均增加，ATP 生成相对减少，导致机体耗氧量和产热同时增加，因此，甲状腺功能亢进症患者基础代谢率增高。③呼吸链抑制剂：此类抑制剂能阻断呼吸链中某些部位的电子传递，如氰化物、CO 抑制细胞色素氧化酶。④ATP 合酶抑制剂：抑制电子传递和 ATP 的合成，如寡霉素。各种抑制剂在氧化磷酸化过程中的作用部位归纳如图 8-3 所示。⑤解偶联剂：可解除氧化和磷酸化的偶联过程，使电子传递正常进行但不生成 ATP，如 2，4-二硝基苯酚（DNP）。

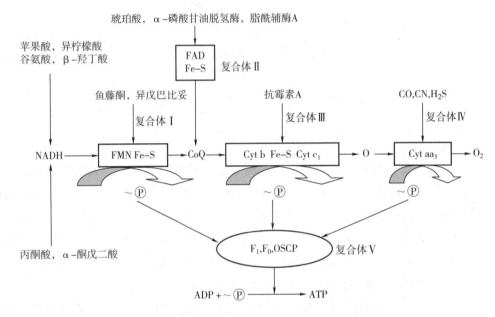

图 8-3　氧化磷酸化抑制剂的作用部位

四、能量的利用

生物体内能量的生成、储存和利用都是以 ATP 为中心。ATP 是细胞可直接利用的能量形式，生命活动的直接供能物质。当 ATP 充足时，ATP 与肌酸反应生成磷酸肌酸（CP），储存于骨骼肌、心肌和脑组织中。当机体能量供不应求时，磷酸肌酸可将储存的能量转移给 ADP，生成 ATP，补充 ATP 的不足（图 8-4）。

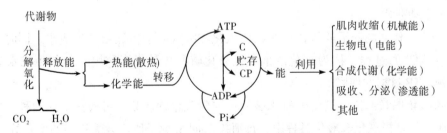

图 8-4　体内能量的释放、转移、贮存和利用

五、影响能量代谢的因素

能量代谢率的高低，受年龄、性别的影响。一般来说，处于生长发育阶段儿童的代谢率比成年人高，男性的能量代谢率比女性高。在年龄、性别相同的情况下，能量代谢主要受下列因素影响。

（一）肌肉活动

肌肉活动对能量代谢的影响最为显著，这是因为全身骨骼肌的重量约占体重的40%，所以骨骼肌任何轻微的活动，都可提高代谢率。机体在剧烈运动或强体力劳动时，短时间内的产热量比平静时可增加数倍到数十倍。劳动强度通常用单位时间内机体的产热量来表示，因此可以把能量代谢值作为评价劳动强度的指标。

（二）环境温度

人在安静状态时的能量代谢，以在20～30℃的环境中最稳定，这主要是由于肌肉松弛的结果。当环境温度低于20℃或高于30℃时，代谢率均会增高。前者是由于寒冷刺激使肌肉紧张性增强并反射性引起战栗的结果；后者可能是因为体内化学反应速度增加，以及发汗功能旺盛、呼吸和循环功能增强等因素的共同作用。

（三）食物的特殊动力效应

食物被认为是影响能量代谢的重要因素之一。人在安静状态下摄入食物后，机体产热量比摄入食物前有所增加，即吃进的食物能使机体的产热量增加。这种食物能使机体产生"额外"热量的作用称为食物的特殊动力效应。食物的特殊动力效应产生的原因目前还不十分清楚，有实验提示，食物的特殊动力效应可能与氨基酸在肝脏的脱氨基作用以及尿素的形成有关，而与消化道运动无关。

（四）精神活动

虽然脑的重量只占体重的2%，但脑组织的代谢水平很高，在安静状态下，100g脑组织耗氧量为3.5ml/min（氧化的葡萄糖量为4.5mg/min），此值接近安静状态下肌肉组织耗氧量的20倍。脑组织的代谢率虽然较高，但在不同的生理状态下，本身代谢率的差异却较小。据测定，一般的精神活动，如人在平静地思考问题时，能量代谢受到的影响并不大，产热量增加一般不超过4%。可见，在精神活动中，中枢神经系统本身代谢的增加是很少的。但当人处于精神紧张或情绪激动（如愤怒、恐惧、焦急）时，由于使骨骼肌紧张性增加和交感－肾上腺髓质系统活动加强，将使机体产热量增加。

六、基础代谢

（一）基础代谢的概念

影响能量代谢的因素很多，为了消除这些因素的影响，通常把基础代谢作为测定能量代谢的标准。所谓基础代谢是指人体在基础状态下的能量代谢；单位时间内的基础代谢，称为基础代谢率（basal metabolism rate，BMR）。基础状态是指：受试者要在空腹（清晨未进餐以前），且距前次进餐12小时以上，以排除食物的特殊动力效应的影响；必须静卧0.5小时以上，以使肌肉处于松弛状态；清醒、安静，以排除精神紧张的影响；环境温度保持在20～25℃之间。由于这种基础状态消除了影响能量代谢的各种因素，人体此时的能量消耗只用来维持心跳、呼吸及神经活动等基本生理活动，没有对外做功。这时所消耗的能量最终都将转化为热能，而且，代谢率也较稳定。BMR比一般休息时的代谢率要低8%～10%，但不是人体最低的代谢率，因为熟睡时的代谢率更低。

（二）基础代谢率的正常水平及其异常变化

BMR随着性别、年龄等不同而有所变动（表8－2）。当其他情况相同时，男子BMR比女子高，幼年比成年的高，年龄越大，BMR 值越低。但是，同一个体的 BMR 值，测定时严格按照规定的条件，重复测定的结果都基本相同。这说明正常人的 BMR 是相对稳定的。

表8-2　我国正常人基础代谢的平均值［KJ/（m²·h）］

年龄（岁）	11-15	16-17	18-19	20-30	31-40	41-50	51以上
男性	195.5	193.4	166.2	157.8	158.7	154.1	149.1
女性	172.5	181.7	154.1	146.5	150.0	142.4	138.6

一般说来，判定对某受试者所测的 BMR 值正常与否，是将其 BMR 值与所对应的正常平均值相比较，相差在 ±（10%~15%）之内，无论较高或较低，均属于正常。只有当相差超过 ±20% 时，才有可能是病理变化。

临床上，一些疾病常伴有 BMR 的异常变化。如甲状腺功能亢进时 BMR 可比正常值高出 25%~80%；甲状腺功能低下时，BMR 可比正常值低 20%~40%。因此，BMR 的测定是临床诊断甲状腺疾病的主要辅助方法。体温的改变对 BMR 也有重要影响，一般体温每升高 1℃，BMR 将升高 13% 左右。其他如糖尿病、红细胞增多症、白血病以及伴有呼吸困难的心脏病等也伴有 BMR 升高。而当机体处于病理性饥饿时 BMR 降低。肾上腺皮质和垂体功能低下、艾迪生病、肾病综合征以及垂体性肥胖症等疾病，也常伴有 BMR 降低。

第二节　体　温 ⓔ微课

PPT

如前所述，体温（body temperature）是机体物质代谢活动的结果。人和动物的机体都具有一定的温度，根据体温和环境温度变化的关系，自然界中的动物被分为变温动物与恒温动物两类。前者如爬虫类、两栖类，其体温随着环境温度的变化而变化；后者如人类和大多数哺乳动物，其体温在一定范围内无论环境温度如何变化，仍能保持相对恒定。维持体温的相对恒定，是人和一切高等动物进行新陈代谢和正常生命活动所必需的。因为机体的新陈代谢过程是以一系列十分复杂的酶促反应为基础的，而酶类必须在适宜的温度环境下才具有较高的生物活性。体温过高或过低都将使酶的活性降低，从而导致机体新陈代谢和生理功能障碍，甚至造成死亡。

一、正常体温及生理变动

人和动物机体的温度称为体温。人体各组织器官代谢水平不同，加之外界环境温度变化的影响，使机体各部位温度并不一致。生理学把体壳部分（包括皮肤）的温度称为体表温度，机体深部（包括心脏、肺、腹腔器官和脑）的温度称为体核温度。体表温度不稳定，特别是最表层的皮肤温度易受环境温度的影响，其波动幅度、各部位之间的差异较大。尽管机体深部各器官因为代谢水平不同，其温度略有差异，如肝脏和脑的代谢水平较高，产热也多，其温度在 38℃ 左右，肾脏、胰腺及十二指肠等脏器温度略低，但循环流动的血液可使体核温度趋于一致。因此机体深部的血液温度可以代表体核温度的平均值。因此生理学所说的体温是指机体深部的平均温度。

（一）体温的正常值

体核部分的血液温度不易测量，所以临床上通常用腋窝温度、口腔温度和直肠温度来代表体温。直肠温度的正常值为 36.9~37.9℃，最接近体温；口腔温度为 36.7~37.7℃；腋窝温度为 36.0~37.4℃。此外，在实验研究中，也常测量鼓膜和食管的温度来分别作为脑组织和体核温度的指标。应该强调的是，在测量直肠温度时，应该将温度计插入直肠 6cm 以上，所测得的温度值才能接近体核温度；在测量腋窝温度时，应该令被测者上臂紧贴其胸廓，使腋窝紧闭形成人工体腔，而且测量时间不应少于 10 分钟，这样机体内部的热量才能逐渐传导到腋窝，而使腋窝温度上升至接近于体核的温度水平。

（二）体温的生理变动

在生理情况下，人体体温可随昼夜周期、年龄、性别、环境温度、精神紧张和体力活动等因素的影响而发生变化。但这些因素引起体温变化的幅度一般不超过 1℃。

1. 昼夜变化　正常人（新生儿除外）的体温在一昼夜之中呈现周期性波动。清晨 2~6 时体温最低，午后 1~6 时最高。体温的这种昼夜周期性波动称为昼夜节律或日节律，其是生物节律的一种，与肌肉活动及耗氧量无关，受体内生物钟的控制。

2. 性别　女性的体温平均比男性高 0.3℃，而且其基础体温除了具有昼夜节律外，还随月经周期而变动，在月经期和排卵前期较低，排卵日最低，排卵后体温升高 0.2~0.5℃，且一直持续至下次月经来潮（图 8-5）。女性的这种周期性体温变化（月周期）与性激素（孕激素）分泌的周期性变化有关。临床上每天测定青春期女性的基础体温可有助于了解有无排卵和排卵的日期。

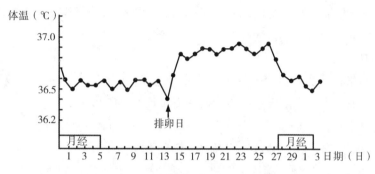

图 8-5　女性月经周期中基础体温的变化

3. 年龄　新生儿，特别是早产儿，由于体温调节机构尚未发育成熟，调节体温的能力差，所以他们的体温易受环境温度的影响。老年人基础代谢率低，其体温低于正常成人。

4. 肌肉活动　肌肉活动时代谢增强，产热量明显增加，导致体温升高。所以，在测量体温时应排出肌肉活动对体温的影响。

5. 其他因素　麻醉药物可通过抑制温度感受器和体温调节中枢的体温调节活动，以及扩张皮肤血管，增加机体散热而降低体温。所以对于麻醉手术的患者，术中和术后应注意保温护理。此外，情绪激动、精神紧张、环境温度、进食等情况都会影响体温。

二、机体的产热与散热

恒温动物体温的恒定是建立在一个非常简单的原则上，即机体的产热量始终等于机体的散热量，称体热平衡。体热平衡是在体温调节机构的控制下，对机体的产热与散热两个生理过程调节的结果。一旦由于某种原因，体热平衡被打破，体温就将升高或降低。

（一）机体的产热

1. 主要产热器官　体内不同的器官、组织因代谢水平不同而产热量各异。机体安静时，内脏器官（特别是肝脏）产热量大且稳定，是机体的主要产热器官。运动或劳动时，骨骼肌为主要产热器官。

2. 机体的产热形式　在基础状态下或在机体安静时，机体的主要产热器官是内脏和脑，产热量主要来自基础代谢产热。当机体处于寒冷环境之中时，散热量增多，此时机体的产热量也增多，以维持体热平衡。此时机体增加产热的形式有以下两种。①战栗产热：人在寒冷环境中主要的产热形式。所谓战栗（又称寒战），是指骨骼肌发生不随意地节律性收缩，其特点是表现为屈肌和伸肌的同时收缩，所以基本上不作外功，而产热量很高。发生战栗时，代谢率可增加4~5倍。实际上，寒冷刺激在使机体发生战栗之前，一般先出现寒冷性肌紧张或称战栗前肌紧张，此时机体的代谢率就已经开始增加了，这样就维持了寒冷环境下的体热平衡。②非战栗产热：指寒冷刺激加强了机体褐色脂肪组织的代谢产热过程。虽然机体所有组织器官均有代谢产热的功能，但以机体褐色脂肪组织的代谢产热量最大，约占非战栗产热总量的70%。褐色脂肪组织是近年才被人们发现的一种脂肪组织，它主要分布在人体的肩胛骨间、颈背部、腋窝、纵隔及肾脏周围。体内褐色脂肪量在婴幼儿期所占比例较高，随着年龄的增长，体内褐色脂肪量逐渐减少。成年人体内褐色脂肪的重量一般都低于体重的2%。目前认为，褐色脂肪组织的功能类似一个"产热器"，其细胞内含有丰富的线粒体，当机体遇寒冷刺激时，交感神经兴奋，可使褐色脂肪迅速分解产热。由于新生儿不能发生战栗，所以，非战栗产热对新生儿在寒冷环境中维持体温恒定，更具有重要的生理意义。

（二）机体的散热

机体主要是通过血液循环和热传导两条途径将深部的热量转移到皮肤，再散发到周围环境中的，所以人体的主要散热部位是皮肤。在安静状态下，机体的总散热量中，大部分的体热通过皮肤的辐射、传导、对流和蒸发散失热量，少部分热量随呼吸、尿、粪等排泄物散发到体外。

1. 几种主要的散热方式

（1）辐射散热　是指机体以热射线（电磁波）的形式将体热传给外界较冷物体的一种散热方式。辐射散热的总热量取决于体表面积的大小以及皮肤与周围物体的温度差。

（2）传导散热　是指机体将热量直接传给和它相接触的较冷物体的散热方式。传导散热量多少取决于所接触物体表面的温度差、物体的热导率和接触面积大小。

（3）对流散热　是传导散热的一种特殊形式。人体的热量不断传给周围与皮肤接触的较冷的空气，由于空气不断流动（对流），便将体热散发到空间。对流散热量的多少，受风速影响极大。

以上三种散热方式均是在皮肤温度高于环境温度的前提下进行的。当环境温度等于或高于皮肤温度时，上述三种散热方式将失去作用，蒸发散热便成为机体散热的唯一方式。

（4）蒸发散热　是指体表表面的水分汽化时吸收热量而散发体热的一种散热方式。这是一种很有效的散热途径，体表每有1克水分蒸发，可带走2.43kJ的热量。临床上用乙醇给高热患者擦浴，增加蒸发散热，以达到降温的目的。人体蒸发散热又表现为不感蒸发和发汗两种形式。

不感蒸发是指体内的水分直接透出皮肤和呼吸道黏膜，在未形成明显的水滴之前就蒸发掉的一种散热方式，其中发生在皮肤的水分蒸发又称为不显汗。在30℃以下的环境中，人体每天的不感蒸发量较恒定，一般为1000ml左右，其中通过皮肤的为600~800ml，通过呼吸道黏膜的为200~400ml。婴幼儿不感蒸发的速率比成人高，机体缺水时，婴幼儿更容易发生脱水。不感蒸发这种散热方式对某些动物更为重要，如狗，皮肤虽有汗腺结构，但在高温下也不能分泌汗液，而必须通过热喘呼吸由呼吸道来加强蒸发散热。

发汗是指汗腺分泌汗液的活动。因为发汗是可以感觉到的，故又称之为可感蒸发。人体的汗腺有大汗腺和小汗腺两种，前者局限地分布于腋窝和外阴部等处，其不受神经支配，分泌不被阿托品阻断，活动可能与性功能有关；后者广泛地分布于全身皮肤，其活动与体温调节有关。发汗是一种反射活动。管理发汗的反射中枢位于中枢神经系统各个部位，但以下丘脑的发汗中枢最为主要。小汗腺主要接受交感胆碱能纤维的支配，故乙酰胆碱有促进汗腺分泌的作用，阿托品及其他抗胆碱能药物可阻断其分泌。故炎夏季节应慎服此类药物，以防诱发中暑。位于手、足及前额等处的小汗腺有一些是受肾上腺素能纤维支配，在精神紧张时能引起发汗，所以称之为精神性发汗，其与体温调节关系不大。在温热刺激作用下引起的全身小汗腺分泌活动称为温热性发汗，在体温调节中起主要作用。精神性发汗常伴随温热性发汗而出现，如在运动和劳动时的出汗就是如此。

2. 皮肤血流量的调节　皮肤通过辐射、传导、对流方式放散热量的多少，取决于皮肤和环境之间的温度差，而皮肤温度的高低是由皮肤血流量控制。因此，皮肤的血流量的增加或减少对体热的放散有重要作用。人体皮肤血管受交感神经控制。在炎热环境中，交感神经紧张性降低，皮肤小动脉舒张，动 - 静脉吻合支开放，皮肤血流量大大增加，于是皮肤温度升高，增强了散热作用。相反，在寒冷环境中，交感神经活动增强，皮肤血管收缩，血流量减少，皮肤温度降低，使散热量大幅度下降，以保持正常体温。

三、体温的调节

人体体温的相对恒定，即机体的产热和散热过程在某一个温度点所表现的热的平衡，有赖于人体自主性和行为性两种体温调节活动。

（一）行为性体温调节

人通过有意识的行为活动来保持体温的相对稳定。如在不同温度环境中，为了保暖或降温而有意识地采取特殊姿势和行为（如在严寒之中，有意识地袖手、拱肩缩背和跺脚等御寒行为；夏日里用电扇和开空调等）。这两种体温调节机制相互关联和补充，使人体能更好地适应自然环境的变化。在这里仅讨论自主性体温调节。

（二）自主性体温调节

在下丘脑体温调节中枢的控制下，机体随内外环境温热性刺激信息的变动，通过增减皮肤血流量、发汗、寒战等生理反应，调节体热的放散和产生，使体温保持相对恒定的体温调节方式。这是体温调节的基础。自主性体温调节包括温度感受器、体温调节中枢和效应器。

1. 温度感受器

（1）外周温度感受器　是指分布在皮肤、黏膜和腹腔内脏等处的温度感受器，本质为游离的神经末梢。按照它们的功能又分为对热刺激敏感的温觉感受器和对冷刺激敏感的冷觉感受器两种，共同对机体外周的温度变化起监测作用。

（2）中枢温度感受器　是指分布在脊髓、延髓、脑干网状结构、下丘脑以及大脑皮层运动区中对中枢温度变化敏感的神经元，称为中枢性温度敏感神经元。根据它们对温度变化的反应也被分为两类：一类在温度升高时放电频率增多，称为热敏神经元；另一类在温度降低时放电频率增多，称为冷敏神经元。实验发现在视前区 - 下丘脑前部（PO/AH）存在着约30%的热敏神经元和约10%的冷敏神经元。它们对其局部温度变化非常敏感，当温度变化0.1℃时，它们的放电频率就会发生相应的变化，PO/AH中冷敏神经元兴奋可引起机体产热反应，热敏神经元兴奋可引起机体散热反应。可见PO/AH能对机体产热和散热两种相反的过程进行调节。

2. 体温调节中枢　虽然与体温调节有关的中枢结构广泛地存在于中枢神经系统的各级部位，但从多种恒温动物脑的分段切除实验观察到，只要保持下丘脑及其以下神经结构的完整，动物便具有维持体温恒定的能力。因此认为体温调节的基本中枢在下丘脑。如前所述，下丘脑的PO/AH区温度敏感神经元，不仅能感受它们所在的局部组织的温度变化的信息，又具有对传入的温度信息作整合处理的功能。

3. 体温调节过程　正常人体温为何能相对稳定的维持在37℃左右？生理学上多用体温调定点学说来解释。调定点学说认为，体温调节类似于恒温器的调节，PO/AH的中枢性温度敏感神经元，在体温调节中起调定点作用。关于调定点的取值，一般认为取决于PO/AH两类温度敏感神经元对温度变化的敏感性，以及他们两者之间相互制约、相互协调地活动所达到的平衡状态，其中热敏神经元的作用最为重要。如正常情况下热敏神经元的兴奋阈值为37℃，而且PO/AH局部温度为37℃时两类温度敏感神经元的活动正好处于平衡状态。因此调定点的正常数值就设定在37℃，PO/AH 体温整合中枢就是按照这个温度值来调节体温的。当体温超过37℃时，通过外周和中枢温度感受器，将体温变化信息传给 PO/AH 区神经元，导致热敏神经元活动增加，散热大于产热，使升高的体温降回到37℃；当体温低于37℃时，通过上述过程，热敏神经元活动减弱，冷敏神经元活动增强，产热大于散热，使降低了的体温回升到37℃。

目标检测

答案解析

一、单选题

1. 呼吸链中氧化磷酸化的偶联部位在（　　）

    A. NAD→泛醌　　　　　B. 泛醌→细胞色素 b　　　　　C. 细胞色素 c→泛醌

    D. FAD→泛醌　　　　　E. 细胞色素 O_2→aa_3

2. 呼吸链中不具质子泵功能的是（　　）

    A. 复合体Ⅰ　　　　　B. 复合体Ⅱ　　　　　C. 复合体Ⅲ

    D. 复合体Ⅳ　　　　　E. 以上均不具有质子泵功能

3. ATP 生成的主要方式是（　　）

    A. 肌酸磷酸化　　　　　B. 氧化磷酸化　　　　　C. 糖的磷酸化

    D. 底物水平磷酸化　　　　　E. 有机酸脱羧

4. 在下列组织中，代谢产热功能最强的是（　　）

    A. 心肌　　　　　B. 骨骼肌　　　　　C. 脑

    D. 褐色脂肪组织　　　　　E. 血液

5. 下列关于蒸发的叙述，哪项是错误的是（　　）

    A. 分为不感蒸发和发汗两种形式

    B. 人体不感蒸发量每日约为1000ml

    C. 只有当环境温度高于体温时，发汗才开始进行

    D. 主要的发汗中枢位于下丘脑

    E. 当环境温度高于体温时，发汗是机体唯一进行散热的方式

6. 当环境温度高于体温时，机体的散热方式（　　）

    A. 对流散热　　　　　B. 传导散热　　　　　C. 蒸发散热

    D. 辐射散热　　　　　E. 排尿散热

7. 下列内脏器官中，温度最高的是（　　）

    A. 肝　　　　　B. 胰腺　　　　　C. 肾

    D. 十二指肠　　　　　E. 直肠

8. 下列哪种生理情况下基础代谢率最低（　　）

    A. 熟睡时　　　　　B. 基础条件下　　　　　C. 清晨醒后未进食之前

    D. 做梦时　　　　　E. 剧烈运动

二、思考题

1. 生理情况下，影响人体体温变化的因素主要有哪些？

2. 生活中、临床上常见的降温方法是利用了哪种散热方式？

（王晓艳）

书网融合······

本章小结　　　　　微课　　　　　题库

第九章　尿的生成和排出

学习目标

学习目标

1. 通过本章学习，重点把握肾单位、集合管、球旁器的结构和功能；肾小球的滤过功能中有效滤过压、肾小球滤过率、滤过分数的概念以及影响肾小球滤过的因素；肾小管和集合管的重吸收与分泌；渗透性利尿的原理；尿量；抗利尿激素的作用以及影响抗利尿激素分泌的因素；肾素－血管紧张素－醛固酮系统的作用及影响醛固酮分泌的因素；排尿反射。

2. 学会运用所学知识，分析临床上糖尿病患者出现多饮、多尿和糖尿的机制；分析呋塞米、甘露醇等药物利尿的作用原理；分析肾小球肾炎患者出现蛋白尿、血尿、少尿和水肿的机制等；具有独立思考、综合分析的能力以及基础联系临床，理论联系实际的临床思维能力；具有质疑、求实、创新及勇于实践的科学精神。

情境导入

情境描述　患者，男，9岁，8天前因咳嗽、流涕经治疗有所缓解，1⁺天前发现尿颜色呈洗肉水样、晨起双眼睑和下肢水肿，伴有尿量减少、乏力、头痛、恶心和呕吐。入院查体：血压145/92mmHg，双肾区叩痛。辅助检查：肉眼血尿，尿蛋白（＋＋），血清抗链球菌溶血素"O"试验滴度升高。入院初步诊断：急性肾小球肾炎。

讨论　1. 正常人尿液有哪些组成成分，正常尿量是多少？

　　　2. 患者出现血尿和蛋白尿的原因是什么？

排泄（excretion）是指机体的排泄器官将体内的代谢终产物、过剩的物质以及进入体内的药物、毒物等，经血液循环排出体外的过程。机体的排泄途径主要包括：肾、呼吸道、消化器官以及皮肤等，排泄的物质见表9-1。其中，肾脏排泄的物质种类最多、数量最大，是机体最重要的排泄器官。肾脏在排尿过程中还能调节水、电解质及酸碱平衡等，以维持内环境的稳态。此外，肾脏还具有内分泌功能，可分泌多种生物活性物质，如促红细胞生成素、肾素、激肽与前列腺素等。

表 9-1　人体的排泄途径及排泄物

排泄途径	排泄形式	排泄物质
肾脏	尿液	水、无机盐、尿素、尿酸、肌酸、肌酐、药物、色素等
呼吸器官	气体	CO_2、H_2O、挥发性物质等
皮肤及汗腺	汗液	H_2O、无机盐、尿素、乳酸等
消化器官	粪便或消化液	胆色素、水、无机盐、毒物如铅、汞等

PPT

第一节　肾的功能结构和肾血流量

一、肾脏的功能结构

（一）肾单位和集合管

肾单位（nephron）是肾脏的基本功能单位。人体每个肾脏含有 80 万～100 万个肾单位。肾单位由一个肾小体和与之相连的肾小管构成（图 9-1）。肾小体包括肾小球和肾小囊。肾小球是位于入球小动脉与出球小动脉之间的一团毛细血管网。肾小囊包绕在肾小球的外侧。肾小囊由两层上皮细胞构成，内层（脏层）紧贴在毛细血管壁的外面，外层（壁层）延续移行为肾小管；脏层和壁层之间的腔隙称为肾小囊腔，与肾小管管腔相通。肾小管由近曲小管、髓袢和远曲小管组成。远曲小管的末端与集合管相连。集合管不属于肾单位，但在功能上与肾单位紧密联系，在尿液浓缩过程中起着重要的作用。每一条集合管接收多条远曲小管流入的液体，生成的尿液汇入乳头管，经肾小盏、肾大盏、肾盂、输尿管进入膀胱，再经尿道排出体外。

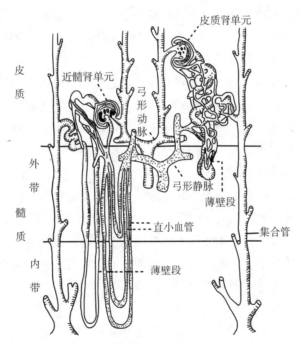

图 9-1　肾单位和肾血管示意图

（二）球旁器

球旁器（juxtaglomerular apparatus）又称近球小体或球旁小体。由球旁细胞、致密斑和球外系膜细胞三部分组成。球旁细胞也称颗粒细胞，是入球小动脉壁中一些特殊分化的平滑肌细胞，内含分泌颗粒，能合成、储存和释放肾素。致密斑位于远曲小管起始部，该处小管的上皮细胞成高柱状，向管腔内呈斑状隆起。能够感受小管液中 NaCl 含量的变化，并将信息传至邻近的球旁细胞，调节肾素的分泌。球外系膜细胞是位于入球小动脉、出球小动脉和致密斑之间的一群细胞，具有吞噬和收缩等功能。

二、肾血液循环的特点及其调节

（一）肾血液循环的特点

肾的血液供应丰富，正常成人安静状态下，每分钟流经两肾的血液约 1200ml，占心输出量 20% ~ 25%，其中 94% 左右的血液分布在肾皮质，约 5% 分布在外髓，分布于内髓的血液不到 1%。肾血液循环有两套毛细血管网：肾小球毛细血管网和肾小管周围毛细血管网。其中肾小球毛细血管血压较高，有利于肾小球滤过；肾小管周围毛细血管内血压低，有利于肾小管的重吸收。

（二）肾血流量的调节

1. 自身调节　在离体肾脏灌注试验中，在没有外来神经、体液因素影响的情况下，当动脉血压在一定范围内变动（70~180mmHg）时，肾血流量能保持恒定的现象，称为肾血流量的自身调节。当肾动脉的灌注压高于 180mmHg 或低于 70mmHg 时，肾血流量会随肾灌注压的升降而增减。

肾血流量自身调节的产生机制，有肌源性学说和管－球反馈学说两种学说。

肌源性学说：该学说认为，在一定范围内，当肾灌注压升高时，入球小动脉血管平滑肌受到牵张刺激增强，紧张性升高，使血管平滑肌收缩，口径减小，血流阻力增大，使血流量不因灌注压的升高而明显增多。当肾灌注压降低时，入球小动脉血管平滑肌舒张，使血流量不因灌注压的降低而明显减少。当灌注压低于 70mmHg 时，血管平滑肌舒张能力达到极限；而当灌注压高于 180mmHg 时，血管平滑肌收缩能力达到极限，此时，肾血流量随血压的改变而变化。

管－球反馈学说：该学说认为，当肾血流量和肾小球滤过率下降时，小管液流速变慢，使髓袢升支重吸收 NaCl 增多，导致流经致密斑处的小管液 NaCl 浓度降低，致密斑将信息反馈至肾小球，使入球小动脉平滑肌舒张，同时促进肾素释放，使血管紧张素 II 生成增加，导致出球小动脉收缩，使肾小球毛细血管静水压升高，肾血流量和肾小球滤过率回升至正常。反之亦然。

2. 神经和体液调节　肾血管平滑肌主要受交感神经的支配。肾交感神经兴奋时，肾血管强烈收缩，导致肾血流量减少。体液中，去甲肾上腺素、肾上腺素、血管紧张素 II、血管升压素和内皮素等可引起血管收缩，导致肾血流量减少。而 PGI_2、PGE_2、NO 和缓激肽等可引起肾血管舒张，导致肾血流量增加。当血压在正常范围内变动时，肾脏主要依靠自身调节来保持肾血流量的相对稳定，以维持正常的尿生成。在失血、休克等紧急情况下，则通过交感神经和肾上腺髓质激素等使全身血液重新分配，使肾血流量减少，以保证心、脑等重要器官的血液供应。

第二节　尿的生成过程 🔲 微课

尿液的生成包括三个基本过程：①肾小球的滤过；②肾小管和集合管的重吸收；③肾小管和集合管的分泌。

一、肾小球的滤过功能

肾小球滤过（glomerular filtration）是指血液流经肾小球毛细血管时，除蛋白质外的其他血浆成分被滤过进入肾小囊腔形成原尿的过程。用微穿刺实验获取肾小囊原尿进行分析，结果表明：原尿中除蛋白质外，其他成分与血浆基本相同（表 9－2）。由此可见，原尿是血浆的超滤液。

表 9 - 2　血浆、原尿和终尿中物质成分比较　（g/L）

成分	血浆	原尿	终尿	终尿中浓缩倍数
水	900	980	960	1.1
蛋白质	80	微量	0	—
葡萄糖	1.00	1.00	0	—
Na^+	3.30	3.30	3.50	1.1
K^+	0.20	0.20	1.50	7.5
Cl^-	3.70	3.70	6.00	1.6
碳酸根	1.50	1.50	0.04	0.05
磷酸根	0.03	0.03	1.20	40.0
尿素	0.30	0.30	20.0	67.0
尿酸	0.02	0.02	0.50	25.0
肌酐	0.01	0.01	1.50	150.0
氨	0.001	0.001	0.4	400

（一）滤过膜及其通透性

肾小球滤过的结构基础是滤过膜，它是肾小球毛细血管与肾小囊之间的结构。滤过膜包括三层结构：①内层是肾小球毛细血管内皮细胞，上有许多微孔，直径 70～90nm，称为窗孔，能阻止血细胞通过；②中层是毛细血管基膜，膜上有多角形网孔，直径 2～8nm，可允许水和部分溶质通过；③外层是肾小囊上皮细胞层，又称足细胞。细胞突起相互交错形成裂隙，裂隙上有一层滤过裂孔膜，其上有 4～11nm 的小孔，是滤过膜的最后一道屏障。这三层结构组成了滤过膜的机械屏障。同时，各层结构上还有带负电荷的糖蛋白，组成滤过膜的电学屏障，能阻止带负电荷物质通过。

不同物质能否通过滤过膜，由被滤过物质的分子大小及其所带的电荷决定。一般而言，凡分子量小于 6000，有效半径不超过 2.0nm 的中性物质可自由滤过；分子量大于 70000，有效半径超过 4.2nm 的物质不能滤过；有效半径位于 2.0～4.2nm 之间的物质则随有效半径增大滤过能力逐渐降低。但是，虽然血浆白蛋白有效半径为 3.5nm，分子量为 69000，因为白蛋白带负电荷，所以很难滤过。在某些肾脏疾病的情况下，滤过膜上负电荷减少或消失，血浆蛋白可以被滤出，故可出现蛋白尿。

（二）有效滤过压

有效滤过压（effective filtration pressure，EFP）是肾小球滤过的动力。

肾小球有效滤过压是指促进超滤的动力与对抗超滤的阻力之间的差值。促进超滤的动力有肾小球毛细血管血压和肾小囊内液胶体渗透压（由于超滤液蛋白质浓度极低，此胶体渗透压可以忽略不计）。对抗超滤的阻力有肾小囊内压和肾小球毛细血管的血浆胶体渗透压（图 9-2）。因此：

肾小球有效滤过压 = 肾小球毛细血管血压 -（血浆胶体渗透压 + 肾小囊内压）

肾小球毛细血管不同部位的有效滤过压并不相同。从入球小动脉端到出球小动脉端毛细血管血压基本不变，约为 45mmHg，肾小囊内压恒定约为 10mmHg。因此，肾小球毛细血管不同部位的有效滤过压大小，主要取决于血浆胶体渗透压的变化。在靠近入球小动脉端侧，有效滤过压为正值，有滤过作用；当滤过由毛细血管入球端向出球端移行时，由于不断生成超滤液，血浆蛋白不能滤出，血浆胶体渗透压逐渐升高，滤过的阻力逐渐增加，所以有效滤过压就逐渐减小。当滤过阻力与滤过动力相等时，有效滤过压则为零，则滤过停止，称为滤过平衡（filtration equilibrium）。因此，肾小球毛细血管并不是全段都有滤出，只有入球小动脉端到滤过平衡之间才能滤过。当有效滤过压下降速度变快时，滤过平衡处距离入球小动脉端越近，产生滤过作用的毛细血管变短，有效滤过面积减小，肾小球滤过率降低。相反，当有效滤过压下降速度变慢时，滤过平衡处距离入球小动脉端越远，产生滤过作用的毛细血管变长，有效滤过面积增大，肾小球滤过率增加。

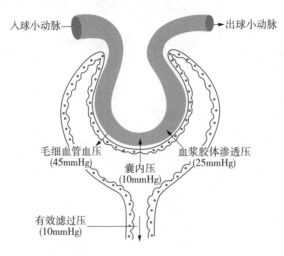

图 9-2　肾小球有效滤过压示意图

（三）肾小球滤过功能的评价指标

衡量肾功能的重要指标有肾小球滤过率和滤过分数。单位时间内（每分钟）两肾生成的原尿量称为肾小球滤过率（glomerular filtration rate，GFR）。成人安静时约为 125ml/min，以此推算，24 小时两肾生成的原尿量可达 180L。肾小球滤过率与肾血浆流量的比值称为滤过分数（filtration fraction，FF）。肾血浆流量是指每分钟流经两肾的血浆量，约为 660ml，滤过分数 =（125/660）×100% ≈ 19%。滤过分数表明血液流经肾脏时，约有 19% 的血浆由肾小球毛细血管滤出，进入肾小囊腔成为原尿。

（四）影响肾小球滤过的因素

影响肾小球滤过的因素主要有有效滤过压、滤过膜的面积和通透性及肾血浆流量。

1. 有效滤过压

（1）肾小球毛细血管血压　当动脉压在 70~180mmHg 范围内变动时，通过肾血流量的自身调节，使肾小球毛细血管压保持相对稳定，肾血流量相对恒定，对肾小球滤过率的影响不大。当大失血等因素引起机体循环血量减少，动脉血压低于 70mmHg 时，超过肾自身调节能力，此时交感神经兴奋，入球小动脉收缩，肾血流量减少，肾小球毛细血管压下降，有效滤过压降低，肾小球滤过率减少，可导致少尿甚至无尿。

（2）血浆胶体渗透压　正常情况下，血浆蛋白浓度稳定，血浆胶体渗透压变化不大。某些病理情况下，如肝功能严重受损，导致血浆蛋白合成减少，肾小球毛细血管壁通透性增加，导致血浆蛋白随着尿液排出体外，或是静脉快速大量输入生理盐水，导致血浆蛋白被稀释，都可引起血浆胶体渗透压下降，肾小球有效滤过压升高，滤过率增大。

（3）肾小囊内压　当肾小管或输尿管阻塞，如肾盂或输尿管结石、肿瘤压迫时，使小管液或终尿不能排出，导致囊内压升高，有效滤过压降低，滤过率减少。

2. 滤过膜的面积和通透性　正常生理情况下，滤过膜总面积和通透性保持稳定。在病理情况下，如急性肾小球肾炎时，由于肾小球毛细血管管腔狭窄或阻塞，有滤过功能的肾小球数目下降，滤过面积减少，肾小球滤过率下降，导致少尿或无尿。同时，急性肾小球肾炎时，因滤过膜上带负电荷的糖蛋白减少或消失，电学屏障作用减弱，滤过膜的通透性增大，使原来不能滤过的蛋白质和红细胞进入滤液，可形成蛋白尿或血尿。

3. 肾血浆流量　肾血浆流量主要通过影响滤过平衡的位置使有效滤过面积改变，从而影响肾小球滤过率。肾血浆流量增加时，肾小球毛细血管内的血浆胶体渗透压上升速度变慢，滤过平衡的位置则靠近出球小动脉端，甚至没有滤过平衡的情况出现，故有滤过作用的毛细血管段较长，有效滤过面积增大，肾小球滤过率增加。相反，肾血浆流量减少时，滤过平衡的位置则靠近入球小动脉端，故有滤过作用的毛细血管段缩短，有效滤过面积减小，肾小球滤过率减少。当剧烈运动、大失血、缺氧、中毒性休克等状态下，由于交感神经兴奋致使入球小动脉收缩，肾血浆流量减少，肾小球滤过率也随之减少。

二、肾小管和集合管的重吸收

肾小囊中的超滤液进入肾小管后称为小管液（tubular fluid）。小管液中的水分及溶质经肾小管和集合管上皮细胞转运返回血液的过程，即肾小管和集合管的重吸收（reabsorption）。正常人每天两肾生成的原尿可达180L，而终尿量只有约1.5L，说明约99%的水由肾小管和集合管重吸收入血。终尿中不含葡萄糖和氨基酸，说明小管液中的这些物质全部被重吸收。肾小管各段和集合管都具有重吸收功能，其中近端小管重吸收的物质种类最多、数量最大，是各类物质重吸收的主要部位。

（一）重吸收的方式

重吸收的方式有主动转运和被动转运两种。被动转运是不需要直接消耗细胞的代谢能量，物质顺电-化学梯度转运通过上皮细胞的过程。动力来自于上皮细胞膜两侧的电-化学差。比如水、尿素和 HCO_3^- 等的重吸收都是被动转运的过程。物质重吸收的量取决于上皮细胞两侧物质的电-化学梯度和管壁上皮细胞对该物质的通透性。主动转运是需要消耗能量，并借助管壁细胞膜上的泵或转运体，物质逆电-化学梯度进行转运的过程。原发性主动转运所需能量来自ATP或高能磷酸键水解直接提供，包括质子泵、钠泵和钙泵转运等。继发性主动转运所需能量来自其他溶质顺电-化学梯度转运所释放的能量。如肾小管上皮细胞重吸收小管液中 Na^+ 和葡萄糖、氨基酸等物质，就是通过同向转运的方式进行的。此外，小管液中的小分子蛋白质通过入胞的方式少量重吸收。肾小管上皮细胞的顶端膜上和基底侧膜上分布的转运体和通道蛋白的不同，决定了其转运物质的情况也不同。重吸收物质的途径有跨细胞途径和细胞旁途径两种途径。

（二）重吸收的主要物质

1. Na^+、Cl^- 和水的重吸收　肾小球每天滤过的 Na^+ 约500g，其中随尿排出的 Na^+ 仅3~5g，表明滤过的 Na^+ 中约99%被重吸收。小管液中65%~70%的 Na^+、Cl^- 和水在近端小管被重吸收，约20%的 Na^+、Cl^- 和约15%的水在髓袢被重吸收，约12%的 Na^+、Cl^- 和一定量的水则在远曲小管和集合管被重吸收。

（1）近端小管　近端小管是 Na^+、Cl^- 和水重吸收的主要部位，其中约2/3经跨细胞途径转运，主要发生在近端小管的前半段（图9-3）；约1/3经细胞旁途径转运，主要发生在近端小管的后半段。

近端小管的前半段 Na^+ 进入上皮细胞的过程主要是和葡萄糖、氨基酸的重吸收及 H^+ 的分泌相耦联。由于上皮细胞基底侧膜上的 Na^+-K^+ 泵不断将细胞内的 Na^+ 泵出到细胞间隙，使细胞内 Na^+ 浓度降低。小管液中的 Na^+ 和上皮细胞内的 H^+ 由顶端膜的 Na^+-H^+ 交换体进行逆向转运，小管液中的 Na^+ 顺浓度梯度进入上皮细胞内，而上皮细胞内的 H^+ 被分泌到小管液中。小管液中的 Na^+ 还可以通过顶端膜上的 Na^+-葡萄糖同向转运体和 Na^+-氨基酸同向转运体与葡萄糖、氨基酸共同转运。Na^+ 顺电-化学梯度进入上皮细胞的同时，葡萄糖和氨基酸也被转运入上皮细胞内。进入细胞内的葡萄糖、氨基酸经易化扩散方式通过基底侧膜离开上皮细胞，进入细胞间液和血液。进入细胞内的 Na^+ 则借助基底侧膜上的 Na^+-K^+ 泵主动泵出细胞，进入细胞间液。由于小管液中 Na^+ 不断地进入细胞内，然后不断被泵至细胞间液，使细胞间液中 Na^+ 浓度升高，渗透压升高。通过渗透压差的作用，小管液中的水随之进入细胞间

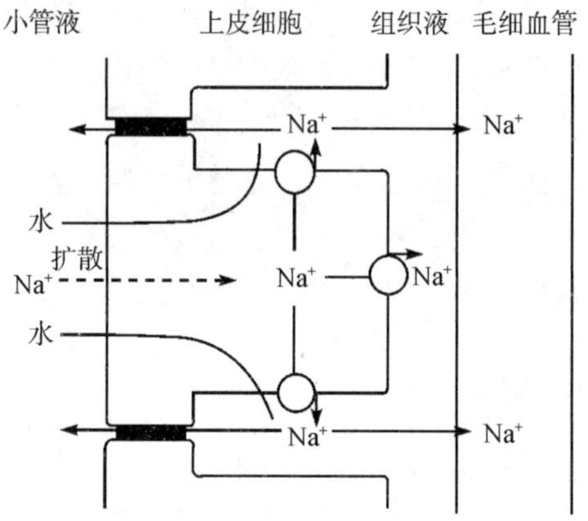

图 9 - 3　Na$^+$在近端小管重吸收示意图

空心圆表示钠泵

液。由于 Na$^+$和水进入细胞间液，使细胞间液的静水压增高，通过压力作用促使 Na$^+$和水进入管周毛细血管而被重吸收。在近端小管前半段，分泌到小管液中的 H$^+$与 HCO$_3^-$结合，然后以 CO$_2$ 的形式促进 HCO$_3^-$的重吸收，而 Cl$^-$不被重吸收，使小管液中的 Cl$^-$浓度高于管周细胞间液中的 Cl$^-$浓度。

在近端小管后半段，上皮细胞顶端膜存在 Na$^+$ - H$^+$交换体和 Cl$^-$ - HCO$_3^-$交换体。两者的转运使 Na$^+$和 Cl$^-$进入细胞内，H$^+$和 HCO$_3^-$进入小管液，HCO$_3^-$再以 CO$_2$ 的形式重新进入细胞。进入细胞内的 Cl$^-$由基底侧膜中的 K$^+$ - Cl$^-$同向转运体转运至细胞间液，再进入血液。由于近端小管后半段小管液的 Cl$^-$浓度比细胞间液增高 20% ~40%，Cl$^-$顺浓度梯度跨越紧密连接进入细胞间液被动重吸收。Cl$^-$被动扩散进入间隙后，小管液中正离子相对较多，造成管内外电位差，小管液中的部分 Na$^+$便顺电位梯度通过细胞旁路而被动重吸收。

Na$^+$、Cl$^-$、HCO$_3^-$、氨基酸和葡萄糖在上皮细胞主动和被动重吸收后，细胞间液渗透压升高。水在渗透压差的作用下经跨细胞和细胞旁两条途径转运至细胞间液，再进入管周毛细血管而被重吸收。流过近端小管后的小管液为等渗液，此段物质的重吸收是等渗重吸收。

（2）髓袢　髓袢降支细段对 NaCl 通透性很低，但对水通透性很高，水迅速被重吸收进入管周组织液，小管液中 NaCl 浓度不断增大，渗透压增逐渐升高。髓袢升支细段对 NaCl 易通透，对水不通透，NaCl 不断扩散进入组织间液，小管液渗透浓度逐渐减低。

髓袢升支粗段主动重吸收 NaCl，是 NaCl 在髓袢重吸收的主要部位。髓袢升支粗段上皮细胞基底侧膜上的 Na$^+$ - K$^+$泵将细胞内 Na$^+$转运至细胞间液，使细胞内 Na$^+$浓度降低，上皮细胞顶端膜上的 Na$^+$-K$^+$ -2Cl$^-$同向转运体，同向转运小管液中的 1 个 Na$^+$、1 个 K$^+$和 2 个 Cl$^-$进入上皮细胞内（图 9 - 4）。进入细胞的 Na$^+$经基底侧膜上的 Na$^+$ - K$^+$泵泵至组织间液，Cl$^-$顺浓度梯度通过基底侧膜上的氯通道进入组织液，而 K$^+$则顺浓度梯度经顶端膜返回小管液中。呋塞米（速尿）和依他尼酸（利尿酸）通过抑制 Na$^+$ - K$^+$ - 2Cl$^-$同向转运体，可抑制升支粗段对 NaCl 的重吸收，起到利尿的作用，是较强的利尿剂。

（3）远曲小管和集合管　远曲小管和集合管对 Na$^+$、Cl$^-$和水的重吸收，可根据机体水盐的平衡状况进行调节。Na$^+$的重吸收主要由醛固酮调节，水的重吸收主要由抗利尿激素调节。

2. HCO$_3^-$的重吸收　正常情况下，从肾小球滤过的 HCO$_3^-$，约有 80% 是在近端小管被重吸收。血浆中的 HCO$_3^-$以 NaHCO$_3$ 形式滤出进入肾小囊中，NaHCO$_3$ 在小管液中解离为 Na$^+$和 HCO$_3^-$。因为 HCO$_3^-$很难透过顶端膜，需要与小管液中的 H$^+$结合生成 H$_2$CO$_3$，然后解离成 CO$_2$ 和 H$_2$O。CO$_2$ 为脂溶性物质，很快以单纯扩散的方式进入上皮细胞。在细胞内碳酸酐酶（CA）的催化下，CO$_2$ 与 H$_2$O 结合生成 H$_2$CO$_3$，

又很快解离成 H^+ 和 HCO_3^-。大部分 HCO_3^- 随 Na^+ 以同向转运的方式进入细胞间液，再回血液，小部分则通过 $Cl^- - HCO_3^-$ 交换的方式进入细胞间液。所以近端小管小管液中的 HCO_3^- 是以 CO_2 的形式被重吸收的（图 9-5），由于 CO_2 透过顶端膜的速度明显高于 Cl^- 的转运速度，所以 HCO_3^- 的重吸收优先于 Cl^- 的重吸收。pH 的改变可以影响肾小管和集合管上皮细胞中碳酸酐酶的活性，当 pH 降低时，碳酸酐酶活性增加，生成更多的 H^+，有利于肾的排 H^+ 保碱，调节机体的酸碱平衡。碳酸酐酶抑制剂乙酰唑胺可抑制 H^+ 的分泌。

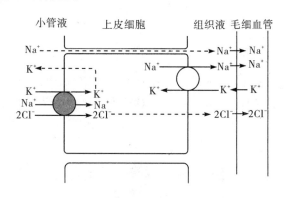

图 9-4　髓袢升支粗段对 Na^+、K^+ 和 Cl^- 的转运
实心圆表示转运体，空心圆表示钠泵

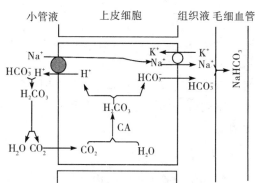

图 9-5　HCO_3^- 的重吸收示意图
CA：碳酸酐酶；实心圆表示转运体，空心圆表示钠泵

3. K^+ 的重吸收　肾小球滤过的 K^+ 有 65% ~ 70% 在近端小管被重吸收，25% ~ 30% 在髓袢被重吸收，目前对 K^+ 重吸收的机制未完全了解。远端小管和皮质集合管既可重吸收 K^+，也能分泌 K^+。终尿中的 K^+ 主要是由远端小管和集合管分泌的。

4. 葡萄糖和氨基酸的重吸收　原尿中葡萄糖浓度与血浆相等，但正常生理情况下，尿中几乎不含葡萄糖，表明葡萄糖全部被重吸收入血。葡萄糖的重吸收均在近端小管，特别是近端小管的前半段。在顶端膜上葡萄糖和 Na^+ 同向协同转运，当 Na^+ 顺电 - 化学梯度进行转运时，葡萄糖伴随 Na^+ 转运进入细胞。进入细胞内的葡萄糖，顺浓度梯度以易化扩散方式转运至细胞间液，然后进入管周毛细血管。近端小管对葡萄糖的重吸收有一定的限度。当血糖浓度达到 180mg/100ml 时，超过肾小管对葡萄糖的吸收极限，尿中开始出现葡萄糖。尿中开始出现葡萄糖时的最低血糖浓度称为肾糖阈（renal glucose threshold）。

由肾小球滤过的氨基酸主要也在近端小管被重吸收，其吸收方式也属于继发性主动重吸收，也需要 Na^+ 的存在，但氨基酸转运体的类型有多种。

（三）影响肾小管和集合管重吸收的因素

1. 小管液中溶质的浓度　小管液中溶质形成的渗透压是对抗肾小管和集合管重吸收水分的力量。当小管液溶质浓度升高，渗透压升高，由于渗透作用，使一部分水保留在小管内，致小管液中 Na^+ 浓度降低，小管液和上皮细胞之间 Na^+ 浓度差减小，从而使 Na^+ 的重吸收减少，同时小管液中又保留了更多的 Na^+，进而又使小管液保留更多的水，使水的重吸收减少，NaCl 排出量和尿量增多。这种由小管液溶质浓度升高，渗透压增大，从而引起尿量增多的现象称为渗透性利尿（osmotic diuresis）。糖尿病患者，由于血糖浓度升高，超过肾糖阈，原尿中葡萄糖不能被肾小管全部重吸收，使小管液溶质浓度增大，渗透压增高，导致水的重吸收减少，尿量增多。临床上治疗脑水肿、青光眼等疾病时，通过静脉滴注可被肾小球滤过但不被肾小管重吸收的物质，如甘露醇和山梨醇等，利用渗透性利尿的原理，以达到利尿和消除水肿的目的。

2. 球 - 管平衡　近端小管对小管液的重吸收量随肾小球滤过率的变化随之改变。当肾小球滤过率增大时，近端小管对 Na^+ 和水的重吸收也随之增多；反之，肾小球滤过率减少时，近端小管对 Na^+ 和水的重吸收也随之减少。无论肾小球滤过率如何改变，近端小管对 Na^+ 和水的重吸收率总是占肾小球滤过率的 65%～70%，这种现象称为球-管平衡（glomerulotubular balance）。球-管平衡形成的机制是在肾血流量不变而肾小球滤过率增大的情况下，进入近端小管管周毛细血管的血液量减少，毛细血管血压降低，毛细血管内血浆胶体渗透压升高，近端小管对 Na^+ 和水的重吸收增多；当肾小球滤过率减少时，发生相反变化，所以近端小管重吸收率保持在肾小球滤过率的 65%～70%。球-管平衡的生理意义使尿钠和尿量保持相对稳定。

三、肾小管和集合管的分泌

肾小管和集合管上皮细胞将自身代谢产生的物质或血液中的物质转运到小管液中的过程，称为肾小管和集合管的分泌作用。肾小管和集合管分泌的物质主要有 H^+、NH_3、K^+，对于维持机体的酸碱平衡有重要意义。

（一）H^+ 的分泌

肾小管和集合管上皮细胞均可分泌 H^+。近端小管通过 Na^+-H^+ 交换分泌 H^+，同时促进 $NaHCO_3$ 的重吸收。它属于继发性主动转运过程，动力来自基侧膜的钠泵活动形成的上皮细胞膜两侧 Na^+ 浓度差。由细胞代谢产生或由小管液进入上皮细胞内的 CO_2 在碳酸酐酶催化下和 H_2O 结合形成 H_2CO_3，解离为 HCO_3^- 和 H^+。HCO_3^- 转运到管周组织间液，并与 Na^+ 结合生成 $NaHCO_3$ 进入血液。上皮细胞内的 H^+ 和小管液中 Na^+ 与细胞膜上的 Na^+-H^+ 交换体结合，小管液中的 Na^+ 被重吸收回上皮细胞，H^+ 分泌到小管液中。进入小管液的 H^+ 与 HCO_3^- 结合生成 H_2CO_3，再解离成 CO_2 和水，CO_2 易化扩散进入上皮细胞，在细胞内再生成 H_2CO_3。如此循环往复，每分泌一个 H^+，就有一个 HCO_3^- 和一个 Na^+ 重吸收回血液（图9-6）。

所以，分泌 H^+ 具有排酸保碱的作用，对维持机体的酸碱平衡具有重要的意义。

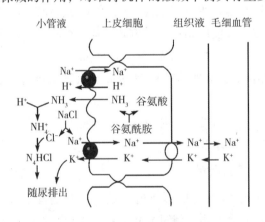

图9-6　H^+、NH_3、K^+ 分泌关系示意图

实心圆表示转运体，空心圆表示钠泵

（二）NH_3 的分泌

上皮细胞内的 NH_3 是由谷氨酰胺的脱氨反应生成的。因为 NH_3 脂溶性高，可通过单纯扩散方式进入小管液。与小管液中的 H^+ 结合生成 NH_4^+，使小管液中 H^+ 的浓度降低，有利于 H^+ 的继续分泌，NH_4^+ 的形成也降低了小管液中 NH_3 的浓度，可加速 NH_3 向小管液扩散。可见，NH_3 的分泌与 H^+ 的分泌密切相关，二者的分泌是相互促进的。NH_4^+ 是水溶性的，不能通过细胞膜被重吸收。小管液中的 NH_4^+ 可与 Cl^-

结合生成 NH_4Cl 随尿排出。上述表明，NH_3 的分泌不仅可以排 H^+，还可保碱，对维持机体酸碱平衡也有一定的意义。

（三）K^+ 的分泌

经肾小球滤入小管液的 K^+ 大部分在近端小管重吸收。终尿中的 K^+ 主要来自远端小管和集合管上皮细胞的分泌。K^+ 的分泌与 Na^+ 的主动重吸收密切相关。随着 Na^+ 的重吸收，造成小管液呈负电位，K^+ 顺电位差扩散到小管液中，这种 K^+ 的分泌与 Na^+ 的重吸收相耦联的现象，称为 $Na^+ - K^+$ 交换。由于 $Na^+ - K^+$ 交换和 $Na^+ - H^+$ 交换都是 Na^+ 依赖性的，两者之间存在竞争性抑制关系。若 $Na^+ - H^+$ 交换增强，则 $Na^+ - K^+$ 交换减弱。当发生酸中毒时，小管上皮细胞内碳酸酐酶活性增强，H^+ 生成增多，$Na^+ - H^+$ 交换增强，而 $Na^+ - K^+$ 交换则受抑制，K^+ 排出减少，导致血 K^+ 浓度升高。在碱中毒时，$Na^+ - H^+$ 交换减弱而 $Na^+ - K^+$ 交换增强，K^+ 排出增多，可使血 K^+ 浓度降低。

第三节　尿液浓缩与稀释

PPT

尿液的浓缩和稀释是以尿液和血浆的渗透压相比较而言的。在机体缺水时，排出的尿液渗透压明显高于血浆渗透压，即高渗尿（hyperosmotic urine），表明尿液被浓缩；当机体体液量过多时，排出尿液的渗透压低于血浆渗透压，为低渗尿（hypoosmotic urine），表明尿液被稀释。正常人尿液的渗透压在 50 ~ 1200mOsm/（kg·H_2O）范围内波动，表明肾脏有较强的浓缩和稀释能力，这种能力对维持机体体液平衡和渗透压稳定方面有着非常重要的作用。正常人每天尿量为 1.5 ~ 2.5L。24 小时尿量超过 2.5L，称为多尿；24 小时尿量少于 400ml，称为少尿；24 小时尿量少于 100ml，称为无尿。长期多尿会使机体丢失大量水分，引起脱水；少尿或无尿会造成机体内代谢产物的堆积，从而破坏内环境的稳态。

一、尿液浓缩和稀释的基本过程

尿液的浓缩是因为小管液中水的重吸收程度大于溶质重吸收的程度，停留在小管液中的溶质增多造成的。肾脏产生浓缩尿液有两个必要因素：①肾小管和集合管对水具有通透性。抗利尿激素可以增加肾脏集合管上皮细胞管腔膜对水的通透性，促进水的重吸收。②肾脏髓质组织间液形成高渗透浓度梯度，进一步促进水的重吸收。

抗利尿激素可以调节集合管上皮细胞对水的通透性，当抗利尿激素分泌增加时，集合管上皮细胞对水的通透性增加，并且肾小管周围组织液渗透浓度较高，小管液中的水大量进入管周组织间液，小管液渗透压增大，即尿液被浓缩。当抗利尿激素分泌减少时，集合管上皮细胞对水的通透性降低，水的重吸收减少，而 NaCl 等溶质仍被主动重吸收，这时溶质的重吸收远远超过水的重吸收使小管液的渗透压进一步降低，即尿液被稀释。当机体饮用大量清水后，血浆晶体渗透压降低，可引起抗利尿激素释放减少，导致尿量增加，尿液被稀释。

二、肾髓质渗透压梯度的形成和保持

（一）肾髓质渗透压梯度的形成

肾髓质渗透压梯度形成的基础是髓袢的形态结构和功能特性。在髓袢的降支与升支之间液体的逆向流动过程中，髓袢各段、远曲小管和集合管对水和溶质的通透性不同，使肾髓质间液的高渗透压梯度形成，由外髓部至内髓部渗透压逐渐的升高，即髓袢的逆流倍增作用。

在外髓部，髓袢升支粗段上皮细胞主动重吸收小管液中的 NaCl 而对水不通透，使小管液中 NaCl 浓度和渗透压逐渐降低，而管周外髓部组织液中 NaCl 浓度和渗透压升高。NaCl 是维持肾脏外髓部高渗透压浓度的重要物质。

内髓部，髓袢降支细段对 NaCl 不通透而对水通透，当小管液流入髓袢降支细段时，小管液中的水不断地被重吸收进入组织液。使小管液中 NaCl 浓度和渗透压逐渐升高，在髓袢底端折返处达到最高。流经髓袢升支细段时，这段肾小管对 NaCl 通透而对水不通透，NaCl 则顺浓度差扩散至髓质组织液，增加内髓部组织液的渗透浓度。皮质部和外髓部集合管对尿素不通透而对水通透，随着水的重吸收，小管液中的尿素浓度不断升高，流经内髓部集合管时，此段集合管对尿素通透性高，尿素顺浓度差进入内髓部组织液，增加内髓部组织液的渗透浓度。髓袢升支细段对尿素通透，内髓髓质组织液高浓度的尿素则顺浓度差从组织间液进入小管腔，再经远端小管及皮质部和外髓部集合管，到达内髓部集合管时再次进入组织液，即尿素的再循环。所以内髓部组织液高渗透压浓度是由 NaCl 和尿素共同形成的。

（二）肾髓质渗透压梯度的保持

肾髓质渗透压梯度得以保持的机制是直小血管的逆流交换作用。近髓肾单位出球小动脉形成的"U"形直小血管与髓袢伴行，其升支和降支血流方向相反，直小血管壁对水和溶质通透性高。当血液沿直小血管降支向髓质深部流动时，在任一平面的组织液渗透压都比直小血管内血浆渗透压高，所以组织液中的 NaCl 和尿素顺浓度差向直小血管内扩散，同时直小血管内的水则顺渗透压差进入组织液。愈至内髓深部，直小血管中 NaCl 和尿素的浓度越大，血浆的渗透压越高，直至折返处达最高。当血液沿直小血管升支流动时，由于血浆渗透压比同一水平髓质组织液的渗透压高，所以血液中的 NaCl 和尿素又不断扩散到组织液，同时组织液的水又重新渗入直小血管的血液中。当直小血管升支离开外髓部时，只是将髓质组织液中多余的溶质和水带回循环血液，保持了髓质的高渗透压梯度。

第四节　尿生成的调节

PPT

任何能影响尿液生成的三个环节的因素，都能影响终尿的生成。影响肾小球滤过的相关因素已在前文述及，本节主要讨论影响肾小管、集合管的重吸收和分泌功能改变对尿生成的影响。

一、神经调节

正常机体在安静情况下，神经系统对尿生成的调节较小。在失血、呕吐、腹泻等因素使机体体液大量丢失，血容量减少、血压下降时，肾脏交感神经对尿的生成才有一定的调节作用。交感神经兴奋时节后神经纤维末梢释放去甲肾上腺素，作用于肾脏血管，使入球小动脉和出球小动脉收缩，前者收缩更明显，使肾小球毛细血管血流量和毛细血管血压下降，有效滤过压降低，肾小球滤过率降低。交感神经兴奋还能促进球旁细胞分泌肾素，通过肾素－血管紧张素－醛固酮系统，使 NaCl 和水的重吸收增加。另外，交感神经兴奋时可以促进近端小管和髓袢上皮细胞对 Na^+、Cl^- 和水的重吸收。

二、体液调节

（一）抗利尿激素

抗利尿激素（antidiuretic hormone，ADH）也称为血管升压素（vasopressin，VP），是由 9 个氨基酸残基组成的多肽。在人和某些哺乳动物，其第八位氨基酸残基为精氨酸，故又称精氨酸血管升压素

（arginine vasopressin，AVP）。它由下丘脑视上核和室旁核的神经内分泌细胞合成。抗利尿激素主要是通过提高集合管上皮细胞对水的通透性，增加水的重吸收量，使尿量减少，从而发挥抗利尿作用。血液中的抗利尿激素与集合管上皮细胞管周膜 V_2 受体结合，促使上皮细胞内水通道蛋白 2（AQP2）镶嵌到管腔膜上，使管腔膜对水的通透性增加，集合管对水的重吸收增多，使尿量减少。

抗利尿激素的分泌和释放受多种因素的调节，其中主要的影响因素是血浆晶体渗透压和循环血量的改变。

1. 血浆晶体渗透压　血浆晶体渗透压是生理情况下调节抗利尿激素释放的最重要因素。当血浆晶体渗透压的改变，刺激下丘脑视上核和室旁核及其周围区域的渗透压感受器，使抗利尿激素的分泌量随之改变。Na^+ 和 Cl^- 形成的渗透压变化对渗透压感受器最敏感。当机体大量出汗或发生严重的呕吐、腹泻时，可引起机体失水多于溶质的丢失，使血浆晶体渗透压升高，渗透压感受器兴奋，促进神经垂体释放抗利尿激素，集合管上皮细胞对水的通透性增加，使水的重吸收增加，尿量减少，尿液浓缩；相反，当人体大量饮清水后，血液被稀释，血浆晶体渗透压降低，使抗利尿激素分泌减少，集合管上皮细胞对水的通透性降低，水的重吸收减少，尿量增多，尿液稀释。这种大量饮用清水后，尿量明显增多的现象称为水利尿（water diuresis）。

2. 循环血量　循环血量的变化可刺激位于左心房和胸腔大静脉壁上的容量感受器，并经迷走神经反射性地调节抗利尿激素的分泌和释放。当循环血量增多时，容量感受器受到的刺激增强，同时血压升高，对压力感受器的刺激也增强，通过迷走神经反射性抑制抗利尿激素的合成和释放，集合管上皮细胞对水的通透性减小，水的重吸收减少，尿量增加，使循环血量回降；反之，当循环血量减少时，容量感受器受到的刺激减弱，同时血压降低，对压力感受器的刺激也减弱，经迷走神经传入中枢的冲动减少，反射性引起抗利尿激素合成和释放增多，集合管上皮细胞对水的通透性增加，水的重吸收增多，尿量减少，有利于血容量的恢复。

当下丘脑视上核、室旁核发生病变导致抗利尿激素分泌不足，或肾对抗利尿激素反应性下降时，机体会出现多尿、烦渴多饮、低比重尿和低渗尿等临床改变，称为尿崩症。原发性抗利尿激素分泌不足称为中枢性或垂体性尿崩症；对抗利尿激素敏感性下降者为肾性尿崩症。由于抗利尿激素缺乏，集合管对水的重吸收障碍，24 小时尿量可多达 5~10L 或更多。患者尿色淡，尿比重常在 1.005 以下，易引起脱水或其他并发症。

（二）肾素 – 血管紧张素 – 醛固酮系统

肾素主要由球旁细胞分泌，它的分泌受多方面因素的调节。当某种原因导致动脉血压降低时，肾血流量降低，肾入球小动脉的压力随之下降，对入球小动脉壁的牵拉刺激减弱，可刺激球旁细胞分泌肾素；反之，当肾血流量升高时，则肾素释放减少。当肾血流量减少，肾小球滤过率减少，导致流经致密斑的小管液中 NaCl 含量减少，于是激活致密斑感受器，可刺激球旁细胞分泌肾素；反之则肾素释放减少。此外，球旁细胞外的小动脉壁内有交感神经末梢支配，当机体出现急性大失血，循环血量减少，血压下降，反射性引起肾交感神经兴奋，引起肾素的释放增加。血液中的肾上腺素和去甲肾上腺素也可直接刺激球旁细胞分泌肾素。

肾素是一种蛋白水解酶，能催化血浆中的血管紧张素原转换成血管紧张素 I（十肽）。血管紧张素 I 在血液和组织中血管紧张素转换酶（该酶在肺脏中最丰富）的作用下降解，生成血管紧张素 II（八肽）。血管紧张素 II 在氨基肽酶作用下水解为血管紧张素 III（七肽），血管紧张素 II 和血管紧张素 III 都可刺激肾上腺皮质球状带合成和分泌醛固酮。

醛固酮的主要作用是促进远曲小管和集合管上皮细胞对 Na^+ 和水的重吸收，促进 K^+ 的分泌，具有保 Na⁺ 排 K⁺ 和维持细胞外液容量稳定的作用。醛固酮随血液循环进入远曲小管和集合管上皮细胞后，与胞质内受体结合，形成激素－受体复合物，后者进入细胞核，通过基因调节机制，促进醛固酮诱导蛋白的合成，其中诱导蛋白钠通道 ENaC 有利于小管液中的 Na⁺ 扩散进入上皮细胞，ATP 酶诱导蛋白可促进线粒体内 ATP 的生成，为 Na⁺－K⁺ 泵提供能量，Na⁺－K⁺ 泵加速将 Na⁺ 泵出细胞和 K⁺ 泵入细胞，促进 Na⁺ 的重吸收，随之促进水的重吸收，同时使细胞内与小管液之间的 K⁺ 浓度差增大，促进 K⁺ 的分泌。当血 K⁺ 浓度升高和（或）血 Na⁺ 浓度降低时，可促进醛固酮的分泌；反之，血 K⁺ 浓度降低和（或）或血 Na⁺ 浓度升高，则抑制醛固酮的分泌。

肾素的释放量决定着血浆中血管紧张素的浓度，血管紧张素的浓度决定着醛固酮的水平，通常情况下，肾素、血管紧张素和醛固酮三者在血浆中的水平变动是保持一致的，它们组成的功能相互关联的系统称肾素－血管紧张素－醛固酮系统（RAAS）（图 9 -7）。

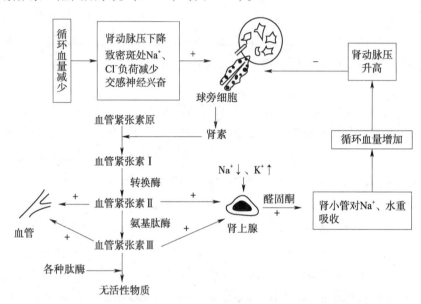

图 9 -7　肾素 - 血管紧张素 - 醛固酮系统作用示意图

＋表示兴奋；－表示抑制

（三）心房钠尿肽

心房钠尿肽（atrial natriuretic peptide，ANP）是由心房肌细胞合成并释放的肽类激素，主要作用是使血管平滑肌舒张和促进肾脏钠和水的排出。当循环血量增多，心房壁受牵拉刺激可促进心房肌细胞释放心房钠尿肽。心房钠尿肽使入球小动脉平滑肌舒张，使滤过分数增加，肾小球滤过率增大。心房钠尿肽可使集合管上皮细胞管腔膜中的 Na⁺ 通道关闭，抑制 NaCl 的重吸收，使水的重吸收也减少。心房钠尿肽还能抑制肾素、醛固酮和抗利尿激素的合成和释放，使水的重吸收减少。

第五节　尿液及其排放

PPT

一、尿液的组成和理化特性

尿液的主要成分是水，占 95% ~97%，其余是溶质，包括 Na⁺、K⁺ 和 Cl⁻ 等电解质和尿素、尿酸、肌酐等非蛋白含氮化合物，以及少量的硫酸盐、尿胆素等。正常尿液为透明，呈淡黄色，比重为 1.015~1.025。存放时间较长或尿少时，尿液颜色会加深且变浑浊。在某些病理情况下或服用某些药物时，尿液的颜色也会发生变化，如出现血尿呈洗肉水色、胆红素尿呈黄色，乳糜尿呈乳白色等。正常人尿液中的糖和蛋白质的含量极少，用现有临床常规方法难以测出。如尿中检测出糖或蛋白质，在排除生理性原因外则为异常。正常尿液 pH 在 5.0 ~ 7.0 之间，其 pH 的高低主要与饮食有关，荤素杂食者，因尿中硫酸盐和磷酸盐较多，尿液偏酸性。素食者，因尿中碱性物质较多，尿液偏碱性。

二、排尿及排尿反射

尿的生成是一个连续不断的过程。生成的尿液，经集合管、肾盏、肾盂和输尿管被送入膀胱。当膀胱内尿液贮存达到一定量时，即可引起排尿反射，将尿液经尿道排出体外。

（一）膀胱和尿道的神经支配

支配膀胱和尿道的神经有盆神经、腹下神经和阴部神经（图 9-8）。

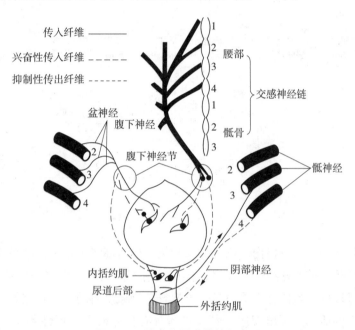

图 9-8 膀胱和尿道的神经支配

1. 盆神经 起自第 2~4 骶段脊髓，属于副交感神经，它兴奋时引起膀胱逼尿肌收缩、尿道内括约肌舒张，促进排尿。盆神经中也含有感觉纤维，能感受膀胱壁被牵拉，膀胱的充胀感觉程度。

2. 腹下神经 起自腰段脊髓，属于交感神经，兴奋时引起膀胱逼尿肌松弛、尿道内括约肌收缩，抑制排尿。腹下神经中也含有感觉纤维，能将引起膀胱痛觉的信息传入中枢。

3. 阴部神经 起自骶髓，属于躯体运动神经，其所支配的尿道外括约肌的活动可受意识控制。阴部神经兴奋时，引起尿道外括约肌收缩；反之，尿道外括约肌舒张。排尿反射时，可反射性抑制阴部神经的活动，使尿道外括约肌舒张。阴部神经中含有传导尿道感觉的传入神经。

（二）排尿反射

排尿反射是一种脊髓反射，但受高位中枢的控制，大脑皮层的高级中枢通过易化或抑制脊髓初级排尿中枢而控制排尿反射。当膀胱充盈尿量达到 400 ~ 500ml 时，膀胱壁上的牵张感受器兴奋，冲动沿盆神经传入脊髓骶段的排尿反射初级中枢；同时，神经冲动也上传至脑干和大脑皮质的排尿反射高级中枢，并产生排尿感。如条件允许排尿，排尿反射启动后，冲动沿盆神经传出到达膀胱和尿道，引起膀胱逼尿肌收缩、尿道内括约肌舒张，于是尿液进入后尿道。后尿道感受器受到尿液刺激而兴奋，冲动沿传入神经再次传至脊髓初级排尿中枢，可进一步加强初级中枢的活动，使尿道外括约肌舒张，尿液在膀胱内压驱使下排出。尿液排出过程中，尿液对尿道的刺激又进一步反射性地加强排尿中枢的活动，使排尿反射一再加强，直至膀胱内尿液排完为止，由此可见，这是一种正反馈调节（图9-9）。如果条件不允许排尿，机体则有意识地通过高级中枢的活动来抑制排尿，即通过增加腹下神经和阴部神经的传出冲动，从而抑制排尿。

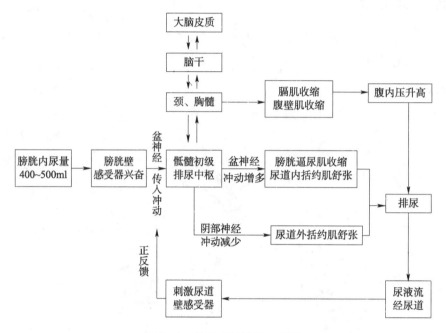

图9-9 排尿反射过程示意图

排尿反射弧中的任何一个部位损伤，或者排尿初级中枢与高级中枢失去联系都将导致排尿异常。当骶段脊髓受损或膀胱的传出神经盆神经受损时，排尿反射不能发生，膀胱中尿液充盈过多而不能排出，称为尿潴留。当脊髓骶段以上高位脊髓受损时，虽然脊髓排尿反射的反射弧完好，但高位中枢不能控制骶段脊髓初级排尿中枢的活动，可出现尿失禁。当膀胱有炎症或受机械性刺激（如膀胱结石）时，排尿次数过多，称为尿频。婴幼儿因大脑皮质尚未发育完善，对脊髓排尿反射初级中枢的控制能力较弱，故排尿次数多，易发生夜间遗尿。

 素质提升

世界肾脏病日

世界肾脏病日，是每年3月的第二个星期四。一个健康成人的肾脏每天大约要清洁和过滤200升的血液。所以，肾脏每天的工作量是比较大的。据统计，全球有几亿人的肾脏存在不同程度的损害，每年也有数百万人因慢性肾脏疾病而引发死亡。然而慢性肾病初期，患者往往没有不适症状，常常被忽略。如发展到尿毒症期，不仅会损害健康，甚至将危及生命。全球因慢性肾衰竭需要进行血液透析的人数不断在增加，尽管血液透析和肾脏移植能够提高患者生活质量、延续患者的生命，但不管是血液透析还是肾脏移植，对患者及其家庭乃至社会来说，都要面临着巨额的医疗费用。因此，我们呼吁每个人都应关心、爱护自己的肾脏，对慢性肾脏疾病应当"积极预防，及早诊断"，生活中尽量做到保持良好的心态、规律作息、坚持锻炼并定期体检。

答案解析

目标检测

一、单选题

1. 原尿中的下列成分，能被全部重吸收的是（　）

    A. K^+ B. Na^+ C. 尿素

    D. 葡萄糖   E. 尿酸

2. 肾小球滤过的葡萄糖被重吸收的主要部位是（　）

    A. 近端小管   B. 远端小管   C. 髓袢降支

    D. 髓袢升支   E. 集合管

3. 醛固酮的主要作用是（　）

    A. 保 Na^+、排 K^+ B. 排 Na^+、保 K^+ C. 排 Na^+、K^+

    D. 保 Na^+、K^+ E. 保 H_2O、排 Na^+

4. 排尿反射的初级中枢位于（　）

    A. 丘脑下部   B. 中脑   C. 延髓

    D. 脊髓骶段   E. 脑桥

5. 肾小球滤过率指（　）

    A. 每侧肾脏每分钟生成的原尿量   B. 每分钟两肾生成的超滤液量

    C. 每分钟两肾生成的尿的总量   D. 每分钟每侧肾脏通过的血浆量

    E. 每分钟每侧肾脏的血浆滤过量

6. 肾小球滤过的动力是（　）

    A. 肾小球毛细血管血压   B. 血浆胶体渗透压

    C. 肾小囊内压   D. 平均动脉压

    E. 肾小球有效滤过压

7. 正常成人每昼夜尿量为（　）

    A. 1.5~2.5L   B. 2.5L   C. 0.1~0.5L

    D. 少于 0.1L   E. 180 L

8. 抗利尿激素（ADH）可以调节（　）

    A. 近曲小管对水的重吸收   B. 髓袢降支粗段对水的重吸收

    C. 髓袢细段对水的重吸收   D. 髓袢升支粗段对水的重吸收

    E. 集合管对水的重吸收

9. 球旁细胞分泌（　）

    A. 血管紧张素   B. 肾素   C. 醛固酮

    D. 前列腺素   E. 抗利尿激素

10. 肾的功能不包括（　）

    A. 排泄大部分代谢终产物   B. 排泄体内的异物和过剩的营养物质

    C. 调节水、电解质平衡   D. 分泌促红细胞生成素、肾素等

    E. 分泌肾上腺素、去甲肾上腺素

二、思考题

患者，男，21岁。因腹泻伴恶心、呕吐 1$^+$ 天入院，入院查体：体重下降 2.5kg。辅助检查：血钠正常。诊断：急性肠胃炎。该患者和病前相比较，下列指标将如何变化？问题：

1. 有效血容量和血浆渗透压有何改变，为什么？
2. 抗利尿激素的分泌有何改变，为什么？

（王　颖）

书网融合······

本章小结　　　　　　微课　　　　　　题库

第十章　神经系统的功能

1. 通过本章学习，重点把握神经纤维传导兴奋的特征；突触的概念和传递的过程；中枢兴奋传播的特征；丘脑特异性投射系统和非特异投射系统的特点和功能；内脏痛的特点，牵涉痛的概念；牵张反射的概念及分类；脊休克的概念、表现及产生原因；脑干对肌紧张的调节；小脑的功能；自主神经的功能特征，主要递质及其受体；条件反射的形成过程。

2. 学会运用所学知识，解释神经纤维损伤或麻醉时机体的表现及发生机制；分析有机磷农药中毒的表现；理解各类受体阻断剂的药理学作用等，具有科技报国、为国奉献的家国情怀和使命担当。

神经系统是人体功能活动最重要的调节系统。它既可以直接或间接地调节体内各器官、组织和细胞的活动；又可以通过对各种生理过程的调节，使机体适应内外环境的变化，维持各项生命活动的正常进行。此外，人类在生活过程中逐渐具有了语言、思维、学习和记忆等高级神经活动，这是人与其他动物的根本区别。因此，人类神经系统最主要的特点是：不但能被动地适应环境，还可以主动地认识和改造环境。

>> 情境导入

情境描述　患者，女，42 岁。自述饮食不规律，常在上腹部或右上腹出现时隐时现的疼痛。因与朋友聚餐后出现上腹部剧烈疼痛，有时放射至右肩部和右肩胛骨下角，伴有恶心、呕吐等表现，急诊入院。临床诊断为慢性胆囊炎急性发作。

讨论　1. 内脏痛有哪些特点？

　　　　2. 为什么会出现右肩部和右肩胛骨下角疼痛？

第一节　神经系统功能活动的基本原理

PPT

一、神经元和神经胶质细胞

神经系统主要由神经元（neuron）和神经胶质细胞（neuroglia cell）组成。神经元又称神经细胞，是神经系统基本结构和功能单位。神经胶质细胞简称胶质细胞，具有支持、保护和营养神经元的作用。

（一）神经元

高等动物的神经系统中，约有 1000 亿个神经元，其形状和大小差别很大。一个典型的神经元在结构上可分为胞体和突起两部分（图 10 - 1）。胞体主要位于脑、脊髓和神经节内，是神经元代谢和营养的中心；突起包括树突（dendrite）和轴突（axon）。短的突起称树突，其主要功能是接受刺激，并将冲动传至胞体；长的突起称轴突，轴突外面包绕神经胶质细胞构成的髓鞘或神经膜即构成神经纤维，其主要功能是传导兴奋。

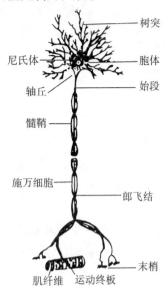

尼氏体——
轴丘——
髓鞘——
施万细胞——
肌纤维　运动终板

树突
胞体
始段
郎飞结
末梢

图 10-1　神经元结构示意图

1. 神经纤维传导兴奋的特征

（1）生理完整性　神经纤维传导兴奋要求神经纤维在结构和功能上都要保持完整。如果神经纤维被切断、受损、冷冻或麻醉，其结构或生理功能的完整性遭到破坏，兴奋的传导将会发生障碍。

（2）绝缘性　一条神经干内含有许多条神经纤维，但各条神经纤维传导兴奋时一般不会相互干扰，保证神经调节的准确性。

（3）双向性　在实验条件下，神经纤维上某一点受刺激而兴奋时，兴奋可同时向两端传导。

（4）相对不疲劳性　在长时间、高频率连续刺激作用下，神经纤维仍保持其产生和传导兴奋的能力。

2. 神经纤维的分类和传导速度

（1）神经纤维的分类　根据神经纤维兴奋传导速度（主要用于传出神经），将神经纤维分为 A、B、C 三类，其中 A 类纤维又分为 α、β、γ、δ 四个亚类；根据神经纤维的直径和来源（主要用于传入神经），将神经纤维分为 Ⅰ、Ⅱ、Ⅲ、Ⅳ 四类（表 10-1）；根据有无髓鞘，将神经纤维分为有髓神经纤维和无髓神经纤维两类。

表 10-1　神经纤维的分类

神经纤维分类	功能	纤维直径（μm）	传导速度（m/s）	相当于传入纤维的类型
A（有髓鞘）				
α	本体感觉、躯体运动	13～22	70～120	I_a、I_b
β	触-压觉	8～13	30～70	Ⅱ
γ	支配梭内肌（引起收缩）	4～8	15～30	—
δ	痛觉、温度觉、触-压觉	1～4	12～30	—
B（有髓鞘）	自主神经节前纤维	1～3	3～15	Ⅲ
C（无髓鞘）				
后根	痛觉、温度觉、触-压觉	0.4～1.2	0.6～2.0	Ⅳ
交感	交感节后纤维	0.3～1.3	0.7～2.3	—

（2）神经纤维的传导速度　不同种类的神经纤维具有不同的传导速度。通常与神经纤维的直径、有无髓鞘以及温度有关。一般来说，神经纤维的直径越大，其电阻越小，传导速度越快；有髓鞘神经纤维是跳跃式传导，因此其传导速度比无髓鞘神经纤维快得多；在一定范围内，传导速度与温度成正比。通过测定神经纤维的传导速度，有助于诊断神经纤维的疾病和判断神经损伤的预后。

3. 神经纤维的轴浆运输　轴突内轴浆的流动实现物质运输和交换，称为轴浆运输。轴浆由胞体向轴突末梢流动称为顺向轴浆运输。囊泡、线粒体、微丝、微管等通过顺向轴浆运输到达轴突末梢或向前延伸。轴浆由轴突末梢向胞体流动称为逆向轴浆运输。神经生长因子、某些病毒可借逆向轴浆运输向中枢转运。

4. 神经的营养性作用　神经末梢经常释放某些营养性因子，持续地调节所支配组织的内在代谢活动，影响该组织的结构和生理功能，称为神经的营养性作用。正常情况下，神经对骨骼肌的营养性作用不易被觉察，但在神经损伤时就会出现被该神经支配的肌肉内糖原的合成减慢，蛋白质分解加速，肌肉逐渐萎缩。例如，临床上出现的周围神经损伤，肌肉发生明显萎缩，就是由于失去了神经的营养性作用的结果。

（二）神经胶质细胞

神经胶质细胞广泛分布于中枢和周围神经系统中，功能十分复杂。在中枢神经系统中，主要有星形胶质细胞、少突胶质细胞和小胶质细胞等；周围神经系统中主要有施万细胞和卫星细胞等。神经胶质细胞有突起，但不分树突和轴突；胶质细胞之间有低电阻的缝隙连接；不能产生动作电位。近年来认为胶质细胞还有转运代谢物质、参与形成血-脑屏障等多种重要功能。目前已发现某些神经系统疾病与胶质细胞的功能改变有关，因此，对胶质细胞的进一步研究必将提高人类防治神经系统疾病的能力。

二、突触传递

在神经系统内有大量的神经元，它们在结构上没有原生质的联系，主要通过突触实现相互间的功能联系。突触（synapse）是指神经元与神经元之间、神经元与效应器之间发生功能接触并传递信息的部位。

（一）突触的分类

根据神经元相互接触部位的不同可分为轴-体突触、轴-树突触和轴-轴突触三类，其中轴-树突触最为常见（图10-2）；根据对突触后神经元影响的不同可分为兴奋性突触和抑制性突触；根据信息传递媒介物性质的不同可分为化学性突触和电突触，前者的信息传递媒介物是神经递质，后者的信息传递媒介物是局部电流。

（二）突触的结构

经典的化学性突触包含三部分，即突触前膜、突触间隙和突触后膜（图10-3）。突触前神经元的轴突末梢膜即突触前膜，与前膜相对应的另一神经元的胞体或突起膜为突触后膜，突触前膜和突触后膜较一般神经元稍有增厚，约7nm，突触间隙宽约20nm。在突触前膜内侧有大量的囊泡和线粒体。囊泡内含有高浓度的神经递质，例如乙酰胆碱。突触后膜上有可与神经递质结合的受体，还含有可破坏神经递质的酶，如胆碱酯酶。

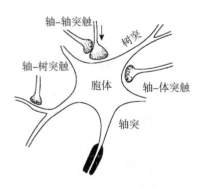

图10-2 突触的类型

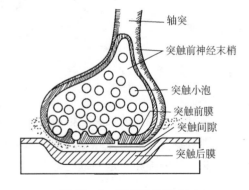

图10-3 突触结构模式图

（三）突触传递的过程

当动作电位传至突触前神经元轴突末梢时，突触前膜上 Ca^{2+} 通道开放，Ca^{2+} 顺浓度差流入膜内。进入膜内的 Ca^{2+} 一方面降低轴浆的黏度，有利于囊泡的移动，另一方面可消除前膜的负电荷，促进囊泡与突触前膜接触、融合、破裂、释放神经递质。递质经突触间隙扩散到突触后膜，与突触后膜上的特异性受体结合，使突触后膜的通透性发生改变，导致跨膜离子流动，进而产生膜电位的改变，即突触后电位（postsynaptic potential）。由于突触前膜释放的递质不同，对突触后膜的影响也将不同，突触后电位有两种类型。

1. 兴奋性突触后电位　突触前膜释放兴奋性递质，该递质与突触后膜上相应受体结合后，提高突触后膜对 Na^+、K^+，尤其是 Na^+ 的通透性。Na^+ 内流大于 K^+ 外流，使突触后膜出现了局部去极化，兴奋性升高。突触后膜的这种电位变化称为兴奋性突触后电位（excitatory postsynaptic potential，EPSP）（图 10 - 4）。这是一种局部电位，可以发生总和。当突触前神经元活动增强，释放的神经递质增多时，兴奋性突触后电位发生总和，使电位幅度增大，达到阈电位水平，突触后膜即可产生动作电位。

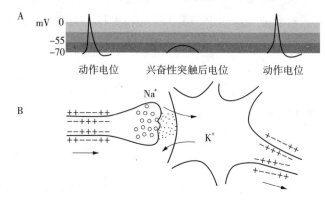

图 10 - 4　兴奋性突触后电位产生机制示意图

2. 抑制性突触后电位　突触前膜释放抑制性递质，该递质与突触后膜上相应受体结合后，提高突触后膜对 Cl^-、K^+，尤其是 Cl^- 的通透性。Cl^- 内流大于 K^+ 外流，使突触后膜出现局部超极化，兴奋性降低。突触后膜的这种电位变化称为抑制性突触后电位（inhibitory postsynaptic potential，IPSP）（图 10 - 5）。这也是一种局部电位，可以总和，总和后对突触后神经元的抑制作用更强。

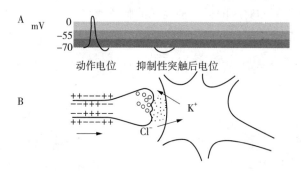

图 10 - 5　抑制性突触后电位产生机制示意图

实际上，一个突触前神经元的轴突末梢通常发出多个分支与不同的突触后神经元构成突触联系，而一个突触后神经元则与多个突触前神经元的轴突末梢形成突触联系，其中既有兴奋性突触联系，又有抑制性突触联系。因此，一个神经元是兴奋还是抑制以及兴奋与抑制的程度取决于这些突触传递产生的综合效应。

三、神经递质

由突触前神经元合成、释放，特异性作用于突触后神经元或效应器细胞上的受体，使突触后神经元或效应器细胞产生一定效应的信息传递物质，称为神经递质（neurotransmitter）。根据存在的部位不同分为中枢神经递质和外周神经递质。外周神经递质见本章第四节。

（一）中枢神经递质

中枢神经递质主要有以下四类。

1. 乙酰胆碱 是中枢神经系统内分布最广、最重要的递质。在脊髓、脑干网状结构、丘脑、尾状核、壳核、苍白球、边缘系统等都存在有乙酰胆碱递质系统。在中枢神经系统内乙酰胆碱递质系统几乎参与了神经系统所有的功能，如感觉与运动、觉醒与睡眠、学习与记忆、内脏活动与情绪等。

2. 单胺类 包括多巴胺、去甲肾上腺素和5-羟色胺。去甲肾上腺素递质系统的神经元主要集中在低位脑干，与心血管活动、体温、摄食、觉醒、睡眠、情绪活动等有关。多巴胺递质系统的神经元主要集中在中脑黑质，形成黑质纹状体系统。多巴胺递质系统主要参与躯体运动、情绪活动、内分泌和心血管活动等的调节。5-羟色胺递质系统的神经元主要集中在低位脑干的中缝核内，与痛觉、睡眠、情绪、性行为、内分泌等活动有关。

3. 氨基酸类 主要有谷氨酸、门冬氨酸、甘氨酸和γ-氨基丁酸。谷氨酸和门冬氨酸是兴奋性递质，而甘氨酸和γ-氨基丁酸是抑制性递质。

4. 肽类（神经肽） 此类递质的种类繁多，功能复杂，有待进一步研究。

（二）递质的合成、释放和失活

小分子递质如乙酰胆碱、胺类等，由胞浆内前体经酶催化合成，摄入囊泡储存。肽类在基因调控下由核糖体合成。递质通过出胞的作用释放。乙酰胆碱发挥作用后迅速被胆碱酯酶分解成乙酸和胆碱而失活，胆碱可被突触前膜再摄取利用。去甲肾上腺素大部分（约3/4）由神经末梢重摄取，回收后再重新利用，其余一部分吸收入血，在肝内被破坏而失活；另一部分在效应细胞内被酶破坏而失活。肽类物质主要由酶促反应降解而失活。

四、反射活动的一般规律

（一）中枢神经元的联系方式

中枢神经元之间主要有以下几种联系方式（图10-6）。

1. 辐散式 一个神经元通过轴突的分支与多个神经元建立联系，使与其联系的多个神经元同时兴奋或抑制。这种联系方式多见于感觉传入通路。

2. 聚合式 一个神经元的胞体或树突可接受来自多个神经元轴突末梢的突触联系。这种联系方式多见于运动传出通路。

3. 环式 一个神经元通过侧支和中间神经元相连接，后者的轴突分支回返地直接或间接再作用于该神经元，回返的冲动有兴奋亦有抑制，实现正反馈或负反馈调节。

4. 链锁式 神经元呈链锁式的顺序分支，持续将兴奋传递给后续的神经元，在空间上扩大作用范围。

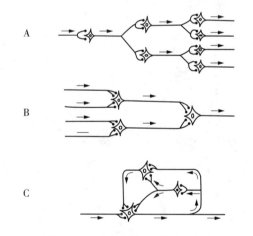

图10-6 中枢神经元的联系方式

A. 辐射式联系；B. 聚合式联系；C. 环式和链锁式联系

（二）中枢兴奋传播的特征

反射弧中枢部分的兴奋传播，必须经过一次以上的突触传递，它比兴奋在神经纤维上的传导要复杂得多。兴奋通过中枢传播具有以下几个特征。

1. 单向传递 兴奋在神经纤维上的传导是双向的，但兴奋通过突触时只能由突触前膜向突触后膜传递。这是因为递质是由突触前膜释放的，因而兴奋不能逆向传播。但近来研究发现，突触后的细胞也能释放一些物质（如NO等），通过逆向传递，改变突触前神经元递质的释放过程。

2. 中枢延搁　兴奋通过中枢的突触时，要经历递质的释放、扩散、与突触后膜受体结合、产生突触后电位等一系列过程，因而耗时较长，这种现象被称为中枢延搁。据测定，兴奋通过一个突触需要 0.3~0.5ms，所以在反射活动中，通过的突触数目越多，反射所需时间越长。

3. 总和　通过突触传递使突触后神经元产生兴奋性突触后电位或抑制性突触后电位。突触后电位属于局部电位，可以发生总和，包括时间总和和空间总和。突触后神经元的活动取决于突触后电位总和的结果。

4. 兴奋节律的改变　在反射活动中，传出神经发出的冲动频率往往和传入神经的冲动频率不同。这是因为传出神经的兴奋节律，不仅取决于传入神经冲动的频率，还和自身的功能状态有关，而且还要受到反射中枢内中间神经元的功能和联系方式的影响。

5. 后发放　在反射活动中，当对传入神经的刺激停止后，传出神经仍继续发放冲动，使反射活动持续一段时间，这种现象称为后发放。神经元之间的环式联系及中间神经元的作用是后发放的主要原因。

6. 对内环境变化敏感和易疲劳　在反射活动中，突触易受内环境变化的影响，如缺 O_2、CO_2 过多、麻醉剂以及某些药物等均可改变突触传递的能力。此外，突触部位是反射弧中最易发生疲劳的环节，其原因可能与长时间兴奋使突触前膜递质耗竭有关。

（三）中枢抑制

在任何反射活动中，中枢内既有兴奋也有抑制，两者相辅相成，使反射活动能按一定次序和强度协调进行。根据中枢抑制发生的部位，可分为突触后抑制（postsynaptic inhibition）和突触前抑制（presynaptic inhibition）两类。

1. 突触后抑制　所有的突触后抑制都是通过抑制性中间神经元实现的。由抑制性中间神经元释放抑制性递质，使与其发生突触联系的突触后神经元产生 IPSP，从而使突触后神经元抑制。突触后抑制又分为以下两种类型。

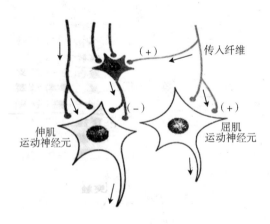

图 10-7　传入侧支性抑制示意图

黑色星形细胞为抑制性中间神经元；＋为兴奋；－为抑制

（1）**传入侧支性抑制**　是指传入神经纤维在兴奋一个中枢神经元的同时，又经侧支兴奋另一个抑制性中间神经元，然后通过抑制性中间神经元释放抑制性递质，转而使另一中枢神经元抑制，这种现象称为传入侧支性抑制（afferent collateral inhibition），又称交互抑制。例如，引起屈肌反射的传入纤维进入脊髓后，一方面兴奋支配屈肌的运动神经元，另一方面通过侧支兴奋抑制性中间神经元，使支配伸肌的神经元抑制，从而使屈肌收缩，伸肌舒张，以完成屈肌反射（图 10-7）。传入侧支性抑制的意义在于使不同中枢之间的活动协调进行。

（2）**回返性抑制**　是指某一中枢神经元兴奋时，其传出冲动沿轴突外传的同时，又经轴突侧支兴奋一个抑制性中间神经元，该抑制性中间神经元兴奋后，其轴突释放抑制性递质，反过来抑制原先发放兴奋的神经元及同一中枢的其他神经元，这种现象称为回返性抑制（recurrent inhibition）。例如，脊髓前角运动神经元轴突到达骨骼肌，发动运动，同时轴突也发出侧支兴奋脊髓内的闰绍细胞。闰绍细胞是抑制性中间神经元，其末梢释放抑制性递质甘氨酸，经轴突返回作用于脊髓前角的运动神经元，抑制原先发放冲动的神经元和其他神经元的活动。回返性抑制的意义在于使神经元的活动及时终止，也促使同一中枢内许多神经元之间的活动步调一致（图 10-8）。

2. 突触前抑制　这是通过改变突触前膜的活动而使突触后神经元产生抑制的现象，称为突触前抑制。其结构基础是轴－轴突触（图10－9）。轴突A与轴突B构成轴－轴突触，轴突A的末梢又与运动神经元C的胞体形成轴－体突触。当刺激轴突A时，可使神经元C产生10mV的兴奋性突触后电位。单独刺激轴突B，不引起突触后电位。假如在刺激轴突A之前先刺激轴突B，则通过A、B轴突之间的轴－轴突触可使神经元C产生的兴奋性突触后电位减小，仅有5mV，说明轴突B的活动能降低轴突A的兴奋作用。其发生机制是由于轴突B末梢释放的递质，使轴突A末梢去极化，也就是使轴突A末梢的跨膜静息电位减小，由此，轴突A产生的动作电位变小，其末梢释放的递质减少，在突触后膜产生的兴奋性突触后电位也减小，从而使突触后神经元呈现抑制效应。

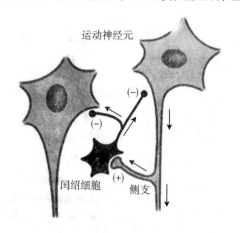

图10－8　回返性抑制示意图

黑色星形细胞为抑制性中间神经元；＋为兴奋；－抑制

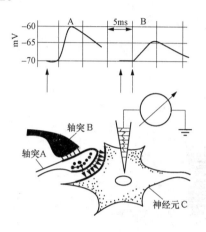

图10－9　突触前抑制模式图

A. 单独刺激轴突A，记录神经元C的电位；B. 单独刺激轴突B，再刺激轴突A，记录神经元C的电位

突触前抑制广泛存在于中枢神经系统，尤其多见于感觉传入通路。它的生理意义是控制从外周传入中枢的感觉信息，使感觉更加清晰和集中，故对感觉传入的调节具有重要作用。

第二节　神经系统的感觉分析功能

感觉是体内外的各种刺激作用于感受器，经感受器的换能作用转变为神经冲动，再经感觉传入通路上传到大脑皮层而产生。在对感觉的分析过程中，中枢神经系统各部位的功能是不同的。

一、脊髓的感觉传导功能

躯干、四肢和一些内脏器官发出的感觉纤维由后根进入脊髓后，分别组成不同的感觉传导束，沿脊髓向高位中枢传导神经冲动。躯体感觉分为浅感觉和深感觉，其中浅感觉传导通路主要传导痛觉、温度觉和轻触觉，其特点是先交叉后上行；深感觉传导通路主要传导本体感觉、深部压觉和精细触觉，特点是先上行后交叉。因此，在脊髓半离断情况下，浅感觉传导障碍发生在离断的对侧断面以下肢体，而深感觉传导障碍发生在离断的同侧断面以下肢体。

二、丘脑感觉投射系统

（一）丘脑的核团分类

丘脑中有大量神经元组成的核团。各种感觉通路（嗅觉除外）都要在此换元，再向大脑皮层投射。因此，丘脑是感觉传导的接替换元站，同时也能对感觉进行粗略的分析和综合。丘脑的核团分为以下三类。

1. 感觉接替核 这类核团接受特定感觉的投射纤维，换元后进一步投射到大脑皮层的特定感觉区。主要有后腹核的内侧与外侧部分、内侧膝状体、外侧膝状体等。它们是机体特定感觉冲动（嗅觉除外）传向大脑皮层的换元站。

2. 联络核 它们不直接接受感觉的投射纤维，而是接受丘脑感觉接替核和其他皮层下中枢的纤维，换元后投射到大脑皮层特定区域。

3. 非特异性投射核 这类核团一般不与大脑皮层直接联系，而是通过多突触的接替换元，再弥散地投射到整个大脑皮层，对维持大脑皮层的觉醒状态有重要作用。

（二）丘脑感觉投射系统

由丘脑投射到大脑皮层的感觉投射系统，根据其投射特征的不同，分为两大系统。

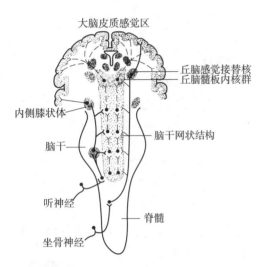

图 10 – 10 感觉投射系统示意图
实线代表特异性投射系统；
虚线代表非特异性投射系统

1. 特异性投射系统 各种特定的感觉（嗅觉除外）经一定的传导通路上传，到达丘脑的感觉接替核，换元后点对点地投射到大脑皮层的特定感觉区（图 10 – 10），这一投射系统称为特异性投射系统（specific projection system）。特异性投射系统主要终止于大脑皮层的第四层细胞，其主要功能是引起特定的感觉，并激发大脑皮层发出传出神经冲动。丘脑的联络核在结构上也与大脑皮层有特定的投射联系，所以也属于特异投射系统，但它不引起特定感觉，主要起联络和协调的作用。

2. 非特异性投射系统 上述经典感觉传导通路的纤维经过脑干时，发出许多侧支，与脑干网状结构的神经元发生突触联系，经多次换元，抵达丘脑的非特异性投射核，由此发出纤维，弥散地投射到大脑皮层的广泛区域（图 10 – 10），这一投射途径称为非特异投射系统（nonspecific projection system）。非特异性投射系统是不同感觉的共同上行通路，由于它在脑干网状结构中多次换元，因而失去了专一的特异感觉传导功能，其主要功能是维持和改变大脑皮层的兴奋状态。只有在非特异性投射系统维持大脑皮层清醒状态的基础上，特异性投射系统才能发挥作用，形成清晰的特定感觉。特异性投射系统与非特异性投射系统的区别，见表 10 – 2。

表 10 – 2　特异性投射系统与非特异性投射系统的区别

项目	特异性投射系统	非特异性投射系统
传入神经元接替	较少神经元接替	多个神经元接替
传导途径	有专一的传导通路	无专一的传导途径
投射特点	点对点投射	弥散性投射
投射部位	大脑皮层的特定感觉区	大脑皮层广泛区域
主要功能	引起特定感觉，并激发大脑皮层发出传出神经冲动	维持与改变大脑皮层的兴奋状态

实验中还发现，在脑干网状结构中存在上行起唤醒作用的功能系统，称脑干网状结构上行激动系统。这一系统受损，可导致动物昏睡不醒；如用电流刺激此处，可唤醒动物。现在认为，这种上行激动作用主要是通过丘脑非特异投射系统实现的。由于上行激动系统是一种多突触结构，故易受药物影响而发生传导阻滞。巴比妥类催眠药物的作用，可能就是阻断了上行激动系统的传导作用而产生的。

三、大脑皮层的感觉分析功能

各种感觉传入冲动到达大脑皮层后，通过分析综合才能产生感觉。因此，大脑皮层是感觉分析的最高级中枢。大脑皮层的不同区域具有不同的功能，称为大脑皮层的功能定位。

（一）体表感觉区

全身体表感觉的主要投射区在中央后回，又称第一体表感觉区。其投射规律有：①投射纤维左右交叉，即躯体一侧传入冲动向对侧皮层投射，但头面部的感觉投射是双侧性的；②呈倒置的人体投影，即下肢的感觉区在皮质的顶部，上肢感觉区在中间，头面部感觉区在底部，但头面部内部的安排仍是正立的；③投射区的大小与不同体表部位的感觉灵敏度有关，如感觉灵敏度高的拇指、示指、口唇等的皮层代表区较大（图10-11）。

在中央前回和岛叶之间还存在第二体表感觉区，该区对感觉具有粗糙的分析作用，定位也较差，与觉的产生有关。但人类的第二体表感觉区损伤或切除后，并不产生明显的感觉障碍。

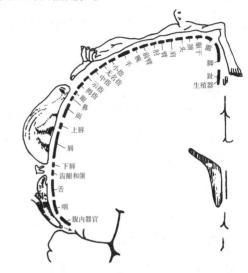

图10-11　大脑皮质体表感觉区代表区示意图

（二）本体感觉区

本体感觉（指肌肉、关节等的位置觉和运动觉）的投射区主要在中央前回，接受来自肌肉、肌腱和关节等处的感觉信息，感知身体的空间位置、姿势以及身体各部分在运动中的状态。

（三）视觉区和听觉区

视觉投射区位于枕叶距状裂的上、下缘；听觉投射区位于双侧皮层颞叶的颞横回与颞上回。

（四）嗅觉区和味觉区

嗅觉投射区位于边缘叶的前底部；味觉投射区位于中央后回头面部感觉区的下侧。

四、痛觉

痛觉是机体受到伤害性刺激时所产生的一种复杂感觉，常伴有不愉快的情绪活动和防御反应。作为机体受损害时的报警系统，痛觉具有保护性作用。疼痛常是许多疾病的一种症状，剧烈的疼痛还可引起休克，故认识疼痛的产生及其规律具有重要意义。

（一）痛觉感受器及其刺激

一般认为，痛觉感受器是广泛存在于各器官组织中的游离神经末梢。当各种刺激达到一定强度造成组织损伤时，就会释放K^+、H^+、组胺、5-羟色胺、缓激肽等致痛性化学物质，这些物质可使游离神经末梢去极化，产生神经冲动，传入中枢而引起痛觉。

（二）皮肤痛觉

当伤害性刺激作用于皮肤时，可先后引起两种痛觉：快痛（fast pain）和慢痛（slow pain）。快痛是受到刺激时立即出现的尖锐性的"刺痛"，特点是产生和消失迅速，感觉清楚，定位明确。慢痛是受刺激后0.5~1.0秒出现的"烧灼痛"，特点是定位不明确，持续时间较长，常常难以忍受，并伴有情绪反应及心血管和呼吸等方面的变化。

（三）内脏痛与牵涉痛

1. 内脏痛　内脏痛是内脏器官受到伤害性刺激时产生的疼痛感觉。与皮肤痛相比，内脏痛有以下三个特点：①缓慢、持续、定位不精确，对刺激的分辨能力差；②对切割、烧灼等刺激不敏感，而对机械性牵拉、痉挛、缺血、炎症等刺激敏感；③常伴有牵涉痛（referred pain）。

内脏痛是临床常见症状之一，可因各种原因引起疼痛，常见的有组织缺血和肌肉痉挛，如心绞痛就是由于心肌缺血而引起的疼痛。此外，各部组织的损伤和炎性反应，如胃和十二指肠溃疡等都有疼痛产生。因此，了解疼痛的部位、性质和时间等规律对某些疾病的诊断有重要的参考价值。

2. 牵涉痛　牵涉痛是指某些内脏疾病引起的特殊远隔体表部位发生疼痛或痛觉过敏的现象。如阑尾炎早期出现脐周或上腹部疼痛，心肌缺血可引起心前区、左肩和左臂尺侧疼痛，胆囊炎、胆石症发作时，可感觉右肩部和右肩胛部疼痛等（表10-3）。在临床上，正确认识牵涉痛对某些内脏疾病的诊断具有一定参考价值。

表10-3　常见内脏疾病牵涉痛的部位

患病器官	心（绞痛）	胃（溃疡）、胰（腺炎）	肝（病）、胆囊（炎）	肾（结石）	阑尾（炎）
体表疼痛部位	心前区、左肩、左臂尺侧	左上腹、肩胛间	右肩胛	腹股沟区	上腹部、脐周

（四）疼痛的心理、生理反应

疼痛常伴有心率增快、血压升高、呼吸急促等生理变化，剧烈疼痛可使心脏的活动减弱、血压下降，甚至引起休克。同时，疼痛常伴随焦虑、烦躁、惊恐等情绪反应。疼痛的主观体验及所伴随的各种反应，常因机体当时的功能状态、心理情境和所处的环境不同而有很大差别。如在战场上战士负伤当时往往不觉明显疼痛，而同样程度的创伤在平时就会疼痛难忍。临床经验证明，给某些疼痛患者使用安慰剂（如用生理盐水代替止痛剂），可使疼痛暂时缓解，证明心理活动对疼痛有很大影响。

第三节　神经系统对躯体运动的调节

人类在生活和劳动过程中所进行的各种形式的躯体运动，都是在中枢神经系统的控制下进行的。神经系统对各种姿势和随意运动的调节，都是复杂的反射活动。

一、脊髓对躯体运动的调节

脊髓是躯体运动最基本的反射中枢，脊椎动物可以完成一些简单的反射活动，这些反射活动是机体复杂躯体运动的基础。

（一）脊髓的运动神经元和运动单位

脊髓灰质前角有大量的运动神经元，可分为α-运动神经元和γ-运动神经元两类，它们的轴突经前根离开脊髓到达所支配的肌肉，末梢释放的递质都是乙酰胆碱。α-运动神经元胞体较大，其轴突构成α-纤维，支配梭外肌，兴奋时引起梭外肌纤维收缩。γ-运动神经元胞体较小，分散在α-运动神经元之间，其轴突构成γ-纤维，支配梭内肌，兴奋时引起梭内肌纤维收缩，调节肌梭对牵拉刺激的敏感性。α-运动神经元的轴突末梢有许多分支，每一分支支配一根肌纤维。一个α-运动神经元兴奋时，可引起它支配的所有肌纤维同时兴奋收缩。一个α-运动神经元及其所支配的全部肌纤维组成了一个功能单位，称运动单位（motor unit）。运动单位的大小不同，如一个支配四肢肌的α-运动神经元可支配

2000 多根肌纤维，它兴奋时肌肉收缩可产生巨大张力；而一个支配眼外肌的 α - 运动神经元只支配 6 ~ 12 根肌纤维，它兴奋时肌肉收缩活动精细灵活。

 素质提升

"糖丸爷爷" 顾方舟

脊髓灰质炎，俗称小儿麻痹症，是由脊髓灰质炎病毒侵犯脊髓前角运动神经元，从而导致受侵犯的运动神经元所支配的骨骼肌出现迟缓性瘫痪的一种急性传染病。接种脊髓灰质炎疫苗是预防该病最有效的方法。顾方舟，被称为"中国脊髓灰质炎疫苗"之父，他为了消灭脊髓灰质炎奋斗了一生、奉献了一生。这位伟大的"糖丸爷爷"为了检验疫苗对人体是否安全，在没有自愿者的情况下，冒着瘫痪的风险以身试药，在需要幼儿志愿者的情况下，他又做出了惊人的决定，将疫苗试验在自己不足一周岁的儿子身上。他的一生心血化作一颗颗糖丸，为万千儿童建造了"生命方舟"。

（二）脊髓对姿势反射的调节

在脊髓动物可以观察到的躯体反射主要有以下几种。

1. 牵张反射（stretch reflex）　是指有完整神经支配的骨骼肌在受外力牵拉伸长时引起的被牵拉的同一肌肉发生收缩的反射。牵张反射包括腱反射和肌紧张两种类型。

（1）腱反射（tendon reflex）　是指快速牵拉肌腱时发生的牵张反射，表现为被牵拉肌肉快速而明显的缩短。例如膝跳反射，叩击膝部髌骨下方的股四头肌肌腱，可使股四头肌因受牵拉而发生快速的反射性收缩。腱反射是单突触反射，它的反射时间很短，肌肉的收缩几乎是一次同步性收缩。临床上常采用检查腱反射的方法，来了解神经系统的某些功能状态。如果腱反射减弱或消失，常提示该反射弧的某个部分有损伤；而腱反射亢进，说明控制脊髓的高级中枢的作用减弱，是高级中枢有病变的指征。

（2）肌紧张（muscle tonus）　是指缓慢而持续地牵拉肌腱时所引起的牵张反射，表现为被牵拉的肌肉轻度而持续地收缩，以阻止被拉长。肌紧张的反射弧与腱反射相似，但它为多突触反射，而且它不是同步性收缩，而是肌肉中的肌纤维交替性收缩产生的，所以不易发生疲劳。肌紧张是维持躯体姿势最基本的反射活动，也是随意运动的基础。肌紧张反射弧的任何部分如果破坏，可出现肌张力减弱或消失，表现为肌肉松弛，这时身体的正常姿势也就无法维持。

（3）牵张反射的反射弧　牵张反射反射弧比较简单。感受器是肌肉中的肌梭，中枢在脊髓，传入神经和传出神经都包含在支配该肌肉的神经中，效应器就是该肌肉的肌纤维。因此，牵张反射的反射弧显著特点是感受器和效应器都在同一块肌肉中（图 10 - 12）。

肌梭是一种长度感受器，属于本体感受器。肌梭呈梭形，其外面有一层结缔组织膜，膜内有 6 ~ 12 条特殊的肌纤维，称梭内肌纤维；一般肌纤维称梭外肌纤维。梭内肌纤维的中间部分是感受装置，两端是收缩成分，呈串联关系。肌梭与梭外肌纤维平行排列，呈并联关系。肌梭传入纤维有两种，分别为Ⅰ类纤维和Ⅱ类纤维。当肌肉被拉长时，肌梭感受器兴奋，冲动经肌梭传入纤维传到脊髓，直接或间接地与脊髓前角 α - 及 γ - 运动神经元构成兴奋性突触联系。α - 运动神经元兴奋引起被牵拉的肌肉（梭外肌纤

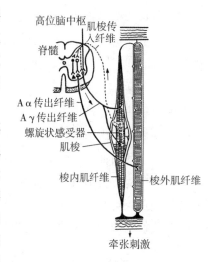

图 10 - 12　牵张反射示意图

维）收缩，从而完成牵张反射；γ-运动神经元兴奋引起梭内肌纤维收缩，可提高肌梭感受器的敏感性，从而加强牵张反射。

腱器官是肌肉内另一种感受装置，它分布于肌腱胶原纤维之间，与梭外肌纤维呈串联关系。它能感受肌张力的变化，是一种张力感受器。一般认为，当肌肉受到牵拉时，首先兴奋肌梭而发动牵张反射，引起受牵拉的肌肉收缩；当牵拉力量进一步加大时，则可兴奋腱器官，使牵张反射受到抑制，以避免被牵拉的肌肉受到损伤。

2. 屈肌反射和对侧伸肌反射　当脊动物一侧肢体的皮肤遭受伤害性刺激时，同侧肢体的屈肌收缩、伸肌舒张，肢体出现屈曲反应，称为屈肌反射（flexor reflex）。屈肌反射的意义在于避免伤害，自我保护。当引起屈肌反射的刺激达一定强度时，除引起同侧肢体屈曲外，还出现对侧肢体伸肌收缩、屈肌舒张的现象，称为对侧伸肌反射（crossed extensor reflex）。该反射有维持姿势和身体平衡的作用。在人类由于皮层脊髓束或大脑皮层运动区的功能障碍，脊髓失去高级中枢的调节，可出现巴宾斯基征阳性，即用钝物划足跖外侧部时，出现大趾背屈，其他四趾向外展开呈扇形。此反射属于屈肌反射，当刺激较强时，还伴有踝、膝、髋关节的屈曲。平时脊髓在高级中枢的调节下，这一原始的屈肌反射被抑制而不表现出来。

（三）脊休克

当脊髓与高位脑中枢突然离断后，断面以下的脊髓会暂时丧失反射活动能力而进入无反应的状态，这种现象称为脊休克（spinal shock）。脊休克的主要表现为：躯体运动和内脏反射活动消失、骨骼肌紧张性下降、外周血管扩张、发汗反射消失、尿粪潴留等。脊休克是暂时现象，其持续时间长短与动物进化水平和个体发育有关，蛙在脊髓离断后数分钟内即可恢复，犬需要数日，人类则需数周至数月，甚至不能恢复。脊休克的产生，不是因脊髓损伤引起，而是由于离断面以下的脊髓突然失去高位中枢的调控，出现的无反应状态。

二、脑干对肌紧张的调节

正常情况下，脊髓的低级运动中枢经常受到高位中枢的调控，其中脑干在肌紧张的调节中起重要作用。用电刺激动物脑干网状结构的不同区域，发现其中有加强肌紧张的区域，称为易化区；也有抑制肌紧张的区域，称为抑制区。

（一）脑干网状结构易化区

脑干网状结构易化区范围较大，分布于脑干中央区域，包括延髓网状结构的背外侧部分、脑桥的被盖、中脑的中央灰质及被盖；此外，下丘脑和丘脑中线核群也包含在易化区内（图10-13）。易化区的主要作用是加强肌紧张和肌运动。其作用途径是：通过网状脊髓束向下与脊髓前角的γ-运动神经元联系，使γ-运动神经元的活动加强，肌梭的敏感性提高而加强肌紧张。另外，易化区对α-运动神经元也有一定的易化作用。

（二）脑干网状结构抑制区

脑干网状结构抑制区较小，位于延髓网状结构的腹内侧部分（图10-13），作用是抑制肌紧张及肌运动。它通过网状脊髓束经常抑制γ-运动神经元，使肌梭敏感性降低，从而降低肌紧张。此外，高位中枢（大脑皮层运动区、纹状体、小脑前叶蚓部等处）也有抑制肌紧张的作用，这种作用可能是通过加强脑干网状结构抑制区的活动实现的。

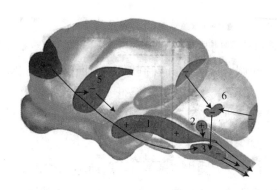

图 10-13　猫脑干网状结构下行抑制和易化系统示意图

+表示易化区；-表示抑制区；

1. 网状结构易化区；2. 延髓前庭核；3. 网状结构抑制区；

4. 大脑皮质；5. 尾状核；6. 小脑

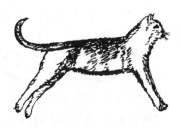

图 10-14　去大脑僵直

正常情况下，在肌紧张的平衡调节中，易化区的活动略占优势，从而维持正常的肌紧张。在动物实验中发现，如在中脑上、下丘之间切断脑干，动物会出现四肢伸直、头尾昂起、脊柱挺硬等伸肌过度紧张的现象，称为去大脑僵直（decerebrate rigidity）（图 10-14）。它的发生是因为切断了上述高位抑制中枢与脑干网状结构抑制区的功能联系，造成抑制区和易化区之间活动失衡，易化区活动明显占优势，使伸肌紧张性亢进，造成了僵直现象。人类也可以出现头后仰、上下肢僵硬伸直等类似动物去大脑僵直的现象，这是脑干严重损伤的信号。

三、小脑对躯体运动的调节

根据小脑传入、传出纤维的联系，可将小脑分成三个主要的功能部分，即前庭小脑、脊髓小脑和皮质小脑，它们在躯体运动的调节过程中发挥着不同的作用（图 10-15）。

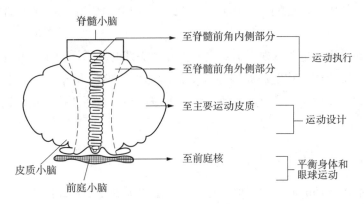

图 10-15　小脑功能分区示意图

（一）前庭小脑的功能

前庭小脑主要由绒球小结叶构成，它与前庭器官及前庭神经核活动有密切关系。前庭小脑的主要功能是参与维持身体平衡。实验证明，猴切除绒球小结叶后，平衡功能严重失调，由于身体倾斜，站立不稳，只得在墙角里依墙而立，但其随意运动仍能协调。临床上也观察到，第四脑室肿瘤的患者，由于肿瘤压迫绒球小结叶，患者可出现类似上述平衡失调的症状，但其肌肉活动仍能协调。

（二）脊髓小脑的功能

脊髓小脑包括小脑前叶和后叶的中间带区，主要接受来自脊髓的本体感觉信息，也接受视觉、听觉等传入信息。小脑前叶对肌紧张的调节有易化和抑制双重作用，一般易化肌紧张的作用要强于抑制作用。因此，人类脊髓小脑损伤后，主要表现为肌张力降低，肌无力等症状。后叶的中间带区与大脑皮层运动区构成环路联系，与协调随意运动有关，可以控制随意运动的力量、方向等，使运动稳定和准确。

（三）皮质小脑的功能

皮质小脑主要指小脑半球，它接受大脑皮质感觉区、运动区、联络区等传来的信息，并与大脑形成反馈环路，主要参与随意运动的计划及运动程序的编制。临床上小脑损伤的患者，各种协调性动作发生障碍，表现为随意动作的力量、方向及准确度将发生变化，不能完成精巧动作，行走摇晃，动作笨拙，指物不准等。还可能出现意向性震颤、肌无力等症状。这种小脑损伤后的动作性协调障碍，称为小脑性共济失调。

四、基底神经节对躯体运动的调节

基底神经节（basal ganglia）是皮层下一些核团的总称，主要包括尾状核、壳核、苍白球、丘脑底核、中脑的黑质和红核。前三者合称纹状体，其中苍白球为旧纹状体，尾状核和壳核为新纹状体。基底神经节有重要的运动调节功能，它与随意运动的产生和稳定、肌紧张的调节、本体感觉传入信息的处理等都有关系。对基底神经节功能的认识，许多是从基底神经节疾病患者的临床表现和治疗结果推测得来的。基底神经节损伤的临床表现可分为两大类：一类是运动过少而肌紧张增强，如帕金森病（parkinson disease）；另一类是运动过多而肌紧张降低，如舞蹈病（chorea）。

帕金森病，又称震颤麻痹，其症状是全身肌紧张增强、肌肉强直、随意运动减少、动作缓慢、面部表情呆板，常出现静止性震颤（多见于手部）。病理学研究表明，帕金森病的主要病变部位在中脑黑质。目前认为：黑质上行抵达纹状体的多巴胺递质系统具有抑制纹状体内乙酰胆碱递质系统的功能。而帕金森病的产生，是因为黑质的多巴胺递质功能受损，导致纹状体内乙酰胆碱递质系统功能亢进，因而出现上述一系列症状。临床实践证明，应用左旋多巴治疗帕金森病能明显改善肌肉强直和动作缓慢的症状。

舞蹈病，又称亨廷顿病，主要表现为不自主的上肢和头部的舞蹈样动作，并伴有肌张力降低等。舞蹈病的主要病变部位在纹状体，其发病原因主要是纹状体内胆碱能和 γ - 氨基丁酸能神经元的功能减退，使黑质多巴胺能神经元功能相对亢进所致。临床上应用利血平消耗掉大量多巴胺类递质，可以缓解舞蹈病患者的症状。

五、大脑皮层对躯体运动的调节

大脑皮层是调节躯体运动的最高级中枢。在人类，如果大脑皮层运动区损伤，随意运动将出现严重障碍。

（一）大脑皮层运动区

人类的大脑皮层运动区主要在中央前回。中央前回运动区对躯体运动的控制具有以下特点。

1. 交叉性支配　即一侧皮层运动区支配对侧躯体的骨骼肌，但头面部骨骼肌的支配多数是双侧性的（眼裂以下面肌及舌肌主要受对侧皮层控制）。所以，当一侧内囊损伤时，将引起对侧躯体骨骼肌、眼裂以下面肌及舌肌瘫痪，而受双侧控制的面肌并不完全瘫痪。

2. 上下倒置，定位精细　总体呈上下倒置安排，但头面部代表区的内部安排是正立的（图 10 - 16）。

3. 运动代表区的大小与运动的精细程度有关　运动越精细、越复杂的部位，在皮层运动代表区所占的范围越大。如五指所占的区域几乎与整个下肢所占区域大小相等。

（二）运动传出通路

大脑皮层对躯体运动的调节，是通过其下行的运动传导通路实现的。下行的运动传导通路主要包括皮质脊髓束和皮质核束。此外，上述二个通路发出的侧支和一些直接起源于运动皮层的纤维，经脑干某些核团接替后，形成顶盖脊髓束、网状脊髓束、前庭脊髓束和红核脊髓束，它们也属于下行的运动传导通路。

由皮层发出，经内囊、脑干下行到达脊髓前角运动神经元的传导束，称为皮质脊髓束；而由皮层发出，经内囊到达脑干内各脑神经核的传导束，称为皮质核束。在皮质脊髓束中，约80%的纤维在延髓锥体交叉到对侧，沿脊髓

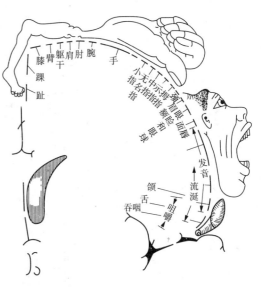

图 10 – 16　大脑皮质运动区示意图

下行，终止于脊髓前角外侧部的运动神经元，这些纤维组成皮质脊髓侧束，其功能与四肢远端肌肉的精细运动有关；其余约20%不交叉，在脊髓同侧下行，组成皮质脊髓前束，其功能与姿势的维持和粗大的运动有关。

第四节　神经系统对内脏功能的调节 🔲微课

神经系统对内脏活动的调节是通过内脏运动神经实现的。但内脏运动神经的调节基本上不受意识控制，不具有随意性，所以被称为自主神经系统（autonomic nervous system）。

一、自主神经系统

自主神经系统按结构和功能的不同，分为交感神经系统和副交感神经系统两大部分（图 10 – 17）。

（一）自主神经系统的结构特征

1. 起源　交感神经起源于脊髓胸腰段（$T_1 \sim L_3$）侧角，副交感神经起源于脑干副交感神经核和脊髓骶段第 2~4 节相当于侧角的部位。

2. 节前纤维和节后纤维　自主神经纤维从中枢发出后，绝大多数要在周围神经节内换元后再到达效应器官，故有节前纤维和节后纤维之分。交感神经的节前纤维短，节后纤维长；而副交感神经的节前纤维长，节后纤维短。

3. 分布　交感神经的分布广泛，几乎全身所有内脏器官都受其支配；副交感神经的分布较局限，某些器官不受副交感神经支配，如皮肤和肌肉内的血管、汗腺、竖毛肌、肾上腺髓质等都只有交感神经支配。

4. 反应范围　刺激交感神经节前纤维引起的反应比较弥散；刺激副交感神经节前纤维引起的反应则比较局限。

（二）自主神经系统功能活动的基本特征

自主神经系统的功能在于调节心肌、平滑肌和腺体的活动，先将自主神经的主要功能按人体系统、器官进行分类，见表 10 – 4。

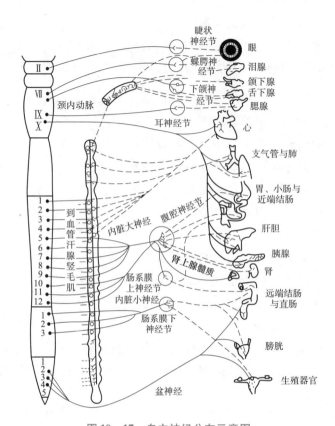

图 10 – 17　自主神经分布示意图

图中未显示支配血管、汗腺和竖毛肌的交感神经；——为节前纤维；- - - - -为节后纤维

表 10 – 4　自主神经的主要功能

器官	交感神经	副交感神经
循环器官	心率加快、心肌收缩力加强，腹腔内脏、皮肤、唾液腺、外生殖器官的血管均收缩；肌肉血管收缩（肾上腺素能受体）或舒张（胆碱能受体）	心率减慢、心房收缩减弱，部分器官（如外生殖器）血管舒张
呼吸器官	支气管平滑肌舒张	支气管平滑肌收缩，呼吸道黏膜腺体分泌
消化器官	抑制胃肠运动，促进括约肌收缩，抑制胆囊活动，促进唾液腺分泌黏稠唾液	促进胃肠运动，促使括约肌舒张，促进胃液、胰液分泌，促进胆囊收缩，促进唾液腺分泌稀薄唾液
泌尿生殖器官	促进肾小管的重吸收，逼尿肌舒张，尿道内括约肌收缩；有孕子宫平滑肌收缩，无孕子宫平滑肌舒张	逼尿肌收缩，尿道内括约肌舒张
眼	使瞳孔开大肌收缩，瞳孔开大	使瞳孔括约肌收缩，瞳孔缩小，
皮肤	竖毛肌收缩，汗腺分泌	—
代谢	促进肝糖原分解，肾上腺髓质分泌激素	促进胰岛素分泌

　　总体上看，交感和副交感神经系统的功能活动具有以下几方面的特征。

　　1. 双重神经支配　人体多数器官都接受交感和副交感神经系统的双重支配。在双重支配的器官中，交感和副交感神经系统的作用往往是相互拮抗的，如副交感神经对心脏有抑制作用，而交感神经则具有增加心肌兴奋性的作用。又如，副交感神经能加强胃肠运动，而交感神经可使胃肠运动减弱。一般情况下，当交感神经的活动相对增强时，副交感神经的活动则相对减弱。有时交感和副交感神经的作用也可以是一致的，例如交感和副交感神经都有促进唾液分泌的作用。

　　2. 紧张性作用　自主神经对内脏器官持续发放低频率神经冲动，使效应器经常维持一定的活动状态，这种作用称为紧张性作用。例如，切断心副交感神经，心率即加快；切断心交感神经，心率则减慢，说明两种神经对心脏的支配都具有紧张性作用。

3. 受效应器功能状态的影响　自主神经的外周性作用与效应器本身的功能状态有关。如交感神经兴奋可使有孕子宫平滑肌收缩，无孕子宫平滑肌舒张。

4. 对整体生理功能调节的意义　交感神经系统和副交感神经系统之间密切联系又相互制约，共同调节内脏活动，以适应整体的需要。

在环境急剧变化（如剧烈肌肉运动、剧痛、失血或寒冷等情况）时，交感神经系统的活动明显加强，同时常伴有肾上腺髓质的分泌增多，即交感-肾上腺髓质系统作为一个整体参与反应，这一反应称为应急反应（emergency reaction）。机体的应急反应包括心跳加快加强，血液循环加快，血压升高；内脏血管收缩，骨骼肌血管舒张，血流重新分配；呼吸加深加快，肺通气量增多；代谢活动加强，为肌肉活动提供充分的能量等。这一切活动均有利于机体动员储备能量，以适应环境的急剧变化，维持机体内环境的稳态。

与交感神经相比，副交感神经系统的活动比较局限，安静时活动较强，且常伴有胰岛素分泌增多。其整个系统的活动主要在于保护机体、休整恢复、促进消化、积蓄能量以及加强排泄和生殖功能。

（三）自主神经的递质和受体

自主神经对内脏器官的作用是通过神经末梢释放神经递质实现的，其释放的神经递质属于外周神经递质，主要为乙酰胆碱和去甲肾上腺素。神经递质可通过与相应受体的结合而发挥其生理作用。

1. 自主神经递质　自主神经的递质主要有乙酰胆碱和去甲肾上腺素。以乙酰胆碱为递质的神经纤维称为胆碱能纤维（cholinergic fiber）。以去甲肾上腺素为递质的神经纤维称为肾上腺素能纤维（adrenergic fiber）。胆碱能纤维包括所有的自主神经节前纤维，大多数副交感神经节后纤维、少数交感神经节后纤维（支配汗腺的和引起骨骼肌血管舒张的）、支配骨骼肌的躯体运动神经。肾上腺素能纤维包括大多数交感神经节后纤维（图10-18）。

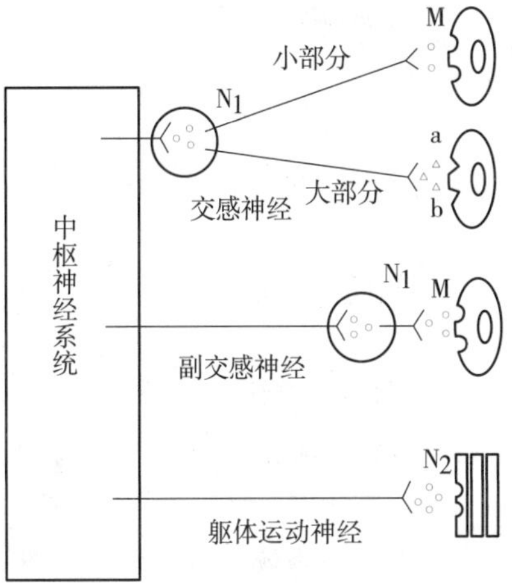

2. 自主神经的受体

（1）**胆碱能受体（cholinergic receptor）**　是指存在于突触后膜或效应器细胞膜上，能与乙酰胆碱结合而发挥生理作用的特殊蛋白质。胆碱能受体可分为以下两种类型。

图10-18　外周神经纤维分类及释放递质示意图
○代表乙酰胆碱；△代表去甲肾上腺素

①毒蕈碱受体：这类受体主要分布于副交感神经节后纤维支配的效应器细胞膜上，因它能与毒蕈碱结合，并产生与乙酰胆碱结合时类似的反应，故称为毒蕈碱受体（muscarinic receptor，M受体）。乙酰胆碱与M受体结合后，可产生一系列副交感神经末梢兴奋的效应，如心脏活动抑制，支气管、消化道平滑肌和膀胱逼尿肌收缩，消化腺分泌增加，瞳孔缩小，汗腺分泌增多，骨骼肌血管舒张等。阿托品是M受体阻断剂，临床上使用阿托品，可解除胃肠平滑肌痉挛，也可引起心跳加快、唾液和汗液分泌减少等反应。

②烟碱受体：这类受体能与烟碱结合，并产生与乙酰胆碱结合时类似的反应，故称为烟碱受体（nicotinic receptor，N受体）。N受体又分为两个亚型：N_1及N_2受体。N_1受体位于神经节的突触后膜上，乙酰胆碱、烟碱等化学物质与N_1受体结合后，可引起自主神经节的节后神经元兴奋，六烃季铵可阻断N_1受体。N_2受体存在于骨骼肌的终板膜上，与乙酰胆碱等结合时可引起骨骼肌终板电位，兴奋骨骼肌，

十烃季铵可阻断 N_2 受体。筒箭毒碱既可阻断 N_1 受体，也可阻断 N_2 受体的功能。

（2）肾上腺素能受体　肾上腺素能受体是指人体内能与儿茶酚胺类物质（包括肾上腺素、去甲肾上腺素等）相结合的受体，分布于肾上腺素能纤维所支配的效应器细胞膜上，可分为两类。

①α 受体：α 受体可分为 α_1 和 α_2 两种亚型。儿茶酚胺与 α 受体结合后产生的平滑肌效应主要是兴奋性的，包括血管收缩、子宫收缩、瞳孔开大肌收缩等。但对小肠为抑制性效应，使小肠平滑肌舒张。酚妥拉明为 α 受体阻断剂。

②β 受体：β 受体主要分为 β_1、β_2 和 β_3 三种亚型。β_1 受体主要分布于心脏组织中，儿茶酚胺与 β_1 受体结合产生的效应是兴奋性的，如心率加快，心肌收缩力增强。β_2 受体分布于支气管、胃、肠、子宫及许多血管平滑肌细胞上，作用是抑制性的，使这些平滑肌舒张。普萘洛尔（心得安）是 β 受体阻断剂，对 β_1、β_2 受体都有阻断作用。阿替洛尔能阻断 β_1 受体，丁氧胺主要阻断 β_2 受体。目前，β 受体阻断剂的研究发展很快，并且在临床上有广泛的应用，可根据病情需要选择合适的受体阻断剂。

自主神经系统胆碱能受体和肾上腺素能受体的分布及其生理功能见表 10 – 5。

表 10 – 5　自主神经系统胆碱能受体和肾上腺素能受体的分布及其生理功能

效应器		肾上腺素能受体	效应	胆碱能受体	效应
循环器官	窦房结	β_1	心率加快	M	心率减慢
	房室传导系统	β_1	传导加快	M	传导减弱
	心肌	β_1	收缩加强	M	收缩减弱
	脑血管	α	轻度收缩	—	—
	冠状血管	α	收缩		
		β_2	舒张（为主）		
	皮肤黏膜血管	α	收缩		
	胃肠道血管	α	收缩（为主）		
		β_2	舒张		
	骨骼肌血管	α	收缩		
		β_2	舒张（为主）	M	舒张
呼吸器官	支气管平滑肌	β_2	舒张	M	收缩
	支气管腺体	—	—	M	分泌增多
消化器官	胃平滑肌	β_2	舒张	M	收缩
	小肠平滑肌	α	舒张	M	收缩
	括约肌	α	收缩	M	舒张
	唾液腺	α	分泌	M	促进分泌
	胃腺	α	抑制分泌	M	分泌增多
泌尿生殖器官	膀胱逼尿肌	β_2	舒张	M	收缩
	内括约肌	α	收缩		
	妊娠子宫	A	收缩	M	舒张
	未孕子宫				
眼	瞳孔开大肌	α	收缩，瞳孔开大	—	—
	瞳孔括约肌	—	—	M	收缩，瞳孔缩小
皮肤	竖毛肌	α	收缩（竖毛）	—	—
	汗腺	—	—	M	分泌

续表

效应器		肾上腺素能受体	效应	胆碱能受体	效应
代谢	胰岛	α	抑制分泌	M	促进分泌
		β₂	促进分泌	—	—
	糖酵解代谢	β₂	增加	—	—
	脂肪分解代谢	β₃	增加	—	—

二、中枢对内脏活动的调节

（一）脊髓对内脏活动的调节

脊髓是某些内脏活动如排便、排尿、发汗和血管运动等的初级中枢。临床上观察到，脊髓高位离断的患者，在脊休克之后，上述内脏反射可以逐渐恢复。但由于失去了高位脑中枢的控制，这些反射远不能适应正常生理功能的需要，如排便、排尿反射不受意识控制；虽然能引起应急性发汗反射，但温热性发汗反射消失；易引起体位性低血压等。

（二）脑干对内脏活动的调节

脑干网状结构中存在许多与内脏活动功能有关的神经元，其下行纤维支配脊髓，调节脊髓的自主神经功能；所以，许多基本生命现象（如循环、呼吸等）的反射调节在延髓水平已能初步完成，延髓中有心血管运动、呼吸运动、消化功能等基本反射中枢，因而有"生命中枢"之称。动物实验和临床实践中观察到，如果损伤延髓，呼吸、心搏等生命活动立即停止，可引起死亡。此外，在中脑还有瞳孔对光反射中枢。

（三）下丘脑对内脏活动的调节

下丘脑是较高级的调节内脏活动的中枢。它能把内脏活动和其他生理活动联系起来，调节体温、营养摄取、水平衡、内分泌、情绪反应和生物节律等生理过程。

1. 对摄食行为的调节　摄食行为是动物的本能行为之一。实验证明，下丘脑外侧区存在摄食中枢，下丘脑腹内侧核中存在饱中枢。一般情况下，两个中枢之间具有交互抑制的关系，血糖水平的高低可能调节着摄食中枢和饱中枢的活动。

2. 水平衡的调节　损坏下丘脑可导致烦渴与多尿，说明下丘脑可调节水的摄入与排出。下丘脑内控制饮水的区域与摄食中枢靠近，但目前尚不清楚其确切部位。

3. 对体温的调节　目前研究证实，调节体温的中枢在下丘脑。有人认为，体温调节中枢内有些部位能感知温度，当血温超过或低于一定水平（调定点）时，即可通过调节产热和散热活动使体温保持相对稳定。下丘脑的体温调节中枢，包括温度感受部分以及控制产热和散热功能的整合作用部分。

4. 对腺垂体激素分泌的调节　下丘脑内有些神经内分泌细胞，可合成多种下丘脑调节肽，主要调节腺垂体激素的合成与分泌。

5. 对情绪反应的影响　情绪是人类的一种心理现象，伴随情绪活动发生的一系列生理变化，称为情绪生理反应。研究证明，下丘脑有和情绪反应密切相关的神经结构。在间脑水平以上切除大脑的猫，只要给予微弱的刺激，就能激发出强烈的防御反应（表现为张牙舞爪，好似正常猫搏斗时的表现），这一现象称为假怒。这是因为，正常时下丘脑的这种活动受到大脑皮层的抑制而不易表现出来，切除大脑后则抑制解除。研究指出，下丘脑近中线的腹内侧区存在防御反应区，电刺激此区，动物可出现防御性行为。此外，电刺激下丘脑外侧区，动物可出现攻击、厮杀行为，而电刺激下丘脑背侧区则出现逃避行为。人类下丘脑疾病也往往伴随着不正常的情绪反应。

6. 生物节律的控制　生物节律是指生物体的功能呈周期性变化的节奏和规律，根据周期的长短可划分为日节律、月节律、年节律等。对人体而言，日节律是最重要的，人体许多生理功能都有日节律，如体温、血细胞数、促肾上腺皮质激素的分泌等。这种节律可能是生物在长期的进化及适应过程中形成的。研究指出，下丘脑的视交叉上核可能是日周期节律的控制中心。

（四）大脑皮层对内脏活动的调节

与内脏活动关系密切的皮层结构，是边缘系统和新皮层的某些区域。

大脑边缘叶（包括海马、穹窿、海马回、扣带回、胼胝体回等）以及与其有密切关系的皮层和皮层下结构总称为边缘系统。边缘系统是内脏活动的重要中枢，它可调节呼吸、胃肠、瞳孔、膀胱等活动，故有人把它称为内脏脑。此外，边缘系统还与情绪、记忆、食欲、生殖和防御等活动有密切关系

新皮层的某些区域也与内脏活动密切相关。如电刺激皮层运动区及其周围区域，在产生不同部位的躯体运动的同时，还可分别引起血管舒缩、汗腺分泌、呼吸运动、直肠和膀胱等活动的改变。这些结果表明，新皮层与内脏活动有关的区域在分布上有和躯体运动代表区的分布一致的地方。

第五节　脑的高级功能

PPT

人的大脑除了能产生感觉、调节躯体运动和协调内脏活动外，还有一些更为复杂的高级功能，如语言、思维、学习和记忆等。

一、条件反射

条件反射（conditioned reflex）是大脑皮层活动的基本形式，其研究方法是俄国著名的生理学家巴甫洛夫创立的，可用来研究大脑皮层的某些功能和活动规律。按照巴甫洛夫的理论，反射可分为非条件反射和条件反射两种类型，此处主要讨论条件反射的有关理论。

（一）条件反射的形成

条件反射是个体在生活过程中，在非条件反射的基础上形成的。现以巴甫洛夫创立的经典条件反射为例说明条件反射的建立过程。在动物实验中，给狗进食会引起唾液分泌，这是非条件反射，食物是非条件刺激。给狗以铃声，狗不会分泌唾液，因为铃声与进食无关，故称为无关刺激。但是，如果在给狗进食前先出现铃声，然后再给食物，经多次重复后，每当铃声出现，即使不给狗食物，狗也会分泌唾液，这样就建立了条件反射。这是因为铃声与食物多次结合后，铃声已成为食物的信号，不再是无关刺激，而是变成了条件刺激。这种由条件刺激引起的反射称为条件反射。在日常生活中，任何无关刺激只要与非条件刺激结合，都可能成为条件刺激而建立条件反射。由此可见，条件反射形成的基本条件是无关刺激与非条件刺激在时间上的多次结合，这个过程称为强化（reinforcement）。初建立的条件反射一般尚不巩固，容易消退，经过多次强化后，才可以巩固下来。人类的学习过程就是条件反射建立的过程，要想获得巩固的知识，就要不断地复习强化。

有些条件反射比较复杂，动物必须完成一定的动作或操作，才能得到食物的强化，这类反射称为操作式条件反射。如训练动物走迷宫，表演某种动作等，就属于这类条件反射，其建立比较困难，需要较长时间的训练。

（二）条件反射的消退和分化

条件反射建立以后，如果只反复给予条件刺激，而不再给非条件刺激强化，经过一段时间后，条件

反射的效应逐渐减弱，甚至消失，这称为条件反射的消退。

在条件反射建立的过程中，还可以看到另一种现象。当一种条件反射建立后，如给予和条件刺激相近似的刺激，也能同样获得条件反射的效果，这种现象称为条件反射的泛化。如果以后只对原来的条件刺激给予强化，而对与它近似的刺激不予强化，经多次重复后，与它近似的刺激就不再引起条件反射，这种现象称为条件反射的分化。

（三）条件反射的生物学意义

由于条件反射的数量是无限的，加之条件反射可以消退、重建或新建，具有极大的易变性，因而，条件反射的形成大大增强了机体活动的预见性、灵活性、精确性，提高了机体适应环境的能力。

（四）人类条件反射的特征

人类通过生产劳动和社会活动，大脑皮层得到高度发展。人类的皮层活动与动物的主要区别在于，人类具有两个信号系统的活动和语言功能。

巴甫洛夫认为，条件反射是一种信号活动，是由信号刺激引起的。信号刺激的种类和数目众多，可分为第一信号和第二信号两大类。现实具体的信号（如灯光、铃声、食物的形状、气味等）称为第一信号，而相应的词语称为第二信号。能对第一信号发生反应的大脑皮层功能系统，称为第一信号系统（first signal system），为人类和动物所共有，如上述铃声引起狗唾液分泌的条件反射；对第二信号发生反应的大脑皮层功能系统称为第二信号系统（second signal system），为人类所特有。第二信号系统是人类区别于动物的主要特征。

人类由于有了第二信号系统的活动，就能借助于语言文字沟通思想，表达情感，进行学习，发现和掌握事物的规律，不断认识世界和改造世界。从医学角度看，由于第二信号系统对人的心理和生理能产生重要影响，所以作为医务工作者，在诊治和护理患者时，既要重视药物、手术等的治疗，也要重视心理治疗。临床实践表明，语言运用恰当，可以收到治疗疾病的效果，而运用不当，则可能成为致病因素，甚至使病情恶化，给患者带来不良后果。

二、语言

（一）大脑皮层语言中枢

临床发现，皮层一定区域损伤可引致具有不同特点的语言功能障碍，可见，人类大脑皮质的语言功能具有一定的分区（图 10 - 19）。①运动性失语症：由中央前回底部前方（Broca 区）损伤引起，患者可以看懂文字，能听懂别人的谈话，但自己却不会说话；②失写症：由额中回后部接近中央前回的手部代表区损伤所致，患者可以听懂别人说话，看懂文字，自己也会说话，但不会书写；③感觉性失语症：由颞上回后部损伤所致，患者可以讲话与书写，也能看懂文字，但听不懂别人的谈话（患者并非听不到别人发音，而是听不懂谈话的

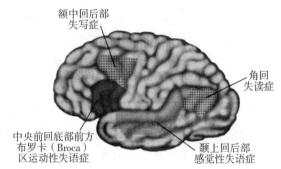

图 10 - 19　大脑皮质与语言功能有关的主要区域

含义）；④失读症：角回受损引起，患者的视觉和其它的语言功能均正常，但看不懂文字的含义。正常情况下，以上各区管理语言功能的侧重不同，但各区的活动却是紧密联系的，它们协调活动，得以完成复杂的语言功能。

（二）大脑皮质语言功能的一侧优势

语言活动的中枢主要集中在一侧大脑半球，此称为语言中枢的优势半球（dominant hemisphere）。临

床实践证明，惯用右手的人，其优势半球在左侧。这种一侧优势的现象，虽然与一定的遗传因素有关，但主要是在后天生活实践中逐步形成的，这与人类习惯用右手劳动有密切的关系。2~3岁儿童左右侧大脑半球语言功能无明显差异；10~12岁逐步建立左侧半球语言功能优势，在12岁之前左侧半球优势还未完全建立牢固，如此时左半球受损，在右半球还可能再建立语言中枢。成年之后，左侧半球优势已完全形成，如左半球受损，则右半球就很难再建立语言中枢。在运用左手劳动为主的人中，左右两侧半球都有可能成为语言活动的中枢。

一侧优势的现象充分说明人类两侧大脑半球功能是不对称的，动物不具有一侧优势的现象。左侧半球在语言活动功能上占优势，右侧半球在非语词性认识功能（如对空间的辨认、音乐的欣赏分辨等）上占优势。但是，这种优势是相对的，因为左侧半球有一定的非语词性认识功能，而右侧半球也有一定的简单的语词活动功能。

三、学习与记忆

学习（learning）和记忆（memory）是相互密切联系的两个神经活动过程。学习是指人和动物依赖于经验来改变自身行为以适应环境的神经活动过程。记忆是将学习到的信息进行存储和"读出"的神经活动过程。

（一）学习的形式

学习分为非联合型学习和联合型学习两种形式。非联合型学习也称为简单学习，不需要在刺激和反应之间形成某种明确的联系。例如当一个非伤害性刺激连续作用时，机体对它的反应逐渐减弱，此现象称为习惯化；相反，在一个强烈的伤害性刺激作用后，机体对弱刺激的反应增强，此现象称为敏感化。联合型学习是指刺激和反应之间存在明确的关系。如条件反射的建立和消退。

（二）记忆的分类和过程

通过感觉器官进入大脑的信息量是非常大的，估计仅1%的信息能够被长期储存记忆，其余的将被遗忘。根据记忆保留时间的长短可将记忆简单分为短时程记忆、中时程记忆和长时程记忆。短时程记忆的保留时间只有几秒到几分钟。中时程记忆保留时间可由几分钟到几天，是短时程记忆向长时程记忆转化的中间环节。在短时程记忆的基础上，反复运用，则可使其转入长时程记忆，可保留几天到数年，甚至终生。

人类的记忆过程可分为感觉性记忆、第一级记忆、第二级记忆和第三级记忆四个连续的阶段（图10-20）。感觉性记忆是指通过感觉系统获得信息，储存在大脑的感觉区内，储存的时间很短（不超过1秒）。感觉性记忆获得的信息经加工处理，一些先后进入脑的、不连续的信息经整合，形成新的连续印象则转入第一级记忆（可持续数秒）。感觉性记忆和第一级记忆属于短时程记忆。通过反复运用使信息在第一级记忆中循环，可延长信息在第一级记忆中停留的时间，促进信息转入第二级记忆。第二级记忆是一个大而持久的储存系统，可持续数分钟至数年不等。如长年累月反复多次运用的信息几乎不会被遗忘，转入第三级记忆。第二级记忆和第三级记忆属于长时程记忆。

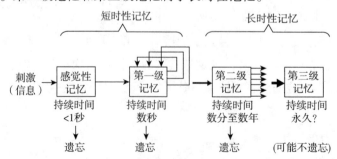

图10-20 人类记忆过程示意图

四、大脑皮层的电活动

大脑皮层的神经元具有电活动。应用电生理学方法，在大脑皮层可记录到两种不同形式的脑电活动：一种是大脑皮层自发产生的节律性的电位变化，称为自发脑电活动；另一种是在感觉传入系统或脑的某一部位受刺激时，在大脑皮层某一局限区域产生的电位变化，称为皮层诱发电位。临床上使用脑电图机在头皮表面用双极或单极导联记录并描记到的自发脑电活动波形，称为脑电图（electroencephalogram，EEG）。如果将颅骨打开，直接在皮层表面引导的电位变化，称为皮质电图（electrocorticogram，ECoG）。

（一）脑电图的基本波形

正常脑电图的波形不规则，一般主要依据频率的不同，分为四种基本波形（图 10 – 21）。

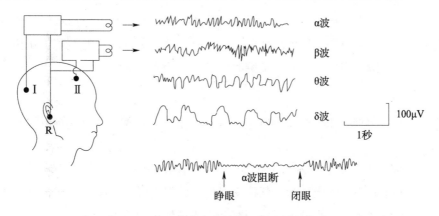

图 10 – 21 正常脑电图的描记和几种基本波形

Ⅰ、Ⅱ：引导电极放置位置（分别为枕叶和额叶）；R：无关电极放置位置（耳廓）

1. α波 频率为每秒 8 ~ 13 次，波幅为 20 ~ 100μV。人类 α 波在清醒、安静、闭眼时出现。α 波的波幅常由小逐渐变大，再由大变小，如此反复而形成梭形，每一梭形持续 1 ~ 2 秒。α 波在枕叶的脑电图记录中最为显著。睁开眼睛或接受其它刺激时，α 波立即消失转而出现 β 波，这一现象称为 α 波阻断。当再次安静闭眼时，α 波又重现。

2. β波 频率为每秒 14 ~ 30 次，波幅为 5 ~ 20μV。当受试者睁眼视物或接受其他刺激时即出现 β 波。一般认为，新皮层在紧张活动状态下出现 β 波，且在额叶和顶叶比较显著。

3. θ波 频率为每秒 4 ~ 7 次，波幅为 100 ~ 150μV。成年人一般在困倦时出现。

4. δ波 频率为每秒 0.5 ~ 3 次，波幅为 20 ~ 200μV。成人在清醒时见不到 δ 波，常在睡眠状态下出现，极度疲劳或麻醉状态下也可出现。婴儿常可见到 δ 波。

一般情况下，脑电波随大脑皮层不同的生理情况而变化。当有许多皮层神经元的电活动趋于一致时，就出现低频率高振幅的波形，这种现象称为同步化；当皮层神经元的电活动不一致时，就出现高频率低振幅的波形，称为去同步化。如果脑电波由同步化慢波转为去同步化快波，表示兴奋过程的增强；反之，则表示抑制过程的加深。临床上，脑电图对某些疾病，如癫痫、颅内占位性病变（如肿瘤等），具有一定的诊断意义。

（二）脑电波形成的机制

关于脑电波的形成机制，目前认为，皮层表面的电位变化主要是由神经元的突触后电位形成的。当然，单一神经元的突触后电位不足以引起皮层表面的电位变化，必须有大量神经元同时发生突触后电位，才能总和起来引起皮层表面的电位改变。进一步研究发现，脑电波节律的形成有赖于皮层下结构，特别是丘脑的活动。正常情况下，由丘脑上传的非特异投射系统的节律性兴奋到达大脑皮层，可引起皮层细胞自发脑电活动。

五、觉醒与睡眠

觉醒（wakefulness）和睡眠（sleep）是人类和哺乳动物最明显的昼夜节律之一。觉醒与睡眠都是机体所必不可少的生理过程。人类觉醒时可以从事各种体力和脑力劳动，睡眠时精力和体力得到休息和恢复。如果睡眠障碍，常导致中枢神经系统特别是大脑皮层活动的失常，发生幻觉、记忆力和工作能力下降等。正常人每天睡眠所需的时间依年龄、个体而有所不同。一般成年人每天需 7~9 个小时，新生儿 18~20 个小时，儿童的睡眠时间要比成人长，老年人睡眠时间较短。

（一）觉醒状态的维持

觉醒状态的维持与脑干网状结构上行激动系统的作用有关。觉醒状态包括脑电觉醒状态和行为觉醒状态两种。脑电觉醒状态指脑电图波形由睡眠时的同步化慢波变为觉醒时的去同步化快波，而行为上不一定呈觉醒状态；行为觉醒状态指动物出现觉醒时的各种行为表现。

（二）睡眠的时相

睡眠分为特征不同的两种时相，慢波睡眠（slow wave sleep，SWS）和快波睡眠（paradoxical sleep，PS）。

1. 慢波睡眠　慢波睡眠的脑电图为同步化慢波，睡眠期间表现为感觉功能减退、运动反射和肌紧张减弱、血压下降、心率减慢、呼吸减慢、代谢率降低、体温下降、汗腺分泌和胃液分泌增强等自主性神经功能改变。此相睡眠伴生长激素分泌增多，有利于机体生长和体力恢复。

2. 快波睡眠　快波睡眠的脑电图为去同步化快波，也称为异相睡眠，睡眠期间表现为各种感觉进一步减退，肌肉近乎完全放松。此外，在快波睡眠期间还可能有间断的阵发性表现，如部分躯体抽动、血压升高、心率加快，呼吸加快而不规则等，特别是可出现眼球快速运动，故此时相又称为快速眼球运动睡眠。此相睡眠时脑内蛋白质合成加快，促进学习和记忆功能，有利于精力恢复。

整个睡眠过程中两个时相交替出现。成人睡眠开始后首先进入慢波睡眠，持续 80~120 分钟后转入快波睡眠，后者维持 20~30 分钟，又转入慢波睡眠。整个睡眠过程中，如此反复转化 4~5 次，越接近睡眠后期，快波睡眠持续时间越长。慢波睡眠和快波睡眠均可直接转为觉醒状态，但在觉醒状态下只能进入慢波睡眠，而不能直接进入快波睡眠。在快波睡眠期间，如果将其唤醒，80% 左右的人诉说他正在做梦，所以做梦也是快波睡眠的特征之一。

（三）睡眠的发生机制

关于人体睡眠的产生，有各种研究神经学说。目前较多的人认为，睡眠是一个主动过程，脑干尾端存在一个睡眠中枢，这一中枢向上传导可作用于大脑皮层，并与上行激动系统的作用相拮抗，从而调节睡眠与觉醒的相互转化。有人认为，慢波睡眠可能与脑干内 5-羟色胺递质系统的活动有关，快波睡眠可能与脑干内 5-羟色胺和去甲肾上腺素递质系统的活动有关。现代科学研究表明人体大脑可以在睡眠中，使用神经元树突部分对情绪进行分类处理，巩固积极的情绪同时抑制消极的情绪，有效降低罹患精神疾病的发生。而且垂体前叶生长激素的分泌与睡眠的不同时相有关，影响机体的内分泌功能。

答案解析

目标检测

一、单选题

1. 下列关于神经纤维传导兴奋的特征，错误的是（　）
   - A. 双向传递
   - B. 单向传递
   - C. 生理完整性
   - D. 相对不疲劳性
   - E. 绝缘性

2. 动作电位到达轴突末梢引起递质释放，主要是由于（　）
   - A. K^+外流
   - B. Ca^{2+}外流
   - C. Na^+内流
   - D. Na^+外流
   - E. Ca^{2+}内流

3. 抑制性突触后电位是由于突触后膜对哪些离子的通透性增加引起的（　）
   - A. Na^+、Cl^-，尤其是对Na^+
   - B. Ca^{2+}、K^+、Cl^-，尤其是对Ca^{2+}
   - C. Na^+、Cl^-、K^+，尤其是对K^+
   - D. K^+、Cl^-，尤其是对Cl^-
   - E. K^+、Cl^-，尤其是对K^+

4. 兴奋性突触后电位是由于突触后膜对哪些离子的通透性增加而引起的（　）
   - A. K^+和Ca^{2+}
   - B. Na^+和K^+，尤其是Na^+
   - C. Na^+和K^+，尤其是K^+
   - D. Na^+和Ca^{2+}
   - E. K^+和Ca^{2+}

5. 抑制性突触后电位（　）
   - A. 是去极化局部电位
   - B. 是突触前膜递质释放减少所致
   - C. 具有"全或无"特征
   - D. 是超极化局部电位
   - E. 是突触后膜递质释放减少所致

6. 维持躯体姿势的最基本反射是（　）
   - A. 翻正反射
   - B. 对侧伸肌反射
   - C. 肌紧张
   - D. 屈肌反射
   - E. 腱反射

7. 脊髓前角运动神经元轴突末梢释放的递质是（　）
   - A. 乙酰胆碱
   - B. 多巴胺
   - C. 5－羟色胺
   - D. 去甲肾上腺素
   - E. 肾上腺素

8. 交感神经兴奋可引起（　）
   - A. 心率加快
   - B. 逼尿肌收缩
   - C. 肠蠕动增强
   - D. 瞳孔缩小
   - E. 胃肠运动加强

9. 丘脑非特异性投射系统的主要作用是（　）
   - A. 引起特定感觉
   - B. 引起牵涉痛
   - C. 调节内脏活动
   - D. 维持睡眠状态
   - E. 维持和改变大脑皮层的兴奋状态

10. 人类区别于动物的最主要的特征是（　）
    - A. 能形成条件反射
    - B. 有第二信号系统
    - C. 有学习记忆能力
    - D. 有第一信号系统
    - E. 人聪明于动物

二、思考题

1. 中枢兴奋传播的特征是什么？
2. 内脏痛的特点有哪些？

（杨宏静　王　琳）

书网融合……

本章小结　　　　　　微课　　　　　　题库

第十一章 内分泌

◎ 学习目标

1. 通过本章学习，重点把握激素的概念、分类和作用特征；下丘脑－垂体的功能联系，生长激素的生理作用及分泌调节；甲状腺激素的生理作用及分泌调节；糖皮质激素的生理作用及分泌调节；肾上腺髓质激素的生理作用；胰岛素的生理作用及分泌调节；甲状旁腺激素、1,25－二羟维生素 D_3 和降钙素的生理作用。

2. 学会运用所学知识，分析内分泌系统常见疾病的发病机制及临床症状，培养严密的逻辑思维及推理能力，具有爱岗敬业的责任意识和尊重生命的崇高品德。

情境导入

情境描述　患者，男，22 岁。因突然高热、乏力、关节痛伴恶心、呕吐症状就医。实验室检查尿红细胞、尿蛋白阳性，血肌酐增高，B 超可见双侧肾脏增大。免疫学和肾活组织检查诊断为急进型肾小球肾炎。及时予以糖皮质激素联合细胞毒药物治疗。在病情稳定后，对糖皮质激素缓慢减量直至停药。

讨论　1. 结合肾脏的生理功能分析患者实验室检查异常的原因。

2. 糖皮质激素有哪些生理作用？

3. 为什么糖皮质激素要缓慢减量，不可以突然停药？

内分泌系统（endocrine system）是机体重要的功能调节系统，通过分泌各种激素调节与机体生存密切相关的基础功能活动，如组织和细胞的新陈代谢、生长发育、生殖及衰老过程等，与神经系统的调节相辅相成，共同调节机体的各种功能活动，维持内环境稳态。

第一节　内分泌与激素

PPT

一、内分泌与内分泌系统

（一）内分泌

分泌可分为外分泌和内分泌两种方式。外分泌（exocrine）是腺泡细胞产生的物质通过导管分泌到体内管腔或体外的过程。内分泌（endocrine）是指腺细胞将产生的物质分泌到血液或者细胞外液等体液中，以内环境为运输媒介对靶细胞进行调节的方式。

（二）内分泌系统

内分泌系统由内分泌腺和具有内分泌功能的细胞构成。

人体的内分泌腺主要有垂体、甲状腺、甲状旁腺、肾上腺、性腺、松果体等。散在的内分泌细胞则广泛分布于各种组织器官中，如消化管道黏膜、心血管、肺、肾、下丘脑、胎盘等部位。

二、激素的分类和作用机制

激素（hormone）是由内分泌腺或内分泌细胞合成和分泌的高效能生物活性物质。内分泌系统的所有调节功能都是通过激素实现的。大多数激素经血液循环运送到远距离的靶组织或靶细胞发挥作用，称为远距分泌（telecrine）；某些激素仅由组织液扩散作用于邻近细胞，称为旁分泌（paracrine）；如果内分泌细胞所分泌的激素在局部扩散又返回作用于该内分泌细胞，则称为自分泌（autocrine）；另外，下丘脑有许多具有内分泌功能的神经元，它们产生的激素可通过轴浆运输至神经末梢而释放，这种方式称为神经分泌（neurocrine）。

（一）激素的分类

激素按其化学性质可分为以下几类（表11－1）。

1. 含氮激素

（1）肽类和蛋白质类激素　主要有下丘脑调节肽、神经垂体激素、腺垂体激素、甲状旁腺素、降钙素、胰岛素、胃肠激素等。

（2）胺类激素　主要为氨基酸衍生物，包括甲状腺激素、肾上腺素和去甲肾上腺素等。

2. 类固醇激素　类固醇激素因其共同前体是胆固醇而得名，主要有肾上腺皮质激素与性激素，如皮质醇、醛固酮、雌激素、孕激素、雄激素。另外，胆固醇的衍生物 $1,25$ － 二羟维生素 D_3 也被归为固醇类激素。

3. 脂肪酸衍生物　包括由花生四烯酸转化而成的前列腺素族、血栓烷类和白细胞三烯类等，这类物质广泛存在于各种组织中。

表 11 –1　主要激素的来源及化学性质

腺体/组织	激素	英文缩写	化学性质
下丘脑	促甲状腺激素释放激素	TRH	肽类
	促肾上腺皮质激素释放激素	CRH	肽类
	促性腺激素释放激素	GnRH	肽类
	生长激素释放激素	GHRH	肽类
	生长激素抑制激素（生长抑素）	GHIH/SS	肽类
	催乳素释放因子	PRF	肽类
	催乳素释放抑制因子	PIF	胺类/肽类
	血管升压素/抗利尿激素	VP/ADH	肽类
	缩宫素	OT	肽类
腺垂体	促甲状腺激素	TSH	蛋白质类
	促肾上腺皮质激素	ACTH	肽类
	卵泡刺激素	FSH	蛋白质类
	黄体生成素/间质细胞刺激素	LH/ICSH	蛋白质类
	生长激素	GH	肽类
	催乳素	PRL	肽类
甲状腺	甲状腺素/四碘甲腺原氨酸	T_4	胺类
	三碘甲腺原氨酸	T_3	胺类
	降钙素	CT	肽类
甲状旁腺	甲状旁腺激素	PTH	肽类
肾上腺皮质	皮质醇	—	类固醇类
	醛固酮	—	类固醇类

续表

腺体/组织	激素	英文缩写	化学性质
肾上腺髓质	肾上腺素	E	胺类
	去甲肾上腺素	NE	胺类
胰岛	胰岛素	—	蛋白质类
	胰高血糖素	—	肽类
睾丸	睾酮	T	类固醇类
卵巢	雌二醇	E_2	类固醇类
	孕酮	P	类固醇类
胎盘	人绒毛膜促性腺激素	hCG	肽类
松果体	褪黑素	MT	胺类
消化道	促胃液素	—	肽类
	胆囊收缩素	CCK	肽类
	促胰液素	—	肽类
心脏	心房钠尿肽	ANP	肽类
肾	1,25 - 二羟维生素 D_3	$1,25 - (OH)_2 - VD_3$	固醇类
各种组织	前列腺素	PG	脂肪酸衍生物

（二）激素的作用机制

激素对细胞发挥调节作用的过程一般要经历受体识别、信号转导、细胞反应和效应终止四个环节。激素的化学性质不同，作用机制也不相同。

1. 含氮激素的作用机制——第二信使学说 该学说认为携带调节信息的激素作为第一信使，先与靶细胞膜上的特异性受体（G 蛋白耦联受体）结合，继而激活位于细胞膜内侧面的腺苷酸环化酶，在 Mg^{2+} 参与下，促使 ATP 转变为环磷酸腺苷（cAMP），cAMP 作为第二信使激活细胞内蛋白激酶系统，使蛋白质发生磷酸化，进而引起靶细胞产生各种生理效应（图 11 - 1）。含氮类激素（除甲状腺激素外）主要通过该机制发挥调节作用。

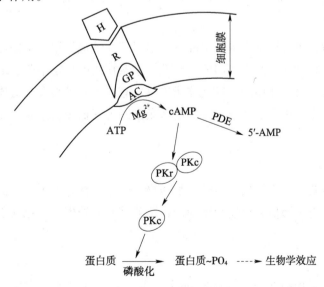

图 11 - 1 含氮激素作用机制示意图

H：激素；R：受体；GP：G 蛋白；AC：腺苷酸环化酶；PDE：磷酸二酯酶；

PKr：蛋白激酶调节亚单位；PKc：蛋白激酶催化亚单位

目前已知，除 cAMP 外，环磷酸鸟苷（cGMP）、Ca^{2+}、三磷酸肌醇（IP_3）、二酰甘油（DG）等也是重要的第二信使。

2. 类固醇激素的作用机制——基因表达学说 该学说认为类固醇激素分子量小，脂溶性相对较高，可直接透过细胞膜进入细胞内，与胞质受体结合形成激素 - 胞浆受体复合物，再进入细胞核形成激素 - 核受体复合物，从而调控 DNA 的转录和表达，促进或抑制 mRNA 的形成，诱导或减少某些蛋白质的合成，而产生生理效应（图 11 - 2）。

体内含氮激素与类固醇激素的作用机制十分复杂，并不是绝对的。如含氮类激素甲状腺激素是通过进入细胞核内调节蛋白质合成的转录过程而发挥作用的；胰岛素除作用于细胞膜受体外，还能进入细胞内发挥作用。

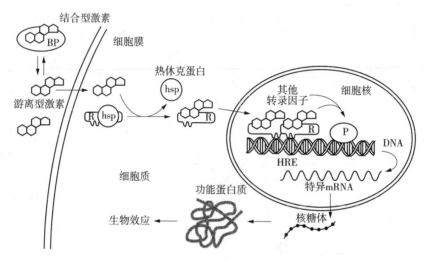

图 11 - 2　类固醇激素作用机制示意图

HRE：激素反应元件；DNA：脱氧核糖核酸；mRNA：信使核糖核酸

三、激素作用的一般特性

激素种类众多，化学结构也千差万别，但其在发挥调节作用的过程中具有某些共同特征。

（一）相对特异性

激素释放进入体液后，被运送到全身各个部位，但只选择性地作用于某些器官、组织和细胞，产生特定的生物学效应，这种特性称为激素作用的特异性。激素作用的特定细胞、组织和器官，分别称为其靶细胞、靶组织和靶器官。激素作用的特异性并非绝对，有些激素可与多个受体结合，如胰岛素可与其受体结合也可与胰岛素样生长因子受体结合，糖皮质激素既可与糖皮质激素受体结合也可与盐皮质激素受体结合等。

（二）信使作用

激素在作用于靶细胞时，并不直接参与靶细胞的物质代谢过程，也不能提供额外能量，它仅作为一种传递信息的化学物质，将生物信息传递给靶细胞，调节其原有的生理生化反应。因此，激素是细胞间传递信息的信使媒介。

（三）高效能生物放大效应

各种激素在血液中含量均极微量，一般在 nmol/L 或 pmol/L 的水平。激素与受体结合后，引发细胞内的信号转导程序，经逐级放大后可产生效能极高的效应。因此，体液中激素含量虽然极低，但其作用却非常显著。如果体内某种内分泌腺分泌的激素稍有过量或不足，便可引起生理功能的异常，临床上分别称为该内分泌腺的功能亢进或功能减退。

（四）相互作用

体内各种激素产生的效应可相互联系、相互影响，表现为以下几种形式。

1. 协同作用　多种激素联合作用所产生的效应大于各激素单独作用所产生效应的总和，如生长激素、糖皮质激素、胰高血糖素等在升高血糖的效应上具有协同作用。

2. 拮抗作用　拮抗作用是指不同激素在某一生理功能上产生相反的作用。如胰岛素能降低血糖，而胰高血糖素能升高血糖，两者相互拮抗。

3. 允许作用　有些激素本身并不能对特定的器官、组织或细胞产生某种作用，但它的存在可为另一种激素发挥生物效应起支持作用，称为允许作用。例如糖皮质激素本身不能引起血管平滑肌收缩，但只有它存在时，去甲肾上腺素才能充分发挥缩血管作用。

4. 竞争作用　化学结构上类似的激素能竞争同一受体的结合位点。如盐皮质激素与孕激素在结构上有相似性，二者都可以与盐皮质激素受体结合，当孕激素浓度较高时，可竞争结合盐皮质激素受体而减弱其作用。

PPT

第二节　下丘脑与垂体

下丘脑和垂体位于大脑基底部，两者在结构和功能上有着密切的联系，构成了下丘脑-垂体功能单位，包括下丘脑-腺垂体系统和下丘脑-神经垂体系统（图 11-3）。

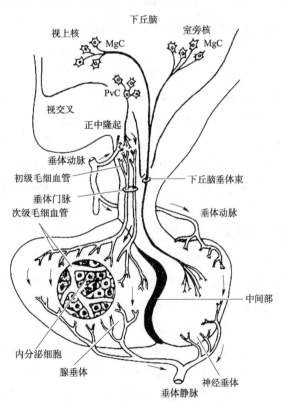

图 11-3　下丘脑与垂体功能联系示意图

MgC：大细胞神经元；PvC：小细胞神经元

一、下丘脑－腺垂体

下丘脑与腺垂体之间没有直接的神经纤维联系，是通过特殊的垂体门脉系统发生功能联系。

（一）下丘脑－腺垂体系统

下丘脑基底部存在促垂体区，主要包括正中隆起、弓状核、视交叉上核、室周核及腹内侧核等核团。这些核团的小细胞肽能神经元能合成多种生物活性多肽，通过垂体门脉系统运送至腺垂体，调节腺垂体的内分泌活动，统称为下丘脑调节肽（hypothalamic regulatory peptide，HRP）（表11－2）。

表11－2　下丘脑调节肽的种类及主要作用

下丘脑调节肽	英文缩写	主要作用
促甲状腺激素释放激素	TRH	促进促甲状腺激素的分泌
促性腺激素释放激素	GnRH	促进卵泡刺激素和黄体生成素的分泌
生长激素释放激素	GHRH	促进生长激素的分泌
生长抑素	SS	抑制生长激素的分泌
促肾上腺皮质激素释放激素	CRH	促进促肾上腺皮质激素的分泌
催乳素释放因子	PRF	促进催乳素的分泌
催乳素释放抑制因子	PIF	抑制催乳素的分泌

（二）腺垂体的内分泌

腺垂体是体内重要的内分泌腺，分泌的激素种类多、作用广，参与调节机体生长发育、生殖、泌乳、物质代谢等多方面的功能活动，并协调许多内分泌腺的功能活动。

腺垂体合成和分泌的主要激素包括：生长激素（growth hormone，GH）、催乳素（prolactin，PRL）、促甲状腺激素（thyroid－stimulating hormone，TSH）、促肾上腺皮质激素（adrenocorticotropic hormone，ACTH）、卵泡刺激素（follicle－stimulating hormone FSH）和黄体生成素（luteinizing hormone，LH）。其中，TSH、ACTH、FSH、LH可特异性作用于各自的靶腺而发挥调节作用，分别形成下丘脑－腺垂体－甲状腺轴、下丘脑－腺垂体－肾上腺皮质轴和下丘脑－腺垂体－性腺轴。这4种激素是通过促进靶腺分泌激素而发挥作用的，称为"促激素"。而GH和PRL等则直接作用于靶组织或靶细胞发挥作用。

1. 生长激素　是腺垂体中含量最多的激素，它是由191个氨基酸残基组成的蛋白质。

（1）生长激素的生理作用

①促进机体生长：GH能促进机体各组织器官的生长，尤其是对骨骼、肌肉和内脏器官的作用最为显著，故也被称作躯体刺激素。幼年时期GH分泌不足，患儿生长停滞，身材矮小，称为侏儒症（dwarfism）；相反，幼年时期GH分泌过多，则生长发育过度，导致巨人症（gigantism）；成年后GH分泌过多，因骨骺已闭合，长骨不再增长，但肢端短骨、面骨及软组织可异常生长，出现手足粗大、鼻大唇厚、下颌突出等体征，内脏器官如肝、肾等也增大，称为肢端肥大症（acromegaly）。

②调节物质代谢：GH可促进氨基酸进入细胞，促进蛋白质合成，并抑制蛋白质分解，增加蛋白质含量。GH能促进脂肪分解，增强脂肪酸氧化而提供能量，并使组织特别是肢体的脂肪含量减少。此外，GH可抑制外周组织摄取与利用葡萄糖，减少葡萄糖的消耗，使血糖水平升高。因此，GH分泌过量可造成垂体性糖尿。

（2）生长激素的分泌调节　下丘脑分泌的生长激素释放激素（GHRH）和生长抑素（SS）双重调控腺垂体GH的分泌，GHRH促进GH的分泌，SS抑制其分泌。实验表明，在整体生理条件下GHRH的调节作用占优势，而SS则在机体发生应激反应等引起GH分泌过多时，才发挥抑制性的调节作用。与其他垂体激素一样，GH 对下丘脑和腺垂体有负反馈调节作用。

饥饿、运动、应激等使能量供应缺乏或消耗增加时，均可引起 GH 分泌增加，尤其以急性低血糖对 GH 的分泌刺激效应最显著。血中脂肪酸和某些氨基酸增多时，也可引起 GH 的分泌。夜间 GH 的分泌量占全天总分泌量的 70%。进入慢波睡眠后 GH 分泌增加，转入快波睡眠后分泌减少，因此认为慢波睡眠有利于机体的生长发育和体力恢复。

此外，雌激素、雄激素、甲状腺激素、胰高血糖素等均能促进 GH 的分泌。青春期 GH 分泌较多，机体生长较快。

2. 催乳素　是含 199 个氨基酸残基的多肽，成人垂体中 PRL 含量极少，仅为生长激素的 1/100。

（1）催乳素的生理作用

①对乳腺的作用：PRL 可促进乳腺发育，促进乳汁形成，维持泌乳。但在女性青春期、妊娠期和哺乳期其作用有所不同。青春期女性乳腺的发育主要依赖于生长激素对乳腺间质和脂肪组织的作用，PRL、雌激素和孕激素等也起一定作用。妊娠期，乳腺腺泡细胞等分泌组织的发育需要雌激素、孕激素起基础作用，PRL 等多种激素起协同作用，使乳腺进一步发育成熟并具备泌乳能力，但此时血中雌激素与孕激素浓度很高，抑制 PRL 的泌乳作用，因此妊娠后期乳腺虽已具备泌乳能力却并不泌乳。分娩后，血中雌、孕激素明显降低，PRL 才能发挥始动和维持泌乳的作用。

②对性腺的作用：小剂量 PRL 能促进排卵和黄体生长，促进雌激素和孕激素合成和分泌，但大剂量的 PRL 通过反馈抑制下丘脑分泌 GnRH，导致腺垂体 FSH 和 LH 减少，排卵受到抑制。临床上闭经泌乳综合征患者，PRL 分泌异常增多而出现闭经、泌乳和不孕等症状。

在男性，PRL 可促进前列腺和精囊的生长，促进睾酮的合成，对生精过程也有调节作用。但慢性高催乳素血症时则可抑制男性的生殖功能。

③在应激反应中的作用：在应激状态下，血中 PRL 的浓度与 ACTH 和 GH 的浓度同时升高，因而被认为是应激反应中腺垂体分泌的三大激素之一。

④其他：此外，PRL 可参与人体免疫调节，也参与生长发育和物质代谢的调节。

（2）催乳素的分泌调节　PRL 的分泌受下丘脑 PRF 与 PIF 的双重调节。PRF 促进 PRL 的分泌，PIF 抑制 PRL 的分泌。生理条件下以 PIF 的抑制作用占优势。哺乳期间，婴儿吸吮乳头的刺激，通过传入神经至下丘脑，使 PRF 释放增加，促使腺垂体 PRL 分泌增加。

3. 促激素　腺垂体分泌的促激素有四种，包括 TSH、ACTH、FSH 和 LH，其主要作用见表 11 - 3。

表 11 - 3　促激素的主要作用

促激素	主要作用
促甲状腺激素（TSH）	促进甲状腺增生，增加甲状腺激素的合成和分泌
促肾上腺皮质激素（ACTH）	促进肾上腺皮质组织增生，刺激糖皮质激素的分泌
卵泡刺激素（FSH）	促进卵泡生长发育成熟，使卵泡分泌雌激素；促进睾丸的生精过程
黄体生成素（LH）	促进排卵、黄体生成、分泌雌激素和孕激素；刺激睾丸间质细胞分泌雄激素

二、下丘脑 - 神经垂体

神经垂体不含腺体细胞，因此不能合成激素。下丘脑视上核和室旁核有神经纤维下行到神经垂体，构成下丘脑 - 垂体束。下丘脑视上核与室旁核合成的血管升压素（vasopressin，VP）与缩宫素（oxytocin，OT）通过下丘脑 - 垂体束纤维的轴浆运送至神经垂体贮存，在适宜刺激下由神经垂体将其释放入血。

（一）血管升压素

VP 也称抗利尿激素（antidiuretic hormone，ADH）。生理情况下，VP 浓度很低，主要是促进远端小管和集合管对水的重吸收而发挥抗利尿作用；大剂量的 VP，可引起血管广泛收缩，血压升高。机体在大失血等情况下，血液中 VP 浓度明显升高，对维持动脉血压起到一定的作用。但临床上 VP 并不用于提高血压，而用于某些脏器出血。

VP 缺乏可引起尿崩症，排出大量低渗尿，引起严重口渴。

（二）缩宫素

OT 的主要靶器官是乳腺和子宫。

1. **对子宫的作用**　OT 可促进子宫平滑肌收缩，对妊娠子宫较为敏感。雌激素可增加子宫对催产素的敏感性（允许作用），而孕激素则相反。在分娩时，胎头刺激子宫颈可反射性地引起 OT 释放增加，使子宫收缩进一步加强，起到催产的作用。在临床上为了加快产后子宫复原，减少产后出血，可肌内注射 OT。

2. **对乳腺的作用**　OT 是促进乳腺排乳的关键激素。OT 可使哺乳期乳腺的腺泡和导管周围肌上皮细胞收缩，腺泡内压力增高，乳汁由输乳管从乳头射出。当婴儿吸吮乳头时，感觉信息沿传入神经传至下丘脑，神经冲动沿下丘脑 - 垂体束到达神经垂体，可反射性刺激 OT 释放，促进乳汁射出，称为射乳反射。射乳反射是典型的神经 - 内分泌反射，很容易建立条件反射，如母亲看到自己的婴儿或听到婴儿的哭声等，均可引起射乳。

第三节　甲状腺 📱微课

甲状腺是人体最大的内分泌腺，正常成年人甲状腺的重量为 15～30g，血供丰富。甲状腺主要由甲状腺腺泡构成，腺泡壁由单层上皮细胞围成，腺泡腔内充满了胶质，其中的主要成分为含有甲状腺激素的甲状腺球蛋白。甲状腺是体内唯一将生成的激素大量储存于细胞外的内分泌腺。在甲状腺腺泡之间和腺泡上皮细胞之间，还有腺泡旁细胞（又称 C 细胞），能分泌降钙素，主要参与机体钙、磷代谢的调节。

一、甲状腺激素的合成与代谢

甲状腺激素（thyroidhormone，TH）包括四碘甲腺原氨酸（3,5,3′,5′ - tetraiodothyronine，T_4，又称甲状腺素）、三碘甲腺原氨酸（3,5,3′ - triiodothyronine，T_3）和极少量的逆三碘甲腺原氨酸（3,3′,5′ - triiodothyronine，rT_3），三者分别约占总量的 90%、9% 和 1%。T_4 的含量较 T_3 多，约占 TH 总量的 90%，但 T_3 的生物学活性较 T_4 强约 5 倍，rT_3 不具有 TH 生物活性。

（一）甲状腺激素的合成

合成 TH 的主要原料是碘和甲状腺球蛋白。体内的碘主要来源于食物。WHO 推荐成年人碘的适宜供给量为 $150\mu g/d$。低于 $50\mu g/d$，将不能保障 TH 的正常合成量。甲状腺球蛋白是一种大分子糖蛋白，由甲状腺腺泡上皮细胞合成和分泌。

TH 的合成过程包括以下步骤：聚碘、碘的活化、酪氨酸的碘化与缩合。

1. **聚碘**　碘由小肠吸收入血，在血液中以 I^- 的形式存在。甲状腺摄取碘的能力很强，其内碘浓度为血浆的 30 倍。因此，I^- 从血液转运入腺泡上皮细胞是逆电 - 化学梯度的主动转运过程。研究表明，该过程是位于甲状腺腺泡上皮细胞基底膜上的 $Na^+ - I^-$ 同向转运体介导的。临床上常利用甲状腺摄取放射性碘的能力，来检查甲状腺的聚碘能力及其功能状态。

2. 碘的活化 由腺泡上皮细胞摄取的 I^- 在甲状腺过氧化物酶（TPO）的催化下转变为 I^0 的过程称为碘的活化。活化的部位在腺泡上皮细胞顶端微绒毛与腺泡腔的交界处。如果 TPO 生成障碍，影响碘的活化，TH 的合成过程发生障碍，可引起甲状腺功能减退或甲状腺肿。

3. 酪氨酸的碘化与缩合 活化碘 I^0 在 TPO 的作用下取代甲状腺球蛋白中酪氨酸残基上的氢原子的过程称为酪氨酸的碘化。碘化后的产物是一碘酪氨酸（MIT）和二碘酪氨酸（DIT）。然后一分子 MIT 和一分子 DIT 耦联成 T_3，两分子 DIT 耦联成 T_4。甲状腺碘含量增多时，DIT 增多，T_4 含量相应增加；缺碘时，MIT 增多，故 T_3 含量增加。

（二）甲状腺激素的贮存、分泌、运输与降解

1. 贮存 TH 在甲状腺球蛋白上合成，以胶质的形式贮存于腺泡腔中，贮存量大，可供机体利用 50 ~ 120 天。因此，治疗甲状腺功能亢进症时应注意疗程应足够长。

2. 分泌 当外周血中 T_4、T_3 含量降低或需求增大时，在 TSH 的刺激下，腺泡上皮细胞通过吞饮作用将腺泡腔内的甲状腺球蛋白吞入细胞内，在溶酶体蛋白水解酶的作用下，释出游离的 T_4、T_3 以及 MIT 和 DIT，MIT 和 DIT 在脱碘酶作用下迅速脱碘，脱下的碘大部分被重复利用。T_4、T_3 对脱碘酶不敏感，可迅速分泌入血。

3. 运输 进入血液的 TH，绝大部分与血浆蛋白结合运输，小部分以游离形式存在。结合形式的 TH 没有生物活性，只有游离形式的 TH 才能进入组织细胞与受体结合，发挥生理效应。两种形式的 TH 可以相互转化，保持动态平衡。TH 与血浆蛋白结合既可以避免 TH 被肾小球滤过而丢失，又可作为 TH 的储备库，缓冲甲状腺分泌活动的急剧变化。

4. 降解 脱碘是 TH 最主要的降解方式，T_4 在外周组织中脱碘酶的作用下脱碘变成 T_3 和 rT_3，T_3 和 rT_3 可进一步脱碘降解。血液中 80% 的 T_3 来源于 T_4 外周脱碘，其余的来自甲状腺。另外，约 15% 的 T_3 和 T_4 在肝内代谢后经胆汁排入小肠，最终随粪便排出。

二、甲状腺激素的生理作用

TH 的作用十分广泛，主要是促进物质与能量代谢、促进生长发育，也对心血管系统、神经系统、消化系统等具有影响。

（一）促进生长发育

TH 是人体正常生长发育不可缺少的激素，特别是对脑和长骨的发育尤为重要。在胚胎期，TH 促进神经元的增殖和分化以及突触的形成，促进胶质细胞的生长和髓鞘形成，诱导神经生长因子和某些酶的合成，促进神经元骨架的发育等。所以，TH 是胎儿和婴幼儿神经系统发育的关键激素。TH 能与 GH 协同调控幼年期的生长发育。TH 可刺激骨化中心发育成熟，加速软骨骨化，促进长骨和牙齿生长。TH 缺乏会影响 GH 正常发挥作用，导致长骨生长缓慢和骨骺闭合延迟。因此，胚胎期 TH 合成不足或婴幼儿时期甲状腺功能低下，可导致不可逆的神经系统发育障碍，且骨骼的生长发育与成熟延迟，出现智力低下、身材矮小、牙齿发育不全等症状，称为克汀病（或称呆小症）。胎儿 12 周之前生长发育所需要的 TH 必须由母体提供，因此缺碘地区的孕妇尤其需要适时补充碘，保证足够的 TH 合成，以预防和减少克汀病的发生率。出生后如果发现婴幼儿有甲状腺功能低下的表现，应尽快补充 TH。

（二）调节新陈代谢

1. 增强能量代谢 TH 可提高大多数组织的耗氧量和产热量，提高能量代谢水平，使基础代谢率增高，这些作用称为甲状腺激素的产热作用。甲状腺功能亢进时，产热量增加，BMR 可升高 25% ~ 80%，患者怕热喜凉，多汗，体重下降；而甲状腺功能减退时，产热量减少，BMR 降低，患者喜热畏寒，体重增加。因此，临床上测定 BMR 可辅助判断甲状腺功能的异常。

2. 调节物质代谢 TH 对三大营养物质的合成代谢和分解代谢均有影响，作用复杂。一般来说，生理水平的甲状腺激素对蛋白质、糖和脂肪的合成和分解均有促进作用，而大剂量的甲状腺激素则对分解代谢的作用更为明显。

（1）糖代谢 TH 可促进小肠黏膜对葡萄糖的吸收，增强糖原的分解和糖异生作用，并能增强肾上腺素、胰高血糖素、皮质醇和生长激素的生糖作用，使血糖升高；同时，TH 还可加强外周组织对糖的利用，也有降低血糖的作用。甲状腺功能亢进时，患者常表现为进食后血糖迅速升高，甚至尿糖，但随后血糖又能很快降低。

（2）蛋白质代谢 生理浓度的 TH 可促进蛋白质的合成，有利于机体的生长发育。但当 TH 分泌过多时，蛋白质的分解明显大于合成，特别是骨和骨骼肌中的蛋白质分解，患者出现骨质疏松、肌肉收缩无力。TH 分泌不足时，则蛋白质合成减少，但组织间的黏蛋白增多，可吸附大量阳离子和水分子，引起黏液性水肿。

（3）脂肪代谢 TH 既能促进脂肪和胆固醇的合成，又能加速脂肪的动员、分解，促进肝对胆固醇的降解，但分解速度大于合成速度。因此，甲状腺功能亢进患者表现为总体脂量减少，血胆固醇常低于正常；而甲状腺功能减低的患者体脂比例增加，血胆固醇高于正常。

（三）影响器官系统功能

1. 对神经系统的作用 TH 能提高中枢神经系统的兴奋性。甲状腺功能亢进患者常有烦躁不安、失眠多梦、多愁善感、喜怒无常、注意力分散等中枢神经系统兴奋性增高的表现。甲状腺功能减退患者则表现为中枢神经系统兴奋性降低，出现记忆力减退，说话缓慢，动作迟缓，表情淡漠，终日嗜睡等。

2. 对心血管系统的作用 TH 可使心率增快、心肌的收缩力增强、心输出量和心肌耗氧量增加。甲状腺功能亢进患者会出现心动过速、心律失常，严重者可致心力衰竭。

此外，TH 还有促进消化道运动和消化腺的分泌、影响生殖系统功能等其他生物学作用。

三、甲状腺功能的调节

甲状腺功能主要受下丘脑 - 腺垂体 - 甲状腺轴的调节。此外，还受神经系统的影响并有一定程度的自身调节。

（一）下丘脑 - 腺垂体 - 甲状腺轴的调节

下丘脑分泌的促甲状腺激素释放激素（TRH），经垂体门脉系统运输至腺垂体，促进腺垂体合成和分泌 TSH。下丘脑 TRH 神经元的活动可受某些环境因素的影响，如寒冷条件可促进 TRH 分泌，进而使 TSH 分泌增加，血中 TH 水平升高（图 11 -4）。

TSH 是调节甲状腺功能的主要激素，其作用包括两方面：一是促进 TH 的合成和分泌；二是维持甲状腺腺泡细胞的生长发育，使甲状腺腺泡增生，腺体增大。

当血液中 TH 浓度升高时，反馈性地抑制 TSH 和 TRH 的分泌，从而使 TH 浓度降至正常水平。这种负反馈调节对维持体内 TH 的相对稳定具有重要作用（图 11 -4）。长期缺碘引起的甲状腺肿，就是由于缺碘造成 TH 合成和分泌减少，TH 对腺垂体的负反馈抑制作用减弱，引起 TSH 分泌增加，导致甲状腺增生肿大。

（二）甲状腺功能的自身调节

甲状腺能根据机体的碘供应情况，通过自身调节改变摄取碘与合成 TH 的能力。血碘开始升高时

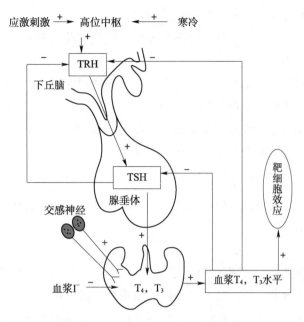

图 11-4 甲状腺激素分泌调节示意图

+表示促进或刺激；-表示抑制

（1mmol/L），可诱导碘的活化和 TH 的合成；但当血碘升高到一定水平时（10mmol/L），反而抑制碘的活化过程，使 TH 合成减少，这种过量碘抑制 TH 合成的效应称为碘阻滞效应。碘阻滞效应是甲状腺的一种保护反应，可以防止大量碘的摄入产生毒性作用。但是当高血碘持续一定时间后，碘阻滞效应又会消失，TH 的合成再次增加。临床上常利用过量碘的抗甲状腺效应治疗甲状腺危象或用于甲状腺手术的术前准备。

当饮食中缺碘时，甲状腺摄取碘的能力增强，对 TSH 的敏感性提高，使 TH 的合成与释放不致因碘供应不足而减少。

（三）甲状腺功能的神经调节

甲状腺受交感神经和副交感神经的双重支配。交感神经兴奋可使 TH 合成和分泌增多，副交感神经兴奋可抑制 TH 的分泌。

自主神经对甲状腺的调节主要是在内外环境发生急剧变化引起机体对 TH 的需求改变时起调节作用，而下丘脑-腺垂体-甲状腺轴对于调节血液中 TH 水平的稳定具有至关重要的作用。

第四节 肾上腺

肾上腺位于两侧肾脏的内上方，两腺共重 8~10g，分为周围的皮质及中央的髓质两部分，是人体重要的内分泌腺。

一、肾上腺皮质激素

肾上腺皮质由外到内可分为三层：球状带、束状带和网状带。球状带主要分泌盐皮质激素，如醛固酮；束状带主要分泌糖皮质激素，如皮质醇；网状带分泌少量的性激素，如雄激素、雌激素等。这些激素都属于类固醇激素。

胆固醇是合成肾上腺皮质激素的原料。在皮质细胞内裂解酶与羟化酶等酶系的作用下，胆固醇先变成孕烯醇酮，后经一系列酶促反应转变为各种皮质激素。

皮质激素分泌入血后大部分呈结合型，游离型极少，但只有游离型才可以发挥作用，结合型与游离型可以相互转换，维持动态平衡。

实验证明，摘除双侧肾上腺的动物，很快衰竭死亡，若能及时补充肾上腺皮质激素，则能维持生命，可见肾上腺皮质激素是维持生命所需的。

关于盐皮质激素醛固酮的生理作用和分泌调节已在相关章节中进行了介绍，性激素的生理作用和分泌调节将在第十二章中介绍，此部分着重讨论糖皮质激素。

（一）糖皮质激素的生理作用

人体血浆中糖皮质激素主要为皮质醇，其次为皮质酮。糖皮质激素的作用广泛而复杂，对机体功能的全面调节和维持代谢平衡都极为重要。

1. 对物质代谢的作用

（1）糖代谢　糖皮质激素是调节机体糖代谢的重要激素之一，可以促进糖异生，增加肝糖原的贮存，抑制外周组织对糖的摄取和利用，使血糖升高。糖皮质激素分泌过多或使用此类药物过多时，可引起血糖升高，甚至出现糖尿。而肾上腺皮质功能低下的患者（如艾迪生病）易发生低血糖。

（2）蛋白质代谢　糖皮质激素对肝外组织，特别是肌肉组织的蛋白质有促进分解和抑制合成的作用，同时使蛋白质分解生成的氨基酸加速进入肝，成为糖异生的原料。因此糖皮质激素分泌过多常引起生长停滞、肌肉消瘦、皮肤变薄、骨质疏松、伤口不易愈合及淋巴组织萎缩等现象。

（3）脂肪代谢　糖皮质激素可促进脂肪分解，增强脂肪酸在肝内的氧化过程，有利于糖异生。肾上腺皮质功能亢进或长期大剂量使用糖皮质激素时，由于不同部位脂肪组织对糖皮质激素的敏感性不同，体内脂肪发生重新分布，可出现"满月脸"、"水牛背"、躯干部脂肪堆积而四肢消瘦的"向心性肥胖"体征。

2. 对水盐代谢的影响　糖皮质激素有较弱的保钠排钾作用。此外，糖皮质激素还能降低肾小球入球小动脉阻力，增加肾血浆流量，使肾小球滤过率增加，有利于水的排出。肾上腺皮质功能减退时，患者排水能力降低，可出现"水中毒"，若补充糖皮质激素则可缓解症状。

3. 在应激反应中的作用　当机体受到各种有害刺激（如创伤、失血、感染、中毒、缺氧、饥饿、疼痛、寒冷、精神紧张等）时，血中 ACTH 和糖皮质激素浓度急剧升高，并产生一系列非特异性的全身反应，称为应激反应（stress reaction）。能引起应激反应的各种刺激称为应激原。在应激反应时下丘脑 - 腺垂体 - 肾上腺皮质轴功能增强，明显增强了机体对有害刺激的耐受力，提高了生存的适应性。在应激反应中，伴随 ACTH 和糖皮质激素增高的还有生长激素、催乳素、胰高血糖素等，同时交感 - 肾上腺髓质分泌的儿茶酚胺也增加。

一定程度的应激反应对机体具有保护作用，但如果应激原作用强烈且持久，引起应激反应过强时，则可对机体造成伤害，如应激性溃疡。

4. 对组织器官的作用

（1）对血细胞的影响　糖皮质激素能增强骨髓造血功能，使血液中的红细胞、血小板数量增加；同时，可促进血管壁边缘的中性粒细胞进入血液循环，使外周血中性粒细胞数量增多；糖皮质激素通过抑制淋巴细胞分裂和促进淋巴细胞凋亡，并增加淋巴细胞和嗜酸性粒细胞在脾和肺的破坏，使血液中淋巴细胞和嗜酸性粒细胞数量减少。因此，临床上糖皮质激素可被用于治疗淋巴细胞性白血病。

（2）对心血管系统的影响　糖皮质激素对血管无直接作用，但能提高血管平滑肌对儿茶酚胺的敏感性，抑制舒血管物质如前列腺素的合成，降低毛细血管通透性，减少血浆滤出，有利于维持血容量。因此，糖皮质激素分泌不足的患者，在发生应激反应时易出现低血压性休克。

（3）对神经系统的影响　糖皮质激素能提高中枢神经系统兴奋性，肾上腺皮质功能亢进的患者常表现为烦躁不安、失眠、注意力不集中等。

（4）对消化系统的影响　糖皮质激素能增加胃酸和胃蛋白酶的分泌，并提高胃腺细胞对迷走神经和促胃液素的反应性，故长期大量使用糖皮质激素，可诱发或加重消化性溃疡。

此外，糖皮质激素还可以作用于骨骼、皮肤等组织器官。大剂量的糖皮质激素还具有抗炎、抗毒、抗过敏和抗休克等作用。

（二）糖皮质激素分泌的调节

糖皮质激素的分泌包括基础分泌和应激分泌两种情况，基础分泌是指在正常生理状态下的分泌，应激分泌是在机体发生应激反应时的分泌。二者均受下丘脑－腺垂体－肾上腺皮质轴的调节。

1. 下丘脑－腺垂体－肾上腺皮质轴的调节　下丘脑分泌的促肾上腺皮质激素释放激素（CRH）通过垂体门脉系统作用于腺垂体，使 ACTH 的合成与释放增加，进而促进糖皮质激素的分泌。

ACTH 不但可以促进糖皮质激素的合成和分泌，而且可以刺激束状带与网状带细胞的生长发育。因此，当腺垂体功能低下时，ACTH 分泌减少，血液中糖皮质激素水平降低，肾上腺皮质呈现萎缩。

ACTH 的分泌具有昼夜周期性变化，清晨 6~8 时达最高峰，以后逐渐下降，到下午 6~11 时最低。由于 ACTH 分泌的周期变化，使糖皮质激素的分泌也呈现出相应的周期性波动。临床在应用此类药物时，掌握用药时间，可以提高治疗效果。

2. 反馈调节　当血液中糖皮质激素浓度升高时，可反馈抑制下丘脑 CRH 神经元和腺垂体 ACTH 神经元活动，使 CRH、ACTH 合成释放减少，糖皮质激素分泌减少，这种反馈称为长反馈。ACTH 也可以反馈性地抑制 CRH 神经元的活动，从而维持糖皮质激素水平的稳态，此称为短反馈（图 11－5）。

临床上长期大量应用糖皮质激素，常会因为反馈机制而抑制 ACTH 的合成与分泌，导致患者出现肾上腺皮质萎缩，分泌功能减退或停止。此时，如果突然停药，可因体内糖皮质激素突然减少而出现急性肾上腺皮质功能减退的严重后果，甚至危及生命。因此，停药时应逐步减量或间断使用 ACTH，使患者自身肾上腺皮质功能逐渐恢复。

3. 应激性调节　在应激情况下，下丘脑 CRH 神经元分泌增强，刺激腺垂体分泌 ACTH，引起糖皮质激素的大量分泌，以提高机体对伤害性刺激的耐受能力，此时下丘脑－腺垂体－肾上腺皮质轴的活动增强，完全不受上述轴系负反馈的影响。

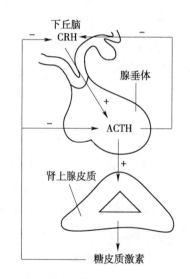

图 11－5　糖皮质激素分泌调节示意图

+表示促进或刺激；－表示抑制

二、肾上腺髓质激素

肾上腺髓质主要由嗜铬细胞组成，分泌的激素主要为肾上腺素（epinephrine，E）和去甲肾上腺素（norepinephrine，NE），两者均属于儿茶酚胺类化合物。肾上腺髓质释放的 E 与 NE 的比例大约是 4：1。血液中的 E 主要来自肾上腺髓质，NE 除肾上腺髓质分泌外，主要来自肾上腺素能神经纤维末梢的释放。

（一）肾上腺髓质激素的生理作用

1. 对物质代谢的作用　肾上腺髓质激素可加强肝糖原、肌糖原分解，促进糖异生，使血糖升高；可分解脂肪，血中脂肪酸增多，为心肌、骨骼肌等活动提供更多的能量；还能增加组织耗氧量，使机体产热增加。

2. 在应急反应中的作用　交感神经节前纤维支配肾上腺髓质，组成了交感－肾上腺髓质系统。当机体处于紧急状况时，如剧烈运动、焦虑、恐惧、寒冷、剧痛、失血、窒息等，交感神经兴奋，肾上腺髓质激素分泌会急剧增加，以适应环境变化。表现为：中枢神经系统兴奋性增高，使机体处于警觉状态，反应灵敏；心率加快，心肌收缩力增强，心输出量增多，血压升高；内脏血管收缩，骨骼肌血管舒张，血液重新分配，以保证重要器官和运动器官的血液供应；支气管扩张，呼吸加深加快，肺泡通气量增加；肝糖原分解加快，血糖升高，脂肪分解加速，血中游离脂肪酸增多，以保证机体对能量的需求。这种紧急情况下通过交感－肾上腺髓质系统活动增强所发生的适应性变化，称为应急反应（emergency reaction）。

"应急"和"应激"既相互区别，又紧密联系。应急反应是以交感－肾上腺髓质系统活动加强为主，使血液中肾上腺髓质激素浓度明显升高，提高"警觉性"以适应环境的急骤变化；而应激反应是以下丘脑－腺垂体－肾上腺皮质轴活动加强为主，使血液中 ACTH 和糖皮质激素浓度明显升高，以增加机体对伤害刺激的耐受能力。实际上，引起应急反应的各种刺激也是引起应激反应的刺激，二者相辅相成，使机体的适应能力更加完善。

（二）肾上腺髓质激素分泌的调节

1. 交感神经的调节　肾上腺髓质受交感神经节前纤维的支配。交感神经兴奋时，其末梢释放乙酰胆碱，与肾上腺髓质嗜铬细胞膜上的胆碱受体结合，促进 E 和 NE 的分泌。

2. ACTH 的调节　ACTH 可直接作用于肾上腺髓质嗜铬细胞促进 E 和 NE 的分泌，也可通过糖皮质激素间接刺激肾上腺髓质，促进 E 和 NE 的分泌。

3. 反馈调节　当 E 和 NE 分泌达一定量时，可抑制其自身合成的限速酶（酪氨酸羟化酶），使 E 和 NE 合成速度减慢，合成量减少。

第五节　胰　岛

PPT

胰岛为胰腺中的内分泌组织，是散在于胰腺腺泡之间大小不等的内分泌细胞团。人类的胰腺中含有 100 万~200 万个胰岛，主要由 4 种内分泌细胞组成：A 细胞占胰岛细胞的 20%，分泌胰高血糖素；B 细胞占胰岛细胞的 75%，分泌胰岛素；D 细胞占 5%，分泌生长抑素；PP 细胞数量很少，分泌胰多肽。

💡 素质提升

胰岛素的发现与应用

1921 年弗雷德里克·班廷（Frederick Banting）与约翰·麦克劳德（John Macleod）合作，首次成功地从动物胰腺中提取到了胰岛素，并于 1922 年开始应用于临床，使糖尿病患者的生命得到挽救。但此时用于临床的胰岛素都是从动物胰腺中获得，质量、工艺、价格等一系列问题限制了广泛的临床应用。1958 年中国科技工作者们开启了胰岛素人工合成之路，历经了 6 年艰苦卓绝的努力，1965 年首先成功地合成了具有高度生物活性的牛胰岛素，这是世界上第一个人工合成的蛋白质，为人类揭示生命本质做出了巨大贡献，开辟了人工合成蛋白质的时代。胰岛素的发展先后经历了一代——动物胰岛素、二代——人胰岛素和三代——人胰岛素类似物。目前，在糖尿病治疗方面，胰岛素是最为有效、不良反应最小的药物。

一、胰岛素

胰岛素（insulin）是由 51 个氨基酸组成的小分子蛋白质。正常人空腹状态下血浆胰岛素浓度为 35 ~ 145pmol/L。血浆中胰岛素以游离型和结合型两种状态存在，两者呈动态平衡，只有游离型具有生物活性。胰岛素在血液中的半衰期只有 5 ~ 8 分钟，主要在肝内灭活。

1965 年我国科技工作者首先成功合成了具有高度生物活性的胰岛素，同时对胰岛素的空间结构和功能进行了深入研究，为人类揭示生命本质做出了巨大贡献。

（一）胰岛素的生理作用

胰岛素是促进物质合成代谢、维持血糖浓度稳定的关键激素，对机体能源物质的贮存和生长发育有重要作用。

1. 对糖代谢的作用 胰岛素是体内唯一能降低血糖的激素，是调节血糖浓度的关键激素。胰岛素能促进全身组织（特别是肝、肌肉和脂肪组织）对葡萄糖的摄取和利用，加速肝糖原和肌糖原的合成；促进葡萄糖转变为脂肪酸，储存于脂肪中；抑制糖原分解和糖异生，减少肝糖原的释放，从而使血糖浓度降低。胰岛素分泌不足时，血糖浓度会升高，若超过肾糖阈，即可出现糖尿。

2. 对脂肪代谢的作用 胰岛素能促进脂肪的合成；抑制脂肪酶的活性，阻止脂肪动员和分解，使血中游离脂肪酸减少。胰岛素缺乏时，可造成脂肪代谢紊乱，脂肪分解加强，产生的大量脂肪酸在肝内氧化成过量酮体，可引起酮血症和酸中毒，同时血脂升高容易引起动脉硬化。

3. 对蛋白质代谢的作用 胰岛素能促进蛋白质合成，抑制蛋白质分解，对机体生长有一定的促进作用，但胰岛素单独存在并不明显，只有与 GH 共同作用时，才能发挥明显的促生长效应。

此外，胰岛素还能促进钾进入细胞，使血钾降低。

（二）胰岛素分泌的调节

1. 营养成分的调节

（1）血中葡萄糖水平 血糖水平是调节胰岛素分泌的最重要因素。胰岛 B 细胞对血糖水平的变化十分敏感，血糖水平升高可直接刺激 B 细胞，使胰岛素分泌增多，从而促进血糖水平降至正常；相反，血糖水平降低则抑制胰岛素的分泌，使血糖回升。

（2）血中氨基酸和脂肪酸水平 血中氨基酸水平增高可刺激胰岛素分泌，以精氨酸和赖氨酸的作用最强。游离脂肪酸、酮体明显增多时也可促进胰岛素分泌。

长期高血糖、高血氨基酸和高血脂可持续刺激胰岛素分泌，使胰岛 B 细胞功能衰竭，而引起糖尿病。

2. 激素的调节 胃肠激素均可促进胰岛素分泌，其中抑胃肽是一种重要的促胰岛素分泌因子。胰高血糖素、生长激素、甲状腺激素、糖皮质激素等均可通过升高血糖而间接地刺激胰岛素分泌，而肾上腺素则抑制胰岛素的分泌。

3. 神经调节 胰岛受副交感神经和交感神经双重支配。副交感神经兴奋时，既可直接促进胰岛 B 细胞分泌胰岛素，又可通过刺激胃肠激素的分泌而间接促进胰岛素分泌；交感神经兴奋，则抑制胰岛素分泌。

二、胰高血糖素

胰高血糖素（glucagon）是含有 29 个氨基酸的多肽，血清浓度 50 ~ 100ng/L，循环中的半衰期 5 ~ 10 分钟，主要在肝脏灭活，部分在肾内降解。

（一）胰高血糖素的生理作用

胰高血糖素的生理作用与胰岛素相反，是一种促进物质分解代谢的激素。胰高血糖素具有很强的促进肝糖原分解和糖异生的作用，使血糖浓度明显升高；促进脂肪分解，使血液酮体增多；促进蛋白质分解和抑制蛋白质合成。

（二）胰高血糖素分泌的调节

血糖水平是调节胰高血糖素分泌的重要因素。血糖水平降低可促进胰高血糖素分泌；反之，则分泌减少。饥饿时胰高血糖素分泌增多，这对维持血糖水平，保证脑的能量供应具有重要意义。胰岛素和生长抑素可直接抑制胰高血糖素分泌。交感神经兴奋时，胰高血糖素分泌增加；副交感神经兴奋时，胰高血糖素分泌减少。

第六节　甲状旁腺、维生素 D、甲状腺 C 细胞

甲状旁腺分泌的甲状旁腺激素（parathyroid hormone，PTH）、甲状腺 C 细胞分泌的降钙素（calcitonin，CT）以及由皮肤、肝、肾等器官联合作用生成的 1,25 - 二羟维生素 D_3 是体内调节钙磷代谢的三种主要激素。钙和磷是机体结构的构建和多种功能活动所必需的基本元素。

一、甲状旁腺

PTH 是由甲状旁腺主细胞合成和分泌的含 84 个氨基酸残基的肽类激素，主要在肝内降解，经肾脏排出。

（一）甲状旁腺激素的生理作用

PTH 是体内调节血钙浓度最重要的激素，主要生理作用是升高血钙、降低血磷。外科甲状腺手术时，如不慎误将甲状旁腺切除，可引起严重的低血钙，使神经和肌肉的兴奋性异常增高，将导致手足搐搦，甚至因呼吸肌痉挛而窒息。PTH 的作用是通过下列途径引起。

1. 对骨的作用　大剂量、持续性应用 PTH 主要使破骨细胞活动增强，加速骨基质溶解，同时将骨钙、骨磷释放入血，导致骨量减少，骨质疏松；而小剂量、间歇性应用 PTH 则主要表现为成骨细胞活动增强，促进骨形成，骨量增加。

2. 对肾的作用　PTH 能促进近端小管对钙的重吸收，使尿钙减少，血钙升高。同时，PTH 还能抑制近端小管对磷的重吸收，尿磷增多，血磷降低。

3. 对小肠的作用　PTH 能激活肾脏的 1α - 羟化酶，使 25 - 羟维生素 D_3 转化成有活性的 1,25 - 二羟维生素 D_3，后者促进小肠对钙、磷的吸收。

（二）甲状旁腺激素分泌的调节

PTH 的分泌主要受血钙浓度的反馈调节。血钙浓度降低时，PTH 分泌迅速增加，长时间低血钙可使甲状旁腺腺体增生；反之，血钙浓度升高，则 PTH 分泌减少，长时间高血钙可使甲状旁腺萎缩。这种负反馈调节是人体 PTH 分泌和血钙浓度维持于相对稳定水平的重要机制。

此外，血磷升高可通过 CT 分泌增加降低血钙而间接刺激 PTH 分泌。

二、维生素 D

体内维生素 D_3 主要由皮肤中 7 - 脱氢胆固醇经日光中紫外线照射转化而来，也可从动物性食物中获得，如肝、蛋、乳等。维生素 D_3 没有生物活性，必须先在肝内 25 - 羟化酶的作用下形成 25 - 羟维生素

D_3，然后在肾内 1α – 羟化酶的催化下进一步转化为 $1,25$ – 二羟维生素 D_3，才具有生物学活性。

（一）$1,25$ – 二羟维生素 D_3 的生理作用

$1,25$ – 二羟维生素 D_3 的主要作用是升高血钙、升高血磷。

1. 对小肠的作用 $1,25$ – 二羟维生素 D_3 可促进小肠黏膜上皮细胞对钙、磷的吸收，它既能升高血钙，又能升高血磷。

2. 对骨的作用 $1,25$ – 二羟维生素 D_3 对动员骨钙入血和钙在骨的沉积均有作用。一方面，在血钙水平降低时，可增强破骨过程，动员骨钙、骨磷入血，升高血钙和血磷；另一方面，也能增加成骨细胞的活性，促进骨钙沉积和骨的形成。总的效应是升高血钙。

3. 对肾脏的作用 $1,25$ – 二羟维生素 D_3 能促进近端小管对钙和磷的重吸收，升高血钙和血磷。

（二）$1,25$ – 二羟维生素 D_3 分泌的调节

血钙和血磷浓度降低是促进 $1,25$ – 二羟维生素 D_3 生成的主要因素。PIT 可促进 $1,25$ – 二羟维生素 D_3 的生成。$1,25$ – 二羟维生素 D_3 的生成也受雌激素等水平的影响。

三、甲状腺 C 细胞

降钙素是由甲状腺 C 细胞分泌的含 32 个氨基酸残基的肽类激素。

（一）降钙素的生理作用

CT 的生理作用是降低血钙、血磷。

1. 对骨的作用 CT 抑制破骨细胞活动，减弱溶骨过程，同时能增强成骨过程，增加钙、磷在骨的沉积，因而使血钙和血磷水平降低。

2. 对肾脏的作用 CT 能抑制肾小管对钙、磷的重吸收，增加这些离子在尿中的排出量。

（二）降钙素分泌的调节

CT 的分泌主要受血钙浓度的调节。血钙浓度升高时，CT 分泌增加；反之则分泌减少。

目标检测

答案解析

一、单选题

1. 下列不属于腺垂体靶腺的是 （ ）
   A. 甲状腺　　　　　　B. 睾丸　　　　　　C. 胰腺
   D. 肾上腺　　　　　　E. 卵巢

2. 由下丘脑产生的激素是 （ ）
   A. 促肾上腺皮质激素　　B. 生长激素　　　　C. 血管紧张素
   D. 泌乳素　　　　　　E. 血管升压素

3. 影响神经系统发育最重要的激素是 （ ）
   A. 生长激素　　　　　B. 甲状腺激素　　　　C. 糖皮质激素
   D. 胰岛素　　　　　　E. 性激素

4. 患者长期大量使用糖皮质激素时，下列变化正确的是 （ ）
   A. 血中 CRH 增加　　　B. 血中 ACTH 减少　　C. 血中 TSH 增加

D. 血中 GH 减少　　　　E. 血中 PRL 增加

5. 下列关于胰岛素的叙述中，错误的是（　　）

　　A. 促进糖的储存和利用　　　　　　　　B. 促进葡萄糖转变为脂肪

　　C. 抑胃肽对胰岛素的分泌有调节作用　　D. 促进脂肪和蛋白质的分解和利用

　　E. 与生长激素有协同效应

6. 甲状旁腺激素对血钙的调节主要是通过（　　）

　　A. 肠和胃　　　　　　B. 肝和胆　　　　　　C. 胰和胆

　　D. 骨和肾　　　　　　E. 脑垂体

二、思考题

1. 患者，男，81 岁，长期生活在偏远山区。颈部增粗 60 余年，因呼吸困难就医。B 超提示甲状腺直径约 12cm，表面光滑，无压痛，无结节。患者伴有声音嘶哑和痉挛性咳嗽症状。实验室检查 T_3、T_4 基本正常，TSH 略微增高；胸部 CT 扫描未见异常。确诊该患者患地方性甲状腺肿。分析地方性甲状腺肿的发病原因及发病机制？

2. 患者，女，66 岁。空腹血糖 9.6mmol/L，尿糖阳性，有多食、多饮、多尿并伴体重减轻症状，诊断为 2 型糖尿病。试分析该患者为什么会出现"三多一少"症状？

（范晓梅）

书网融合……

本章小结　　　　　　　　微课　　　　　　　　题库

第十二章 生 殖

◎ 学习目标

1. 通过本章学习，重点把握睾丸和卵巢的功能；雄激素、雌激素和孕激素的生理作用；月经周期的概念、分期及其形成机制；月经周期中卵巢和子宫内膜的变化。

2. 学会运用所学知识解释男、女两性青春期后生理变化产生的原因，引导学生养成良好的个人卫生习惯、树立自我保护意识，具有无私奉献、医者仁心的精神。

>> 情境导入

情境描述 患者，女，进入青春期后，月经来潮，生殖器官开始发育，包括外生殖器逐渐发育成熟、子宫增大、输卵管变粗、卵巢增大等，并且开始出现第二性征，表现为音调变高、乳房发育、骨盆变宽、毛发分布呈女性特征等。

讨论 1. 女性青春期最显著的标志是月经来潮，其发生原因是什么？
2. 女性性征的发育受哪些激素调节？

生殖（reproduction）是指生物体生长发育成熟后，能够产生与自己相似的子代个体的功能。它是维持生命延续和种系繁殖的重要生命活动。人的生殖过程是通过男女两性生殖系统的共同活动完成的，包括生殖细胞（精子和卵子）的形成、交配与受精、着床、胚胎发育和分娩等重要环节。

第一节 男性生殖 ℮微课

PPT

男性的主性器官是睾丸，附属性器官包括附睾、输精管、射精管、前列腺、精囊腺、尿道球腺和阴茎等。

一、睾丸的功能

睾丸左右各一，呈卵圆形，灰白色，主要由曲细精管和间质细胞组成。曲细精管是精子生成的部位，间质细胞可以合成和分泌雄激素，与男性第二性征、生理功能等密切相关。

（一）睾丸的生精功能

精子是由曲细精管管壁的生精细胞发育形成的。原始的生精细胞是精原细胞，男子从青春期开始后，精原细胞开始分裂，依次经历初级精母细胞、次级精母细胞、精子细胞，最终发育为精子。新生成的精子自身没有运动能力，被运送到附睾，在附睾中进一步成熟，并获得活动能力。精子从生成到发育成熟约需要 2 个半月的时间。阴囊内的温度比腹腔低 2℃ 左右，适合精子生成和存活。若睾丸在胚胎发育过程中因为某种原因，睾丸未下降到阴囊而仍滞留于腹腔或腹股沟内（隐睾症），则影响精子的生成，可引起男性不育。此外，长期烟酒过量、放射线照射及药物等也可影响精子的生成。

少量精子储存于附睾内，大量的精子则储存于输精管及其壶腹部。在性高潮时，输精管的蠕动使精子被输送到后尿道，与附睾、精囊腺、前列腺及尿道球腺等分泌的液体混合形成精液，排出体外，称为射精。

（二）睾丸的内分泌功能

1. 雄激素　睾丸间质细胞分泌雄激素，主要有睾酮、双氢睾酮、雄烯二酮等，其中睾酮的生物活性最强。成年男子睾丸每天约分泌 4~9mg 睾酮。睾酮主要在肝脏被灭活，其产物大部分经由肾脏排泄。

睾酮的主要生理作用有：①促进男性附属性器官的生长发育，并维持它们处于成熟状态。②刺激和维持男性第二性征，青春期开始，男性的外表出现一系列与女性不同的特征，称为第二性征或副性征。主要表现为：喉结突出、嗓音低沉、汗腺和皮脂腺分泌增多、毛发呈特征性分布、骨骼粗壮、肌肉发达等。③维持正常性欲。④维持生精作用，睾酮自间质细胞生成后，经支持细胞进入曲细精管与生精细胞相应受体结合，促进精子的生成。⑤促进蛋白质的合成，特别是肌肉及生殖器官的蛋白质合成，同时还能促进骨骼的生长和钙、磷沉积以及红细胞生成等。

2. 抑制素　抑制素是由睾丸支持细胞分泌的一类糖蛋白。主要作用是抑制腺垂体合成和分泌 FSH，但对 LH 分泌的影响却很小。

二、睾丸功能的调节

睾丸的生精功能和内分泌功能均受下丘脑－腺垂体－睾丸轴的调节，维持生精过程和各种激素水平的稳态（图 12－1）。此外，还受某些局部因素影响。

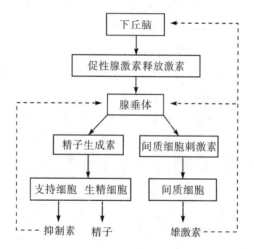

图 12－1　下丘脑－腺垂体－睾丸轴活动调节示意图

（一）下丘脑－腺垂体对睾丸的调节

下丘脑分泌的促性腺激素释放激素（GnRH）经垂体门脉系统到达腺垂体，促进腺垂体合成和分泌 FSH 和 LH。FSH 主要作用于精曲小管的各级生精细胞和支持细胞，促进精子的生成。LH 主要作用于间质细胞，促进睾酮的分泌。

（二）睾丸激素对下丘脑－腺垂体的负反馈调节

血液中的睾酮对下丘脑－腺垂体具有负反馈调节作用。当血液中睾酮达到一定浓度时，将抑制下丘脑分泌 GnRH，进而抑制腺垂体分泌 LH，产生负反馈调节作用，从而使血中睾酮维持在相对稳定的水平。支持细胞分泌的抑制素对腺垂体 FSH 的分泌具有负反馈调节作用，从而稳定 FSH 的水平，保证睾丸生精功能的正常进行。

PPT

第二节 女性生殖

女性的主性器官是卵巢，附属性器官包括输卵管、子宫、阴道和外生殖器等。

一、卵巢的功能

卵巢是位于子宫两侧的一对卵圆形的生殖器官，主要由卵泡和结缔组织构成，具有生卵和内分泌功能。

（一）卵巢的生卵功能

卵巢的生卵作用是成熟女性最基本的生殖功能，是在下丘脑、腺垂体和卵巢自身所分泌的激素的共同作用下进行的。卵子（卵细胞）是由卵巢内的原始卵泡逐渐发育而成的，发育次序为初级卵泡、生长卵泡、成熟卵泡（图 12 – 2）。女婴出生时卵巢内约有数十万个原始卵泡，随着年龄的增长，绝大多数原始卵泡逐渐解体而消失。青春期时，女性两侧卵巢中约有 4 万个原始卵泡，在腺垂体分泌的促性腺激素的作用下，每月有 15 ~ 20 个原始卵泡同时开始发育，但每个月经周期通常只有一个卵泡发育成熟并排卵，其他卵泡均先后退化为闭锁卵泡。女性从青春期起至绝经止，两侧卵巢能排出 400 ~ 500 个卵细胞。

排卵后，残余的卵泡组织继续发育形成黄体，黄体持续的时间，取决于排出的卵子是否受精。若排出的卵子未受精，黄体在排卵后 9 ~ 10 天开始退化，逐渐被结缔组织所取代，形成白体。若卵子受精，黄体在人绒毛膜促性腺激素的作用下继续生长并维持 6 个月左右，称为妊娠黄体，以适应妊娠的需要。

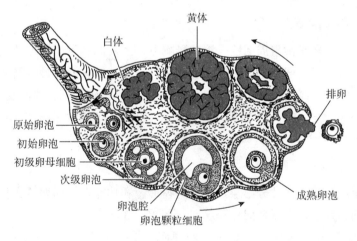

图 12 – 2 卵泡发育示意图

（二）卵巢的内分泌功能

卵巢主要分泌雌激素、孕激素和少量的雄激素，它们大多属于类固醇激素。

1. 雌激素 雌激素主要有三种：雌二醇、雌三醇和雌酮，其中雌二醇的分泌量最多，活性也最强。雌激素主要有以下生理作用。

（1）对生殖器官的作用 雌激素对卵巢、子宫、输卵管和阴道等生殖器官的生长发育起重要作用，如在青春期前雌激素过少，则生殖器官不能正常发育；雌激素过多，则会出现早熟现象。①卵巢：雌激素与 FSH、LH 协同促进卵泡发育并诱发排卵。②子宫：促进子宫平滑肌增生，提高子宫平滑肌对催产素的敏感性；促进子宫发育，使子宫内膜出现周期性变化；促进子宫颈分泌大量稀薄黏液，有利于精子通过。③输卵管：促进输卵管上皮细胞增生，增强输卵管运动，有利于精子和卵子的运行。④阴道：促进阴道上皮细胞增生、角化，糖原合成增加，糖原分解产物可使阴道分泌物呈酸性（pH4～5），增强阴道对细菌的抵抗力。

（2）对乳腺和第二性征的作用　雌激素刺激乳腺导管及其结缔组织增生，促进乳腺的发育；激发和维持女性第二性征，促进全身脂肪和毛发分布具有女性特征，音调变高、骨盆宽大等。

（3）对代谢的作用　①雌激素可促进肾脏对水和钠的重吸收，增加细胞外液量；②促进蛋白质的合成，促进钙盐沉积和骨骺的愈合，加速骨骼生长，有利于青春期的发育和成长。

2. 孕激素　孕激素主要是孕酮，主要由黄体产生，又称为黄体酮。孕激素主要作用于子宫内膜和子宫平滑肌，以适应受精卵的着床并维持妊娠，一般要在雌激素作用的基础上才能发挥调节作用。

（1）对子宫的作用　孕激素使子宫内膜在增殖期的基础上呈分泌期的变化，使子宫内膜进一步增生变厚，引起腺体分泌，有利于受精卵着床；降低子宫平滑肌的兴奋性，抑制母体对胎儿的排斥反应，使之对催产素的敏感性降低，有利于维持妊娠；减少子宫颈黏液的分泌，使黏液变稠，不利于精子的通过。

（2）对乳腺的作用　促进乳腺腺泡发育，为分娩后的泌乳做准备。

（3）产热作用　促进机体产热，使基础体温在排卵后升高0.5℃左右。临床上可将基础体温的改变作为判断排卵日期的标志之一。

3. 雄激素　女性体内的雄激素具有刺激阴毛及腋毛的生长，增强性欲并维持性快感的作用。若雄激素过多，可引起女性男性化或多毛症。

二、月经周期

（一）月经及月经周期的概念

女性从青春期开始，在卵巢激素周期性分泌的影响下，子宫内膜发生周期性脱落和出血，经阴道流出的现象，称为月经。月经具有明显的周期性，约一个月出现一次，称为月经周期。月经周期长短因人而异，历时20～40天，平均28天，每次月经持续3～5天。一般情况下，我国女性在12～14岁出现第一次月经，称为月经初潮。45～50岁，卵巢功能开始衰退，月经周期变得不规律，而后月经周期停止，称为绝经。

（二）月经周期的分期

月经周期中，卵巢激素的周期性分泌导致子宫内膜形态和功能发生周期性变化。根据子宫内膜的变化将月经周期分为三期：月经期、增殖期和分泌期（图12－3）。

1. 增殖期　从月经停止起直到排卵止，即月经周期第5～14天，历时约10天，称为增殖期，亦称卵泡期或排卵前期。在此期内，卵泡不断发育并分泌雌激素，雌激素促进子宫内膜增厚，血管和腺体增生，但腺体尚不分泌。此期末，卵巢内有一个卵泡发育成熟并排卵。

2. 分泌期　从排卵日起到下次月经来潮之前，即月经周期的第15～28天，历时约14天，称为分泌期，亦称黄体期或排卵后期。在此期内，在LH的作用下，排卵后的残留卵泡细胞增殖形成黄体，分泌大量雌激素和孕激素。在这两种激素的作用下，子宫内膜进一步增生变厚，其中的血管和腺体继续增生，腺体分泌含糖原的黏液，为受精卵的着床和发育做好准备。

3. 月经期　从月经开始到流血停止，即月经周期的第1～4天，历时约4天，称为月经期。在此期内，由于排出的卵子未受精，黄体开始退化、萎缩变成白体，雌激素和孕激素分泌迅速减少。子宫内膜失去这两种激素的支持，引起内膜功能层中的螺旋小动脉收缩、痉挛、断裂，子宫内膜发生缺血、坏死、脱落、出血，经阴道流出。月经期出血量约为100ml，引起富含纤溶酶而不易凝固。月经期内，因子宫内膜脱落形成的创面容易感染，应注意经期卫生，并避免剧烈运动。

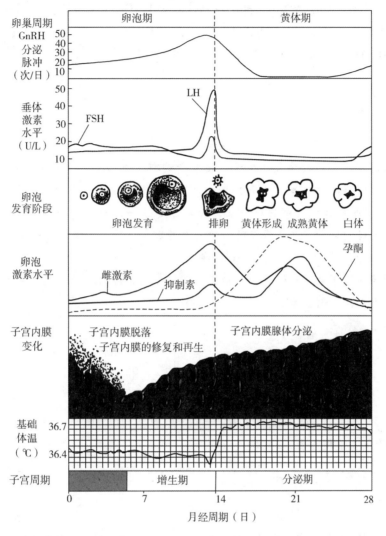

图 12 - 3　月经周期的形成机制及卵巢和子宫内膜的变化示意图

（三）月经周期的调节

月经周期的形成主要受下丘脑–腺垂体–卵巢轴的调节。进入青春期后，下丘脑 GnRH 神经元逐渐发育成熟，GnRH 分泌增加，FSH 和 LH 分泌也增多，卵巢功能开始活跃，呈现周期性变化，表现为卵泡的生长发育、排卵与黄体形成，每月一次，周而复始，称为卵巢周期。卵巢周期分为卵泡期和黄体期，其中月经周期的月经期和增殖期处于卵巢周期的卵泡期，而分泌期与黄体期相对应。

1. 卵泡期　此期开始时，由于卵巢黄体退化，血中雌激素、孕激素的水平迅速下降，导致子宫内膜脱落和出血，即月经来潮。因为血中雌激素与孕激素均处于低水平，两者对下丘脑和腺垂体反馈作用较弱，因此血中 FSH 和 LH 浓度呈逐渐增高趋势。FSH 促进卵泡生长发育成熟并与 LH 共同作用，使卵泡分泌雌激素。在雌激素作用下，子宫内膜发生增殖期变化。

在增殖期末，即排卵前一天左右，血中雌激素浓度达到高峰。通过正反馈调节作用，使下丘脑分泌 GnRH 增多，刺激腺垂体分泌大量 FSH 和 LH，尤其是血中 LH 的分泌达到高峰。在高浓度 LH 的作用下，引起已发育成熟的卵泡排卵。

2. 黄体期　卵泡排卵后，在 LH 的作用下，其残余部分黄体形成，继续分泌雌激素和大量孕激素。在雌激素和孕激素的作用下，子宫内膜发生分泌期变化，黄体不断增长，雌激素和孕激素的分泌也不断增加，孕激素在排卵后 8～10 天出现高峰，雌激素也再次升高，形成第二个高峰（略低于第一次）。高浓度的雌激素和孕激素通过负反馈作用，抑制腺垂体分泌 FSH 和 LH，于是黄体开始退化、萎缩，导致血中雌激素和孕激素浓度急剧下降至最低水平，一方面子宫内膜脱落出现，形成月经，另一方面对下丘脑和腺垂体的抑制作用解除，FSH 和 LH 的分泌又开始增加，卵泡又开始生长发育，开始新的月经周期。

 素质提升

"万婴之母" 林巧稚

她一生未曾婚育，却是最伟大的母亲。她亲手迎接了 5 万多个新生命，被尊称为"万婴之母"。她就是中国现代妇产科学的主要开拓者和奠基人，新中国第一位女院士——林巧稚（1901—1983）。她将一生都献给了祖国的医学事业，称自己是"一辈子的值班医生"，曾说"只要我一息尚存，我存在的场所便是病房，存在的价值便是医治病人"。在生命的最后三年时光里，林巧稚仍坚持参与《妇科肿瘤》的编写。50 余万字的著作，浓缩了林巧稚毕生对妇科肿瘤的探索和研究，记载了她为医学事业所尽的最后一份力。林巧稚用自己的行动和成就完美地诠释了她一生的理想信念——做人民的好医生。

第三节　妊　娠

PPT

妊娠（pregnancy）是子代新个体产生和孕育的过程。在人类，妊娠大约持续 280 天，包括受精、着床、妊娠的维持和胎儿的生长发育。

一、受精和着床

（一）受精

受精是指精子穿入卵子并相互融合的过程，精子与卵子相融合后称为受精卵。正常情况下，受精的部位在输卵管的壶腹部。

1. 精子运行　精子射入阴道后，必须穿过子宫颈和子宫腔，并沿输卵管运行一段距离后，才能到达受精部位。精子运行的动力一方面来自其鞭毛的摆动，另一方面需借助女性生殖道平滑肌的运动和输卵管纤毛的摆动。正常男性每次射出的精液中含有数亿个精子，但经过女性生殖道时受到阴道内的酸性液体、子宫颈黏液的黏度等因素的影响，能到达受精部位的精子不到 15～50 个。

2. 精子获能　精子在女性生殖道停留一段时间后，才能获得使卵子受精的能力。精子在附睾内虽已发育成熟，但尚不能使卵子受精。因为在附睾和精液中存在某些可抑制精子的受精能力的物质。而当精子进入女性生殖道后，尤其是子宫和输卵管中，含有解除这些抑制物的物质，使精子获得受精能力。

3. 受精过程　卵子由卵泡排出后，很快被输卵管伞摄取，依靠输卵管平滑肌的蠕动和上皮细胞纤毛的摆动将卵子输送到受精部位。当精子与卵子相遇时，精子的顶体会释放多种酶，将卵子外围的放射冠和透明带溶解，协助精子进入卵细胞。在一个精子进入卵细胞后，会激发卵细胞发生反应，封锁透明带，从而使其他精子再难以进入。因此，到达受精部位的精子虽然有数十个，但一般只有一个精子能与卵子结合。

（二）着床

着床是指胚泡植入子宫内膜的过程。包括定位、黏着和穿透三个阶段。受精卵在移动至子宫腔的途中，不断进行细胞分裂，在受精后第 7~8 天，胚泡吸附在子宫内膜上，并通过与子宫内膜的相互作用逐渐进入子宫内膜，在受精后的第 11~12 天胚泡完全植入子宫内膜中。

二、妊娠的维持

正常妊娠的维持是由多种因素共同作用完成的，胎盘在其中发挥重要作用。人类胎盘可以产生多种激素，主要有人绒毛膜促性腺激素（hCG）、雌激素、孕激素、人绒毛膜生长素（hCS）等。

（一）人绒毛膜促性腺激素

hCG 是由胎盘绒毛组织的滋养层细胞分泌的一种糖蛋白，其主要生理作用包括两方面，一是与 LH 的作用相类似，在妊娠早期刺激月经黄体转变为妊娠黄体，并使之持续分泌大量的雌激素和孕激素，以维持妊娠的顺利进行；二是可抑制淋巴细胞的活性，抑制母体对胎儿的排斥反应，具有"安胎"的效应。

hCG 在受精后第 6 天左右开始分泌，随后其浓度迅速升高，至妊娠第 8~10 周达高峰，随后分泌逐渐减少，在妊娠 20 周左右降至较低水平，并一直维持至妊娠末期。由于 hCG 在妊娠早期即可出现在母体血中，并随尿排出，因此，测定血或尿中的 hCG 可作为诊断早期妊娠的重要指标。

（二）雌激素和孕激素

胎盘与卵巢的黄体一样，能分泌雌激素和孕激素。在妊娠两个月左右，hCG 的分泌达到高峰，之后分泌逐渐减少，妊娠黄体逐渐萎缩，由妊娠黄体分泌的雌激素和孕激素也随之减少。此时胎盘接替妊娠黄体的功能，分泌雌激素和孕激素逐渐增加以维持妊娠，直至分娩。

在整个妊娠期，母体血液中的雌激素和孕激素均保持在高水平，对下丘脑 - 腺垂体产生负反馈作用，使卵巢内的卵泡不能逐步发育、成熟和排卵，故妊娠期无月经。胎盘分泌的雌激素主要是雌三醇，其前体主要来自胎儿，所以雌三醇是胎盘和胎儿共同合成的。临床上测定孕妇血或尿中雌三醇的水平，有助于了解胎儿的存活状态。

（三）人绒毛膜生长素

hCS 是由滋养层细胞分泌的一种单链多肽。它的化学结构、生理作用与生长激素相似。主要作用是调节母体与胎儿的糖、蛋白质和脂肪代谢，促进胎儿的生长。妊娠第 6 周母体血中可测出 hCS，之后逐渐增多，至第 3 个月左右维持在高水平，直至分娩。它的分泌量与胎盘重量成正比，可作为监测胎盘功能的指标。

三、分娩

人类的孕期约为 280 天（从末次月经的第一天算起）。分娩是指成熟的胎儿及其附属物从母体子宫娩出体外的过程。自然分娩全过程分三个产程：第一产程称宫口扩张期，即从规律的子宫收缩直至子宫颈完全扩张，初产妇需 11~12 小时；第二产程称胎儿娩出期，即从子宫颈完全扩张直至胎儿娩出，需 1~2 小时；第三产程称胎盘娩出期，即胎盘与子宫分离并排出母体，约需 10 分钟。分娩过程中存在正反馈调节，胎儿对子宫颈的刺激可反射性地引起催产素的释放和子宫底部肌肉收缩增强，直至分娩过程完成。

目标检测

答案解析

一、单选题

1. 男性的主性器官为（   ）

  A. 精囊   B. 附睾   C. 阴茎和输精管

  D. 睾丸   E. 前列腺

2. 下列有关睾酮功能的叙述，错误的是（   ）

  A. 促进精子的生成   B. 抑制蛋白质合成   C. 促进骨骼生长

  D. 促进第二性征的出现   E. 维持正常性欲

3. 女性的主性器官为（   ）

  A. 子宫   B. 卵巢   C. 输卵管

  D. 阴道   E. 外阴

4. 关于孕激素的生理作用的叙述，下列哪项是错误的（   ）

  A. 使子宫内膜呈分泌期变化   B. 使子宫平滑肌活动减弱

  C. 抑制母体免疫排斥反应   D. 促进乳腺腺泡发育

  E. 使排卵后基础体温降低

5. 血中哪一种激素出现高峰可以作为排卵的标志（   ）

  A. 催乳素   B. 卵泡刺激素   C. 黄体生成素

  D. 孕激素   E. 雌激素

6. 下列哪种激素水平急剧下降，可导致月经的出现（   ）

  A. 雌激素   B. 孕激素   C. 雌激素和孕激素

  D. 卵泡刺激素和黄体生成素   E. 催乳素

7. 排卵后形成的黄体可分泌（   ）

  A. 孕激素   B. 黄体生成素   C. 卵泡刺激素

  D. 雌激素和孕激素   E. 黄体生成素和孕激素

8. 人绒毛膜促性腺激素来源于（   ）

  A. 下丘脑   B. 腺垂体   C. 卵巢

  D. 子宫   E. 胎盘

二、思考题

患者，女，30 岁，已婚，平日月经规律，周期 28 ~ 30 天。本月经期推迟 10 天未来潮。请思考：

1. 通过测定血或尿中哪种激素可判定是否妊娠，为什么？

2. 妊娠期是否有月经来潮，为什么？

（王　琳）

书网融合……

本章小结

微课

题库

参考文献

［1］朱大年，王庭槐．生理学［M］.9 版．北京：人民卫生出版社，2018.

［2］白波，高明灿．生理学［M］.6 版．北京：人民卫生出版社，2011.

［3］晏廷亮，田晓露．生理学［M］．北京：中国医药科技出版社，2018.

［4］任传忠，朱崇先．生理学［M］．北京：人民卫生出版社，2016.

［5］贾弘禔，冯作化．生物化学与分子生物学［M］.2 版．北京：人民卫生出版社，2010.

［6］周春燕，药立波．生物化学与分子生物学［M］.9 版．北京：人民卫生出版社，2018.

［7］张向阳，常陆林．生物化学［M］．北京：中国医药科技出版社，2018.

［8］彭波，杨宏静．正常人体功能［M］.2 版．北京：人民卫生出版社，2020.

［9］马晓飞，李红伟．生理学［M］．北京：人民卫生出版社，2019.

［10］白波，王福青．生理学［M］.8 版．北京：人民卫生出版社，2021.

［11］王瑞元．生理学［M］.2 版．北京：人民卫生出版社，2016.

［12］杨桂染，杨宏静．生理学［M］.2 版．北京：中国医药科技出版社，2018.